30症例で学ぶ

エックス線診断を100%臨床で活用するには

―う蝕、根尖病変、歯周病の読み方と治療方針―

監著：上田秀朗・甲斐康晴　著：北九州歯学研究会若若手会

クインテッセンス出版株式会社　2009

Tokyo, Berlin, Chicago, London, Paris, Barcelona, Istanbul, Milano, São Paulo, Moscow, Prague, Warsaw, New Delhi, Beijing, and Bukarest

序

エックス線読影力があがれば、臨床力もアップする

　エックス線写真の読影は、二次元的に映し出される患者さんの「病態像」が「正常像」と比較してどこが異なるかを診断することから始まる。また、それぞれの診断から導かれる治療法を、優先順位、効率、危険性、難易度などの面から考えて、術者自身の導き出せる最良の結果を考察することが重要である。それによって初めてエックス線写真は、妥当な治療結果や有効なインフォームド・コンセントに結びつけるための手段となるといえる。

　また、エックス線写真を規格化することにより、一枚のエックス線像に可能な限り多くの情報量が含まれるよう工夫して撮影を行う必要がある。そして、それらのエックス線写真を毎日読影し、自身の予後観察も併せて行うことにより、経時的な変化も同一条件で観察することが可能になってくる。成功や失敗症例を含めて、どのような治療が有効で、どのような処置を行ったときにしっぺ返しが生じたかを同一条件で客観的に観察することは、その後の治療の成功率を高めるうえで非常に重要なプロセスとなる。

　エックス線読影力を高め、その後の診断、治療計画、予後の確立につなげる臨床力を養うには、日々日常臨床で遭遇するさまざまなケースを用いて、スタディ・グループ等で色々な経験を持った臨床医とともにディスカッションすることが、他の臨床医が経験したことを疑似体験するという意味で非常に有効である。だが、すべての臨床医がそのような場を持てるわけではない。そこで、本書では、読者が臨床を疑似体験できるケースを紙上にてわかりやすくプレゼンテーションすることにより、経験の浅い臨床医の今後の診断力の向上に役立つようさまざまな工夫を行った。日常臨床における一枚のエックス線写真を最大限に活かすために、本書を利用していただければ望外の喜びである。

　稿を終えるにあたり、日頃よりご指導いただいております下川公一先生はじめ北九州歯学研究会の諸先輩方ならびに故・筒井昌秀先生に感謝の意を表します。

2009年8月

上田秀朗
甲斐康晴

目次

まずチャレンジ！
Challenge Case 1

症例 1 2
Challenge case

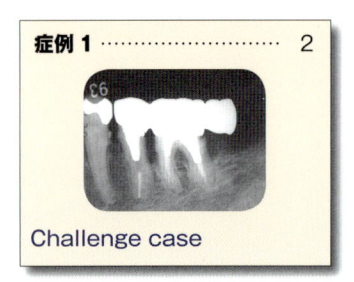

30症例で学ぶ
第1章　エックス線情報を治療にどう生かす？ 5

1　う蝕編 7

症例 2 7	症例 3 13	症例 4 19	症例 5 25
初期う蝕―歯髄保存	う蝕―抜髄の診断	下顎前歯 複根管	歯肉縁下う蝕

症例 6 31	症例 7 37	症例 8 43	
残根①―挺出	残根②―切除療法	残根③―遊離歯肉移植	

Contents

2 歯内療法編 49

症例 9 49
根尖病変①―根尖非吸収歯

症例 10 53
根尖病変②―側枝

症例 11 57
根尖病変③―2歯にまたがる病変

症例 12 61
根尖病変④―歯根肥大

症例 13 67
根尖病変⑤―歯根吸収

症例 14 73
根尖病変⑥―咬合力のコントロール

症例 15 79
根尖病変⑦―パーフォレーション

症例 16 85
根尖病変⑧―歯根嚢胞

症例 17 91
根尖病変⑨―原因根管の特定

症例 18 95
根尖病変⑩―歯根端切除術の既往

症例 19 101
意図的再植術

症例 20 107
意図的再植術後の歯根吸収

症例 21 113
歯根破折の診断

症例 22 119
メタルコアの除去

目次

③ 歯周治療編 125

症例 23 ...... 125 — 2～3壁性骨欠損
症例 24 ...... 131 — 2～3壁性骨欠損
症例 25 ...... 137 — 1壁性骨欠損
症例 26 ...... 143 — 囲繞性骨欠損
症例 27 ...... 149 — エンド・ペリオ、2～3壁性骨欠損

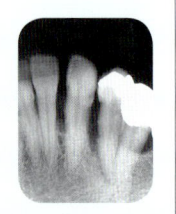

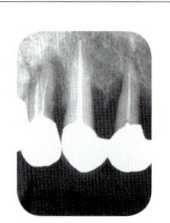

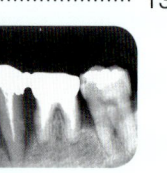

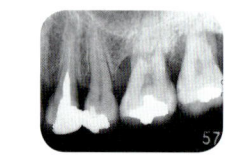

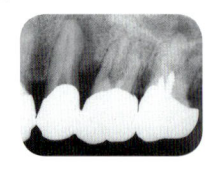

④ 根分岐部病変治療編 155

症例 28 ...... 155 — 咬合由来の根分岐部病変
症例 29 ...... 161 — エンド由来の根分岐部病変
症例 30 ...... 167 — ペリオ由来の根分岐部病変

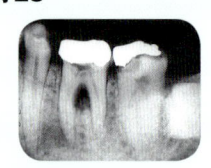

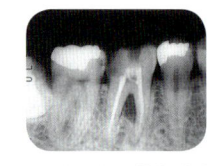

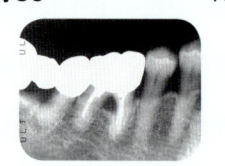

Contents

+α症例で学ぶ

第2章　初期病変の察知力を高めよう……………………………………… 173

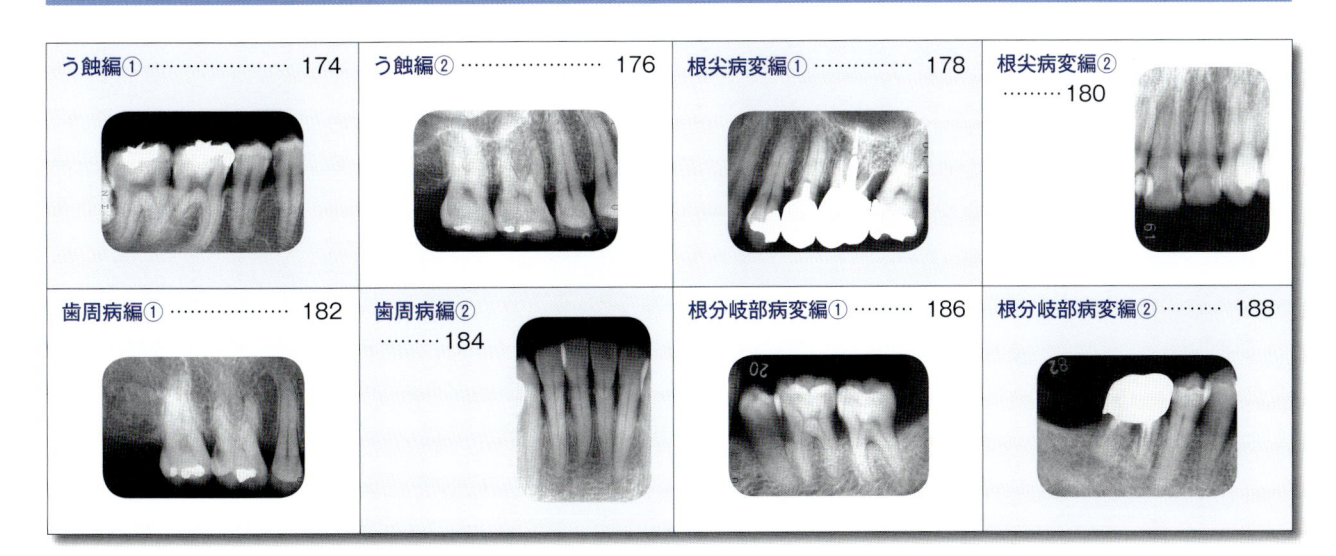

う蝕編① …………… 174
う蝕編② …………… 176
根尖病変編① …………… 178
根尖病変編② ……… 180
歯周病編① …………… 182
歯周病編② ……… 184
根分岐部病変編① ……… 186
根分岐部病変編② ……… 188

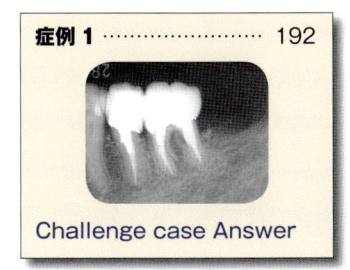

Challenge Case Answer ……………………………………… 191

症例1 …………… 192

執筆者一覧

監著
上田　秀朗（うえだ　ひであき）　　北九州市 うえだ歯科医院
甲斐　康晴（かい　やすはる）　　　北九州市 かい歯科医院

執筆者
北九州歯学研究会若若手会
木村　英生（きむら　ひでお）　　　　北九州市 木村歯科医院
酒井　和正（さかい　かずまさ）　　　北九州市 酒井歯科医院
小松　智成（こまつ　ともなり）　　　山口県下関市 小松歯科医院
重田　幸司郎（しげた　こうしろう）　山口県下関市 重田歯科医院
樋口　琢善（ひぐち　たくよし）　　　福岡県飯塚市 ひぐちファミリー歯科
田中　憲一（たなか　けんいち）　　　福岡県田川郡 田中歯科医院
桃園　貴功（ももぞの　たかのり）　　福岡県中間市 ももぞの歯科クリニック
中島　稔博（なかしま　としひろ）　　北九州市 なかしま歯科クリニック
倉富　覚、（くらとみ　さとし、）　　北九州市 くらとみ歯科クリニック
中野　宏俊（なかの　ひろとし）　　　北九州市 ナカノ歯科医院
中野　稔也（なかの　としや）　　　　北九州市 なかの歯科クリニック
樋口　克彦（ひぐち　かつひこ）　　　福岡県直方市 ひぐち歯科クリニック

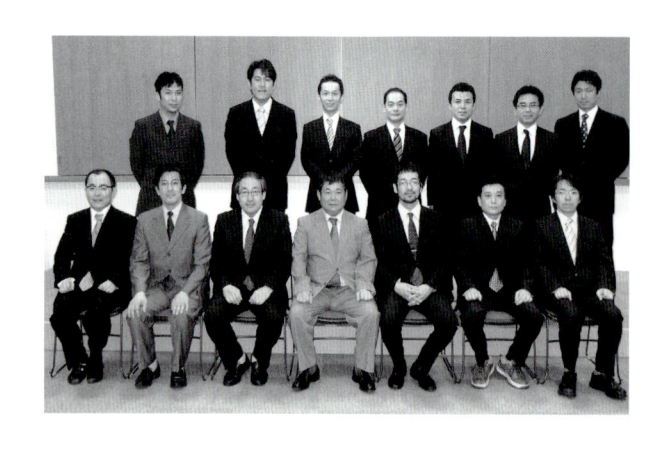

まずチャレンジ！

Challenge Case

Challenge Case

　同じ一枚のエックス線写真を観察しても、経験の浅い歯科医師と経験を重ねた歯科医師では見えるものは異なってくる。しかし、そこからどれだけの病態を読み取れるかという臨床医の力量の差が歯の保存か抜歯かの判定、治療の優先順位の決定、安定した予後確立のための治療計画、術式選択などに大きく影響してくる。

　症例1に写しだされた $\overline{5\ 6}$ の像にも実はたくさんの病態が隠されている。これらをどれだけ読み取れるか。昨今若い臨床医ほど抜歯→インプラントという方向に走りがちであると聞く。しかし、それは医療人としてあまりにも安易ではないだろうか？医療の良心として生体に敬意を払い、まずは天然歯保存の努力を最大限に払うことを第一選択肢とすべきではないか。また、天然歯の保存にチャレンジすることが診断力、技術力をあげることにつながることも忘れてはならない。

　本書では、そのトレーニングを紙上で行うための症例を29＋6症例用意した。初期病変から難易度の高い症例まで臨床でよく遭遇する病態という視点で選択したものである。

　その前に、まずはここに Challenge Case としてあげた症例1を読影していただきたい。患者が痛みを訴え、症状の再発が度々生じ、口腔内全体においても $\overline{5\ 6}$ を処置する必要があると判断された場合にどのようなことに注意して、どのような治療を行うべきであろうか。また、どのようなことを患者さんに説明して治療に取りかかるべきであろうか。

　症例1の解答は巻末にあげておく。29症例を使って読影力を身に付けた後に再度チャレンジしてみてほしい。

症例 **1**

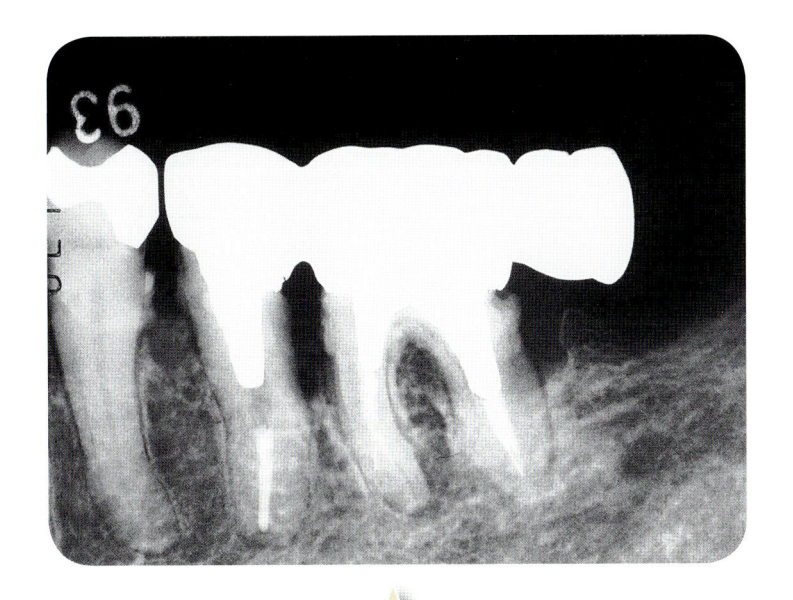

このエックス線写真からすべての問題を読み取り、治療計画を立てられれば一人前。
ここに映し出された問題点をすべて挙げよ。

→ **Answer は巻末191ページへ**

第1章

30症例で学ぶ エックス線情報を治療にどう生かす？

1 う蝕編 007

- 症例2　初期う蝕─歯髄保存 007
- 症例3　う蝕─抜髄の診断 013
- 症例4　下顎前歯複根管 019
- 症例5　歯肉縁下う蝕 025
- 症例6　残根①─挺出 031
- 症例7　残根②─切除療法 037
- 症例8　残根③─遊離歯肉移植 043

2 歯内療法編 049

- 症例9　根尖病変①─根尖非吸収歯 049
- 症例10　根尖病変②─側枝 053
- 症例11　根尖病変③─2歯にまたがる病変 057
- 症例12　根尖病変④─歯根肥大 061
- 症例13　根尖病変⑤─歯根吸収 067
- 症例14　根尖病変⑥─咬合力のコントロール 073
- 症例15　根尖病変⑦─パーフォレーション 079
- 症例16　根尖病変⑧─歯根嚢胞 085
- 症例17　根尖病変⑨─原因根管の特定 091
- 症例18　根尖病変⑩─歯根端切除術の既往 095
- 症例19　意図的再植術 101
- 症例20　意図的再植術後の歯根吸収 107
- 症例21　歯根破折の診断 113
- 症例22　メタルコアの除去 119

3 歯周治療編 125

- 症例23　2～3壁性骨欠損 125
- 症例24　2～3壁性骨欠損 131
- 症例25　1壁性骨欠損 137
- 症例26　囲繞性骨欠損 143
- 症例27　エンド・ペリオ、2～3壁性骨欠損 149

4 根分岐部病変治療編 155

- 症例28　咬合由来の根分岐部病変 155
- 症例29　エンド由来の根分岐部病変 161
- 症例30　ペリオ由来の根分岐部病変 167

1. う蝕編

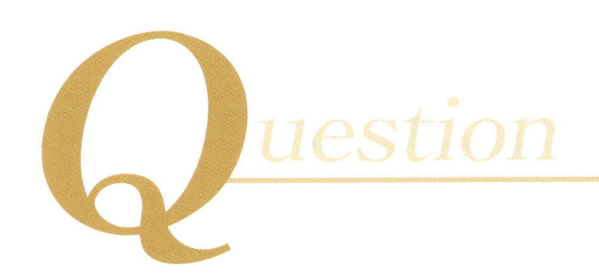

Question

初期う蝕─歯髄保存

Q1：初診時の主訴とこのエックス線写真から読みとるべき事項は？

Q2：他の資料による追加的参照事項は？

症例 2

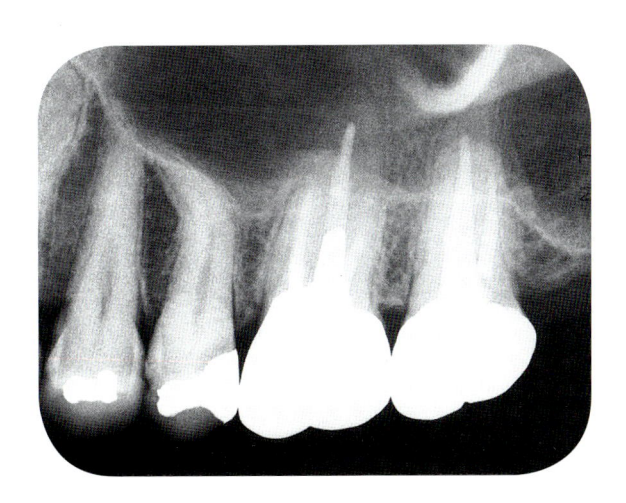

Patient Data
年　齢：40歳
性　別：女性
主　訴：左上の歯が冷たいものでしみる
　　　　歯の間に物がつまりやすい
　　　　自発痛、咬合痛なし

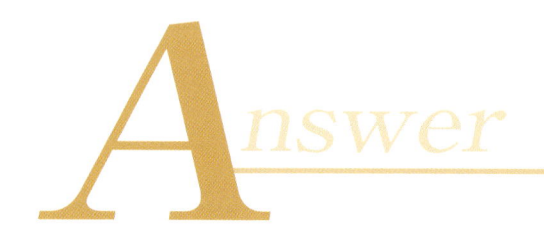

第1章　エックス線情報を治療にどう生かす？

Answer

症例 2
初期う蝕―歯髄保存

A1：診断上、必要な読影事項

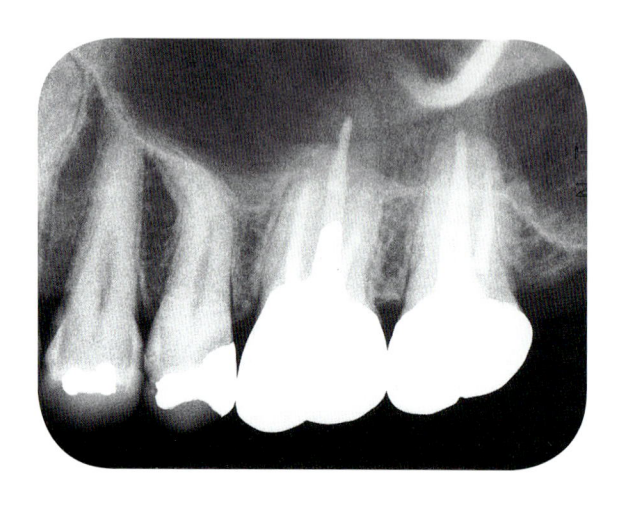

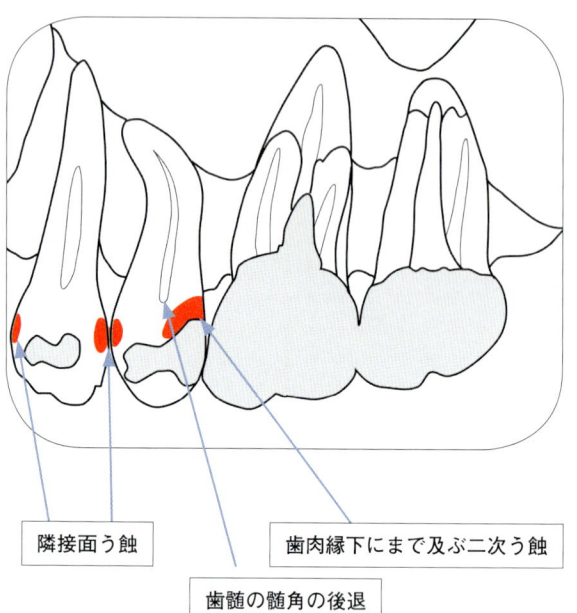

隣接面う蝕

歯肉縁下にまで及ぶ二次う蝕

歯髄の髄角の後退

A2：他の資料による追加的参照事項

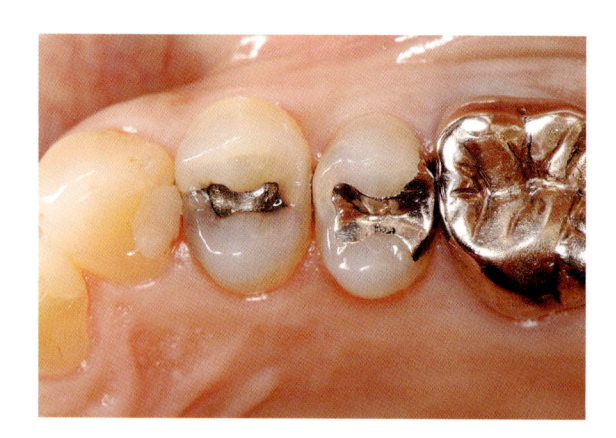

　治療前の咬合面観口腔内写真からは、|4 近遠心と、|5 近心にう蝕が確認できる。エナメル質の変色の範囲から、広範囲にわたるう蝕であると予測される。
　また、|3 の遠心にも不適切なコンポジット・レジン充填が施されている。

解　説・1 総合診断 & 治療計画

エックス線写真と他資料でここまでつかもう

1. このエックス線写真からの読影事項

う蝕処置でエックス線読影を行う場合には、う蝕の大きさと、う蝕の範囲が歯髄腔や歯槽骨付近に及んでいるか否かを適確に把握できねばならない。この症例では4 5 の近遠心隣接面にう蝕と思われる透過像が確認できる。5 の遠心う蝕は歯髄腔に近接しているが、透過像の範囲が比較的境界明瞭であった。患者さんの年齢から慢性う蝕で、エナメル・象牙境で広範囲に広がっていると予測でき、歯髄腔付近では第二象牙質の形成が期待できると考えられる。既存のインレーの適合状態はよいことから、感染象牙質の取り残しによる二次う蝕と推測される。また、遠心部は歯槽骨付近までう蝕が進行していることから、歯肉縁下う蝕になっていると思われる。

2. 他の資料からの参照事項

口腔内写真において、4 近遠心隣接面と5 近心隣接面にう蝕が確認できる。エナメル質の変色範囲からも、エナメル・象牙境に沿って広範囲にう蝕が進行していると推測できる。またう蝕の処置では、術前の問診にて自発痛、咬合痛、温熱痛などの有無を確認することが、治療の選択肢を決定するうえで重要な項目の1つである。

3. 問題の緊急度、重篤度と放置した場合の予測

この状態のう蝕を放置すると、さらにう蝕が進行し歯冠崩壊や歯髄炎による強い疼痛を起こし、抜髄を余儀なくされる。歯髄を温存し治療することは、予後を見据えると重要なことなので、早期に治療をし、う蝕の進行を抑える必要がある。

4. 症状や術後に関する患者さんへの事前の説明事項

「エックス線では、5 のむし歯が、神経にかなり近づくまで進行しているのが確認できます。実際にむし歯を削っていくと、神経まで達している可能性もあります。その際には、神経を取る処置も必要になってきます。むし歯が神経まで達していなくても、かなり深いむし歯なので、処置後、冷水痛や疼痛がでる可能性があります」と処置前に必ず説明をしておくことが重要。

解　説・2　当該部位への治療

術前情報を治療に生かす

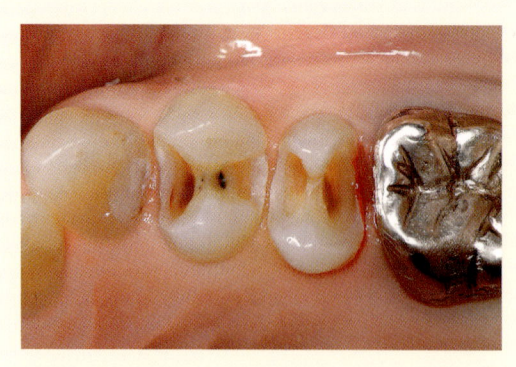

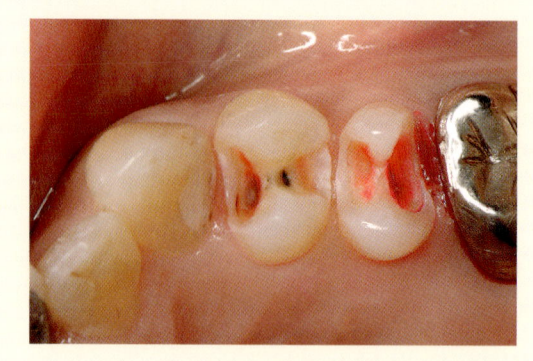

図2-1　手指感覚と目視で感染象牙質を除去。　　図2-2　う蝕検知液水洗後。

図2-1、2　う蝕によって細菌感染した象牙質の除去基準については、どの程度の細菌残置が臨床的に許容されるかの明確な基準は現時点ではないとされている。しかし、う蝕象牙質は内層、外層の2つの異なる層から成り立っており、外層は細菌感染がありコラーゲンが崩壊し再石灰化が不可能であるのに対し、内層はコラーゲン基質によって支持された脱灰象牙質で、ほとんど無菌状態であるとの報告がある。よって、このう蝕象牙質の2層を肉眼的に判断し、外層のみを選択的に除去する目的で、う蝕検知液の使用が必要であると考えている。

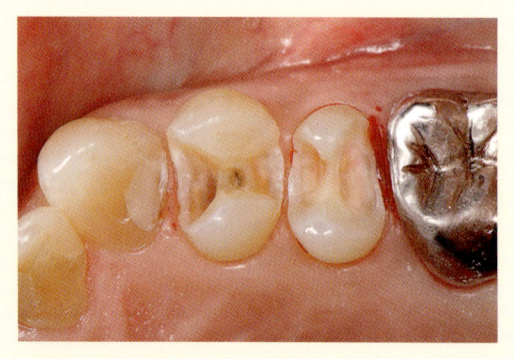

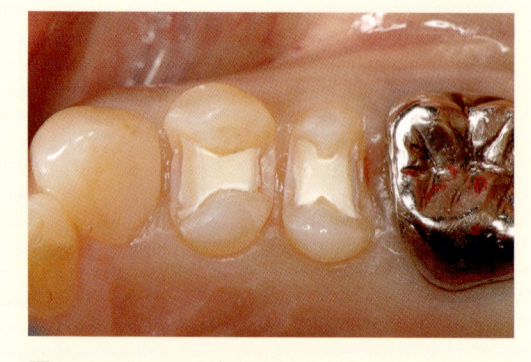

図2-3　感染象牙質除去後。　　図2-4　インレー窩洞形成。

図2-3、4　う蝕検知液を用い、染色された部分を低速のラウンド・バーと手用切削器具により、慎重に除去を行っていった。|4近心、|5遠心は露髄には至らなかったが、う蝕はかなり深く歯髄腔に近接している状態であった。歯髄保護のため、スーパーボンドで最深部を覆罩し、その上から光硬化型裏層材にて裏層を行った。術前の推測どおりエナメル・象牙境に沿って感染象牙質が広範囲に広がっていたため、窩洞外形は大きくなった。

解 説・3 術後評価

治療結果とメインテナンスの方針

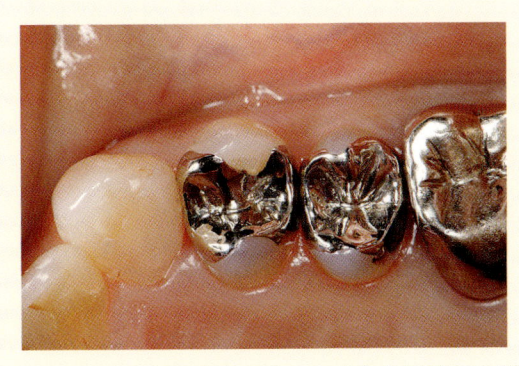

図2-5　術後の口腔内写真。エナメル・象牙境に沿って感染象牙質が広範囲に広がっていたため、頬側・口蓋側の歯質が被薄になっていた。残存歯質の破折による二次う蝕を防止するために窩洞形成を配慮し、やや大きめのインレー修復を行った。

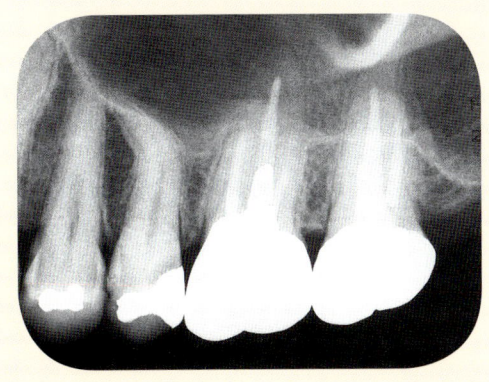

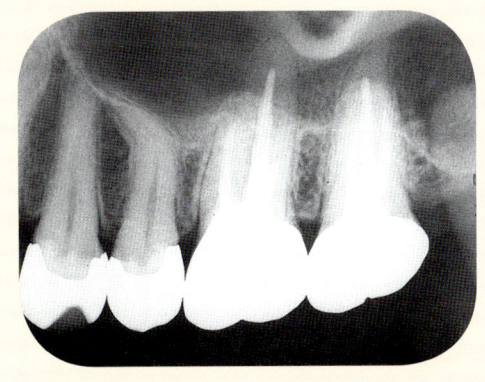

＜術　前＞　　　　　　　　　　　　＜術　後＞

図2-6、7　術前、術後のエックス線写真。この患者さんは、さほどカリエスリスクは高くないが、術前に隣接面う蝕を認めていたことから、プラーク・コントロールの徹底が、術後の二次う蝕予防には必須である。また、5̲の遠心う蝕は、感染象牙質の取り残しによる二次う蝕によるものと考えられるため、徹底した感染象牙質の除去と修復物の適合を高めることが術後の長期安定につながると考えている。

症例2 診断と治療へのアドバイス

まずはエックス線診断を確実に行い、初期う蝕を見逃さないことである。感染象牙質の除去範囲の目安をしっかり持ち、取り残しによる術後の不快感や二次う蝕の防止に努めることが、初期う蝕の治療では重要である。

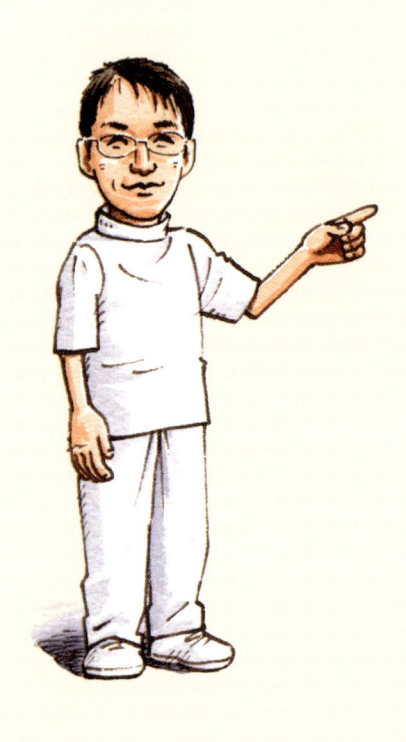

1. う蝕編

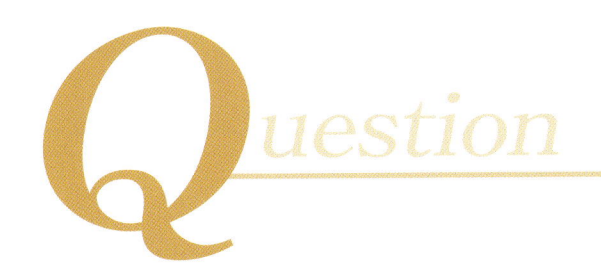

Question

う蝕―抜髄の診断

Q1：初診時の主訴とこのエックス線写真から読みとるべき事項は？

Q2：他の資料による追加的参照事項は？

症例 **3**

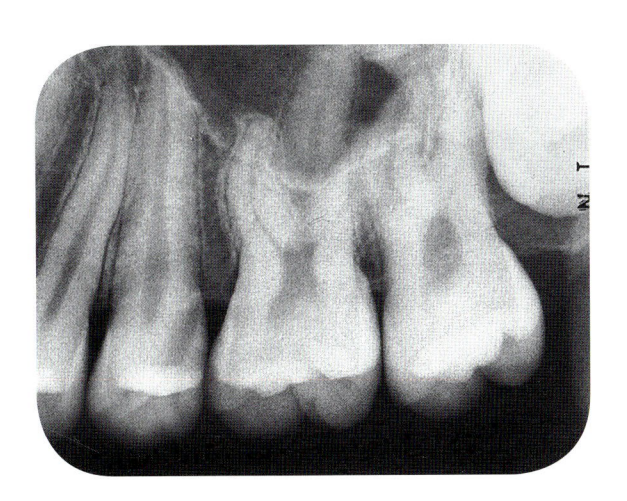

Patient Data
年　齢：24歳
性　別：女性
主　訴：左上の歯が冷たいものや、熱いもので
　　　　しみる。その後しばらく強い痛み
　　　　が続く

第1章　エックス線情報を治療にどう生かす？

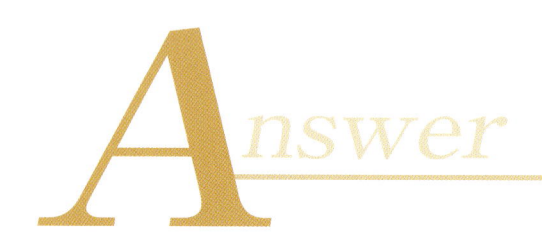

Answer

症例3
う蝕──抜髄の診断

A1：診断上、必要な読影事項

歯髄の髄角の後退

歯髄腔に近接する深いう蝕　　歯肉縁下にまで及ぶう蝕

A2：他の資料による追加的参照事項

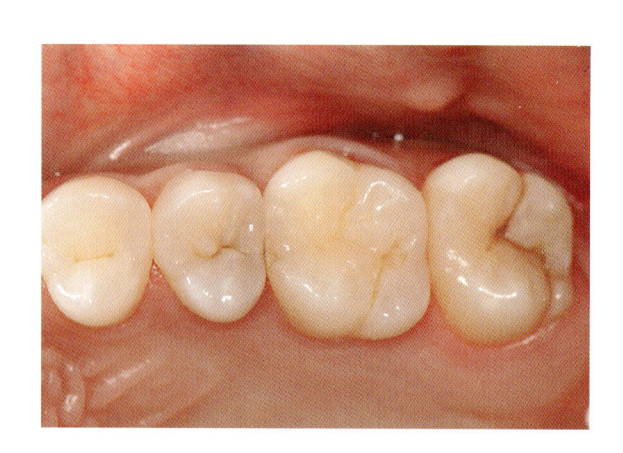

治療前の咬合面観口腔内写真。一見、う蝕は確認しにくいが、|5 の咬合面遠心部に変色が見られ、隣接面う蝕が疑われる。

解 説・1 総合診断 & 治療計画

エックス線写真と他資料でここまでつかもう

1. このエックス線写真からの読影事項

　この症例では|5の遠心隣接面にう蝕と思われる透過像が確認できる。その範囲は歯髄腔に近接しており、患者さんの年齢から急性う蝕の可能性があり、第二象牙質の形成はあまり期待できず、抜髄になる可能性が高い。また、遠心部は歯槽骨付近までう蝕が進行していることから、歯肉縁下う蝕になっていると推察できる。

2. 他の資料からの参照事項

　口腔内写真からは咬合面からのう蝕ではなく、隣接面からのう蝕と判断できる。う蝕の処置では、術前の問診も治療の選択肢を決定するうえで重要な項目である。処置中に露髄した場合には、露髄の状態と問診の内容により、歯髄保存処置か抜髄かを決定する必要がある。その診断基準は露髄部周囲の感染象牙質の有無、露髄部の大きさ（1mm程度）や、拍動性の自発痛、強い打診痛、持続性の自発痛の有無により判断する。

3. 問題の緊急度、重篤度と放置した場合の予測

　この症例では、エックス線撮影を行わないと、|5の深いう蝕を見落とす可能性がある。当然ではあるが、エックス線による診断は必須である。仮に、この状態のう蝕を見落としてしまうと、さらにう蝕が進行し歯冠破折や全部性歯髄炎による強い疼痛を起こすことが予測され、患者さんとの信頼関係を損なうことになる。

4. 症状や術後に関する患者さんへの事前説明事項

　このようなケースでは、患者さん本人がう蝕の大きさを認識できていないため、術前に十分な説明を行う必要がある。まずは、エックス線上でう蝕が歯髄腔に近接しており、抜髄になる可能性が高いことを処置前に説明し理解させたうえで治療にとりかかることが、患者さんとの信頼関係を保つためには必要なことである。

第1章　エックス線情報を治療にどう生かす？

解　説・2 当該部位への治療

術前情報を治療に生かす

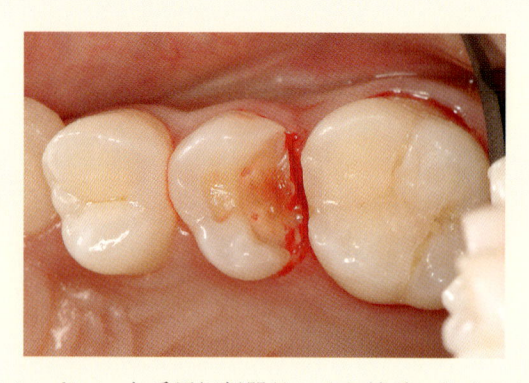

図3-1　う蝕を低速のラウンドバーと手用切削器具により慎重に除去したが、遠心部で2ヵ所露髄をしてしまった。直接覆髄も視野にいれたが、露髄部周囲には感染象牙質が残っており、術前の問診で持続性の強い自発痛があることが判明していたため、やむなく抜髄処置を行った。極力、歯髄保存に努めるべきだがこのようなケースでは、直接覆髄を行い歯髄の保存を試みたとしても術後疼痛が治まらず、患者さんに苦痛を与え不信感を募らせると考えたための処置である。

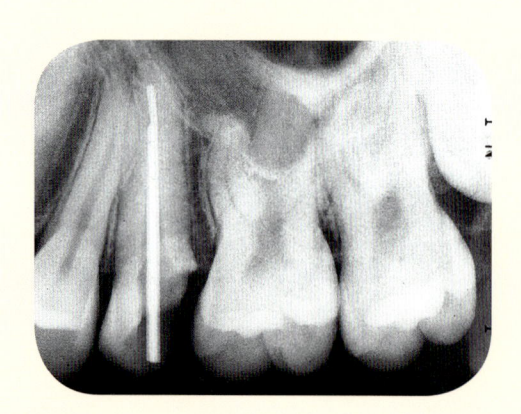

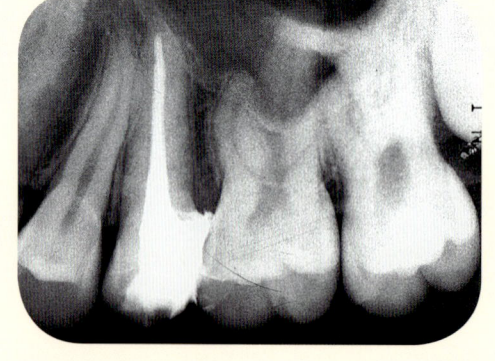

図3-2　ポイント試適。
図3-3　根管充填後。
図3-2、3　抜髄においては、根尖歯周組織を破壊しないように注意深く拡大を行った。根管の解剖学的形態をイメージし、根管周囲に歯髄組織が残存しないよう、ファイリングをしっかり行うことが重要である。

解 説・3 術後評価

治療結果とメインテナンスの方針

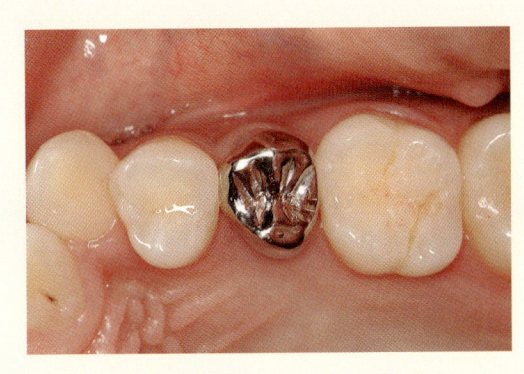

図3-4　術後の口腔内写真。遠心部の健全歯質が少なく、咬合圧による歯冠破折予防のために、咬頭被覆の4/5クラウンを作製した。

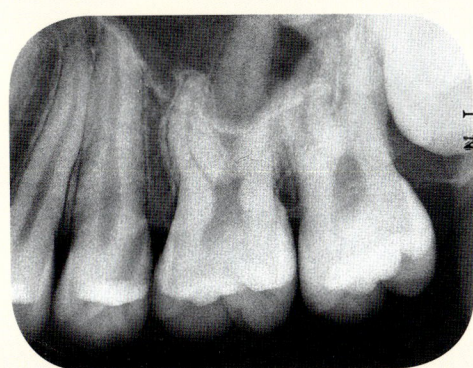

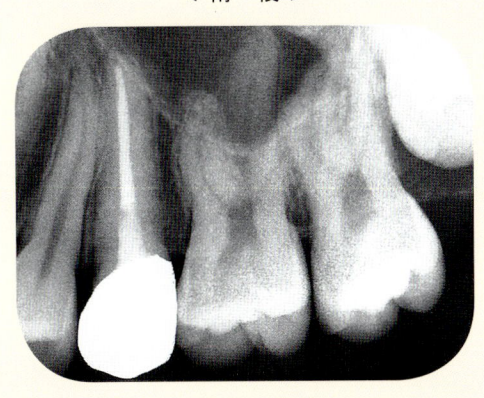

＜術　前＞　　　　　＜術　後＞

図3-5、6　術前、術後のエックス線像。抜髄を余儀なくされたことにより、レジン支台築造を用いた補綴修復を行った。遠心部の歯肉縁下う蝕においては、生物学的幅径の侵襲がなかったため、電気メスによる歯肉切除を行い補綴物の適合性を高めた。この患者さんは、急性う蝕により隣接面にう蝕が深部に進行したことから、カリエスリスクがやや高いと考えられる。メインテナンスを行うにあたっては、プラーク・コントロールの徹底が術後の二次う蝕や新たなう蝕予防には必須である。また、デンタルフロスなどの補助的清掃具の使用を勧める必要があると考えている。

第1章　エックス線情報を治療にどう生かす？

症例3　診断と治療へのアドバイス

　う蝕処置時のエックス線診断を正確に行い、術前に予測できることを患者さんに的確に伝えることが信頼関係確立のために重要である。

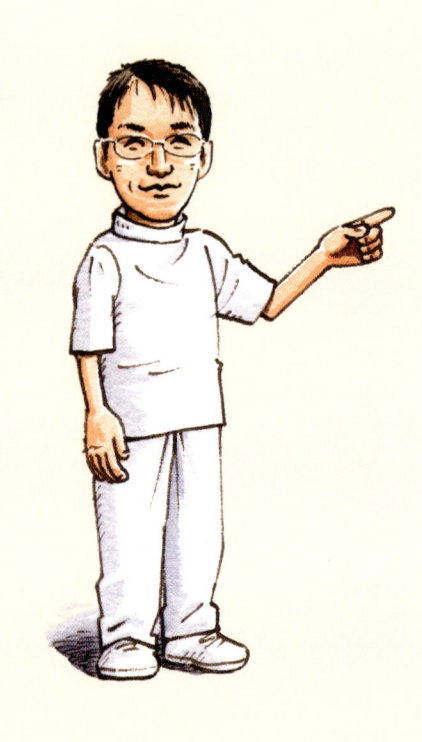

1. う蝕編

Question

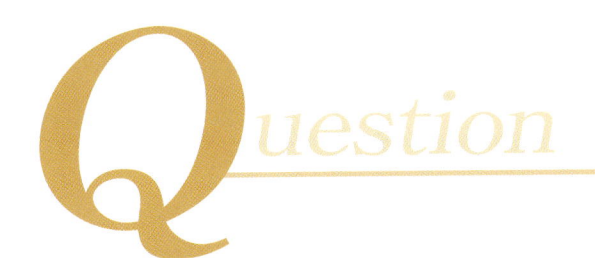

下顎前歯複根管

Q1：初診時の主訴とこのエックス線写真から読みとるべき事項は？

Q2：他の資料による追加的参照事項は？

症例 4

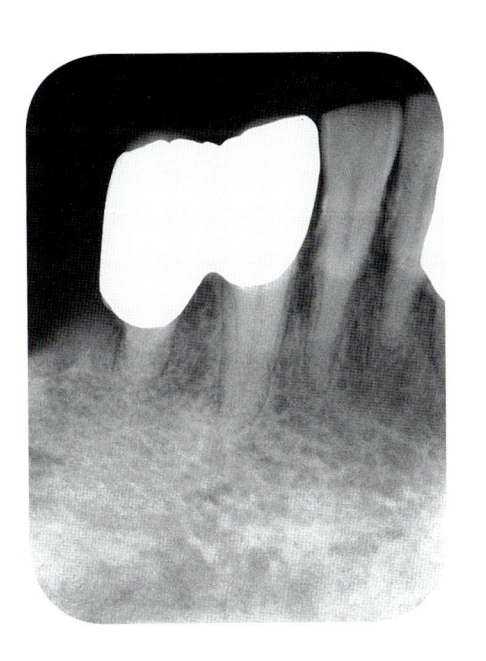

Patient Data
年　齢：45歳
性　別：女性
主　訴：全顎的に治療してほしい（痛くて噛めない）

第1章　エックス線情報を治療にどう生かす？

Answer

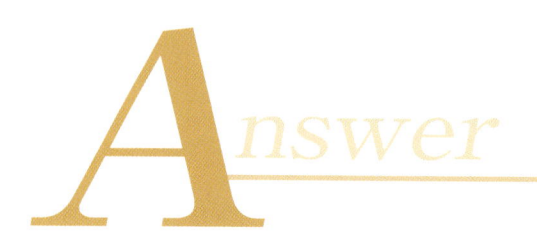

症例4
下顎前歯複根管

A1：診断上、必要な読影事項

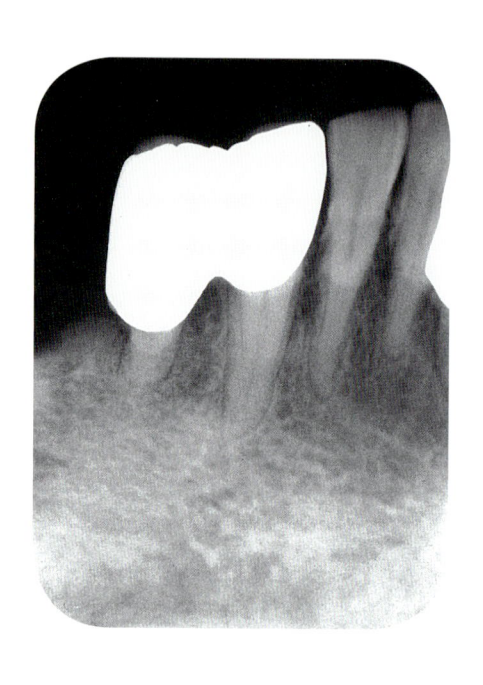

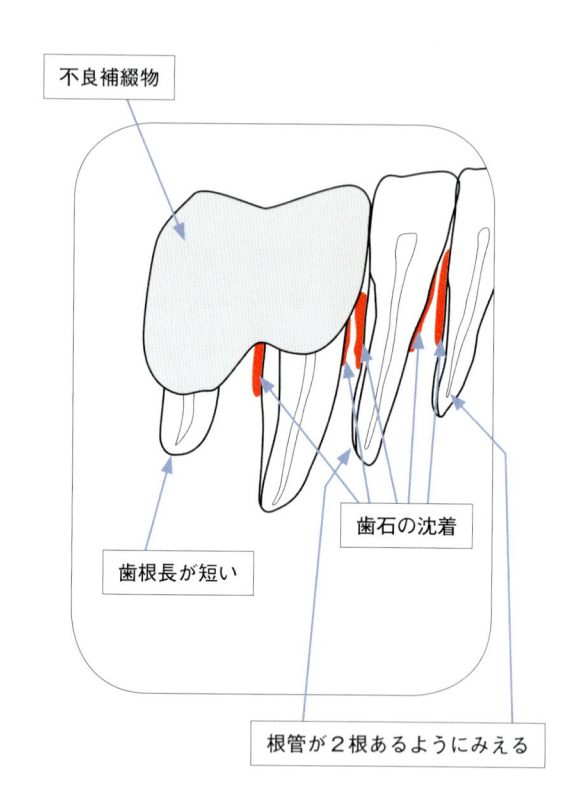

ラベル：
- 不良補綴物
- 歯根長が短い
- 歯石の沈着
- 根管が2根あるようにみえる

A2：他の資料による追加的参照事項

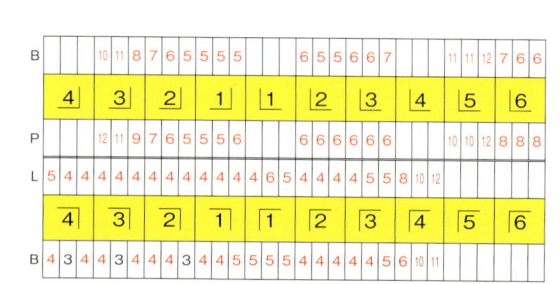

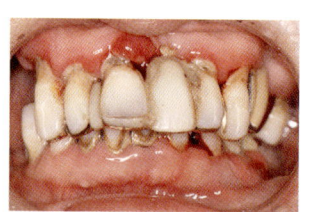

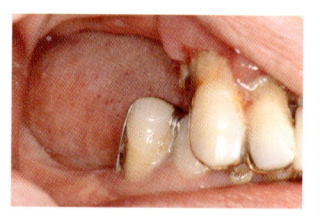

プロービング・チャートと正面観および側方面観の口腔内写真。初診時の口腔内の状態から、歯石の付着、歯肉の腫脹を全体的に認め、動揺もあることから、全顎的な治療が必要であることがわかる。

解　説・1 総合診断 & 治療計画

エックス線写真と他資料でここまでつかもう

1. このエックス線写真からの読影事項

　基本的に歯石の付着、不良補綴物の確認が必要である。どの歯が残るのか判断が難しいところである。歯髄症状があるため根管治療が必要であるが、$\overline{3\ 2}$の根管の形態は不自然で2根管あるようにも思われる。25％の割合で下顎の前歯部に2根管を認めるとの報告もあるので、2根管が存在すると疑って処置を行うほうが賢明であろう。

2. 他の資料からの参照事項

　口腔内写真からも重度の歯周病であることがわかる。プラーク・コントロールが悪いことが予想される。

3. 問題の緊急度、重篤度と放置した場合の予測

　この症例の問題点は多々あるが、早期に治療を行わなければ抜歯となってしまう。まず、初期治療として患者さん教育、プラーク・コントロールが早急に必要である。痛みがあるため早急な根管治療も必要となる。

4. 治療方針（治療事項、優先順位、効率化）と治療計画（根拠と結論）

　治療方針としては歯周基本治療を徹底的に行い、その後に補綴設計を十分に再考しなければならない。炎症のコントロールが不十分で治療を進めた場合は後に必ずトラブルが生じてくる。また、全顎的な治療となるため歯内療法の失敗も治療計画を大きく変更する要因となる。

5. 症状や術後に関する患者さんへの事前説明事項

　プラーク・コントロールの重要性について何度も説明し理解していただく。全顎的治療が必要なこと、1つひとつの治療の過程を確認しながら行っていくことを説明。そのため根管治療についても時間がかかる可能性を示唆しておく。また、メインテナンスによる継続した管理が必要なことも説明しておく。

解　説・2 当該部位への治療

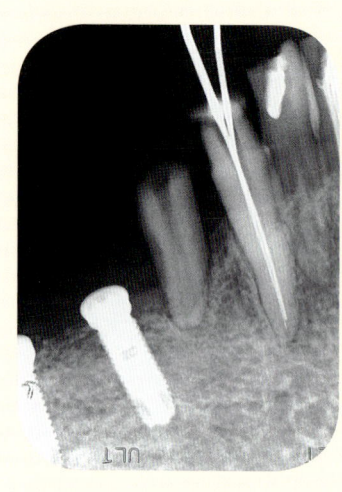

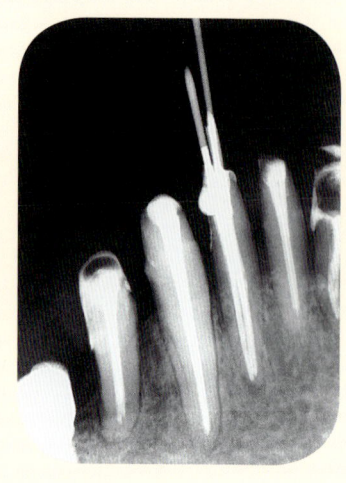

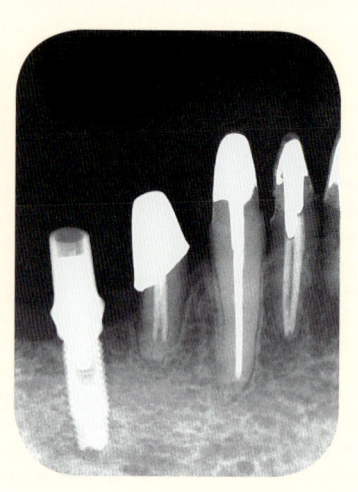

術前の情報を治療に生かす

図4-1～3 4┼3すべてに2根管が存在した。拡大を行うにあたっては、焦らず下の番手ファイルの15番などで入念に拡大することが重要となる。また、どの位置から根管が分岐しているかも操作上重要となる。根尖部に近いところで分岐した場合にはファイルが到達しない場合が出てくる。この症例においては、比較的上部で根管が分岐していたため、なんとか拡大することができた。

解　説・3 術後評価

治療結果とメインテナンスの方針

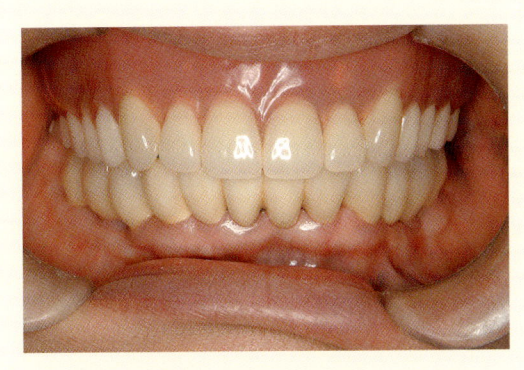

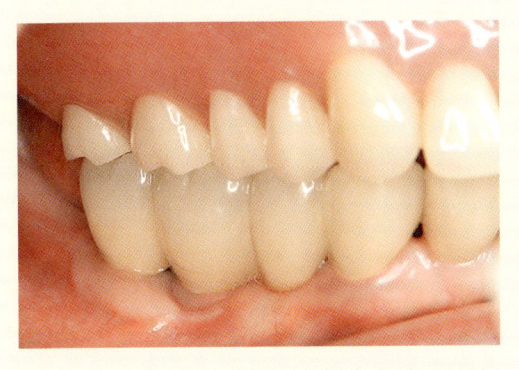

図4-4、5　治療終了時の正面観。プラーク・コントロールは良好である。全顎的に治療を行ったが、確実な基本治療なしにはトラブルが発生する可能性も高くなり、治療期間も長期になってしまう。総合的な知識、技術も必要であるが、地道な根管治療も重要であると考えている。

＜術　前＞　　　＜術　後＞　　　＜1年半経過後＞

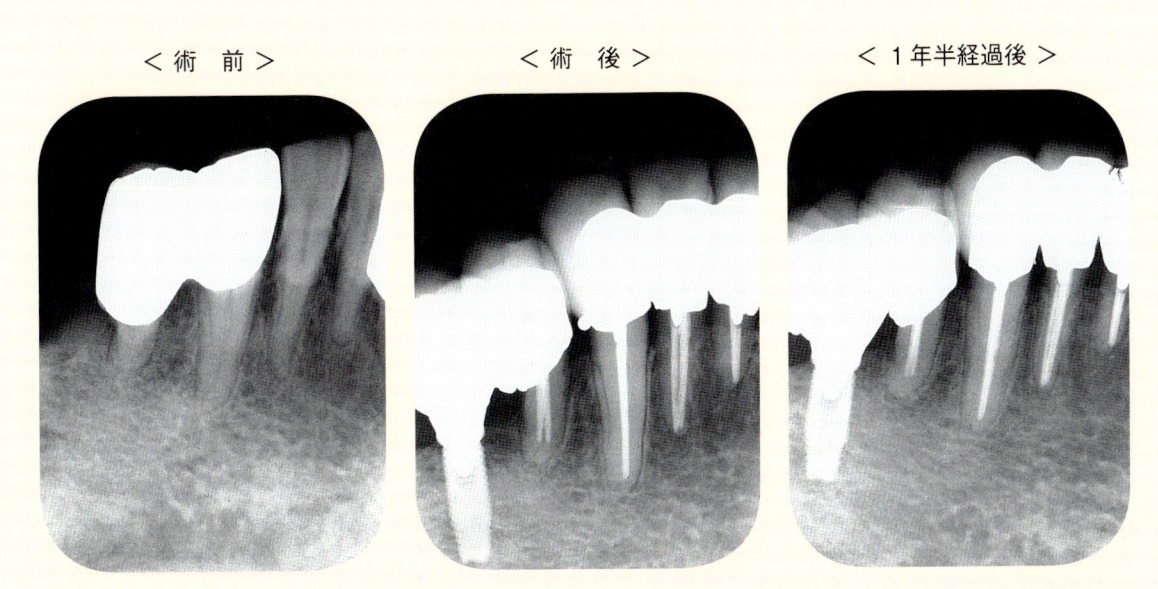

図4-6〜8　初診時、術後、1年半経過後のデンタルエックス線である。現在のところ根尖部に透過像などは認めず安定した状態であると考えている。また初診時に比べて歯槽硬線なども明瞭に認められていると判断している。このことは歯周組織、咬合関係が安定している1つの指標であると考えている。

症例4 診断と治療へのアドバイス

全顎治療は一見、華やかだが、それは個々の治療に対する地道な努力の結果であることと、下顎の前歯部には2根管が存在する場合もあることを念頭においておけば対応が変わってくると考えている。

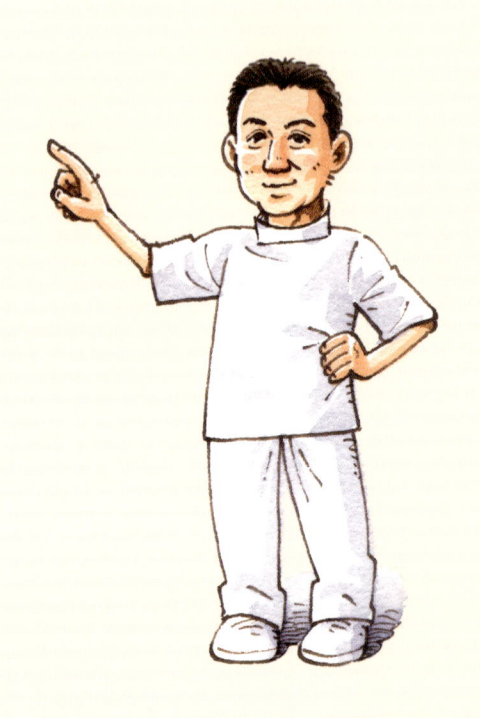

1. う蝕編

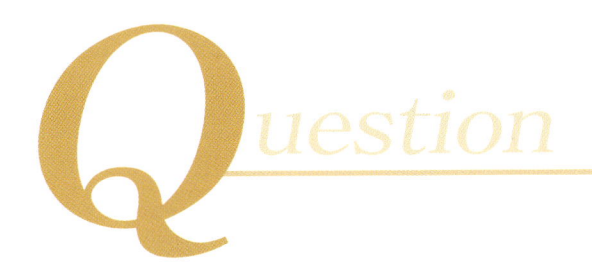

Question

歯肉縁下う蝕

Q1：初診時の主訴とこのエックス線写真から読みとるべき事項は？

Q2：他の資料による追加的参照事項は？

症例 5

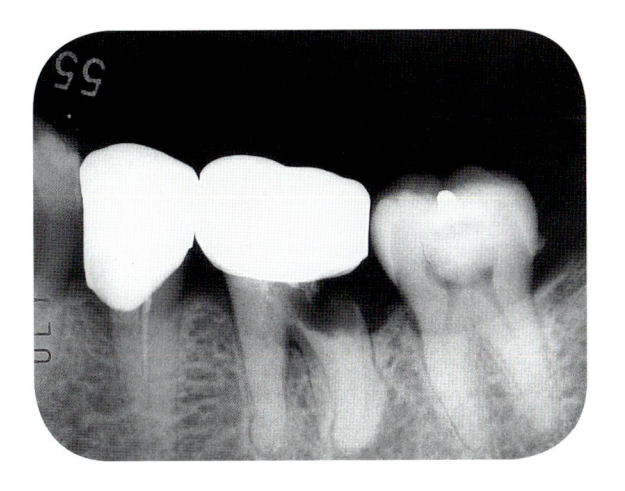

Patient Data
- 年　齢：63歳
- 性　別：女性
- 主　訴：6付近歯肉の腫脹、および咀嚼障害

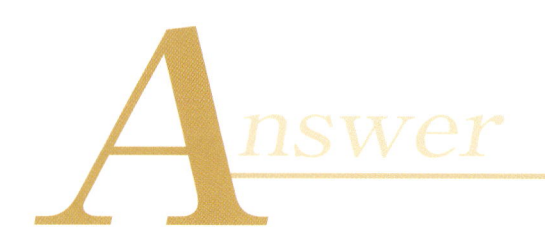

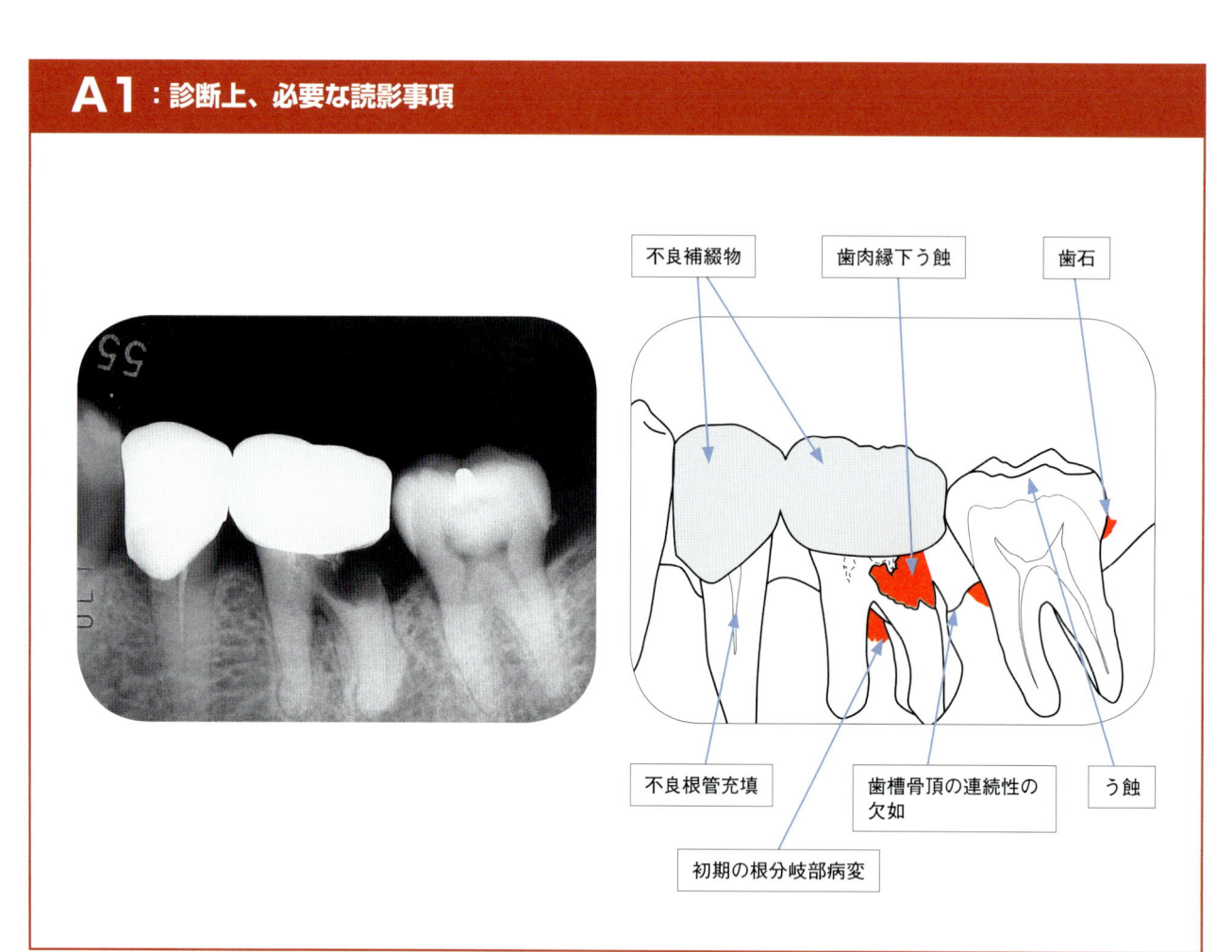

第1章 エックス線情報を治療にどう生かす？

Answer

症例5
歯肉縁下う蝕

A1：診断上、必要な読影事項

ラベル：不良補綴物、歯肉縁下う蝕、歯石、不良根管充填、歯槽骨頂の連続性の欠如、初期の根分岐部病変、う蝕

A2：他の資料による追加的参照事項

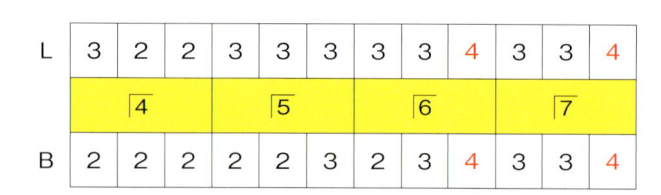

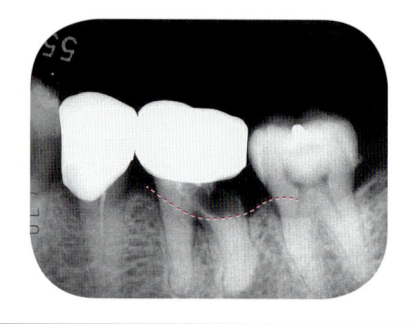

L	3	2	2	3	3	3	3	3	4	3	3	4
		̄4			̄5			̄6			̄7	
B	2	2	2	2	2	3	2	3	4	3	3	4

　急性症状消退後にプロービングを行った。 ̄6遠心根に4mmのポケットを計測したほかは深い数値は認められない。分岐部も3mm、ボーン・サウンディングでも頬・舌側ともに骨壁は温存されていた。同部には歯槽頂線の乱れが認められるが歯周病というよりも不良補綴物による清掃不良と二次う蝕が主因であると判断。まずは冠を除去し初期治療を行うことにした。

26

解　説・1 総合診断 & 治療計画

エックス線写真と他資料でここまでつかもう

1. このエックス線写真からの読影事項

　主訴である6⏌の歯肉の腫脹、および咀嚼障害の原因が何であるかの見極めが大切である。不適合な補綴物が装着されている6⏌遠心根には深い二次う蝕が存在し、歯槽骨頂は6⏌分岐部を底としてすり鉢状に吸収を始めている。この病態をいかに回復させ、術後維持していくかが治療の鍵となる。

2. 他の資料からの参照事項

　6⏌近心根は残るとして、ここで問題となるのは遠心根が保存可能かどうか、分岐部をどう処置するか、5 6⏌の補綴設計をどうするかなどである。歯周環境はもとより、実際に治療を開始して6⏌の物理的強度や4 5⏌、7⏌の状態、患者さんのプラーク・コントロール能力、治療の理解度や協力度、生活習慣なども勘案して決定する必要がある。

3. 問題の緊急度、重篤度と放置した場合の予測

　主訴があるため、緊急に対応しなければならない。6⏌の歯肉縁下う蝕は、これ以上進行すると遠心根の保存可否にかかわってくる。また現在、咬合性の外傷は顕著ではないが、6⏌の機能を担っている近心根もこのままでは危ない。そうなると失活歯であり条件の悪い5⏌を利用したブリッジを余儀なくされ、将来に不安を残すことになる。

4. 治療方針（治療事項、優先順位、効率化）と治療計画（根拠と結論）

　歯周治療と歯内療法を行い、その期間に自然挺出を併用する。6⏌をこのまま残すか根分割するかは若干の観察期間を挟んで決定した。

5. 症状や術後に関する患者さんへの事前の説明事項

　深い虫歯で二股になった歯根が割れる寸前であること、すでに根分岐部まで骨の吸収が進んでいること、この状態では治療が成功したとしても将来の再治療が予想されること、定期健診で管理しなければ維持できないことに加え、少しでも異常がある場合には、早めに遠心根を抜去しインプラントで残った天然歯を保護したいことなどを説明した。患者さんへの説明では簡単でわかりやすい用語を意識して使うようにしたい。

第1章 エックス線情報を治療にどう生かす？

解　説・2 当該部位への治療

術前の情報を治療に生かす

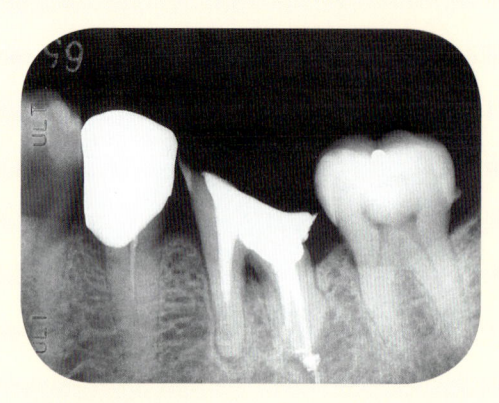

図5-1　約2ヵ月間かけて歯内療法を行った。近心根は途中で閉鎖していたため到達可能なところまでの根管充填を行った。遠心根は根尖に吸収が見られたためオーバー根充となっている。

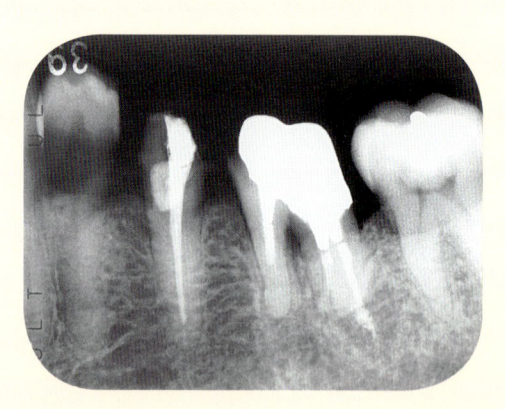

図5-2　初診より5ヵ月経過時。歯周治療と自然挺出を行いながら治療方針を模索したが、6┐は分割せずに保存することに決定。メタル・コアにレジン・テンポラリーでさらに様子を見た。

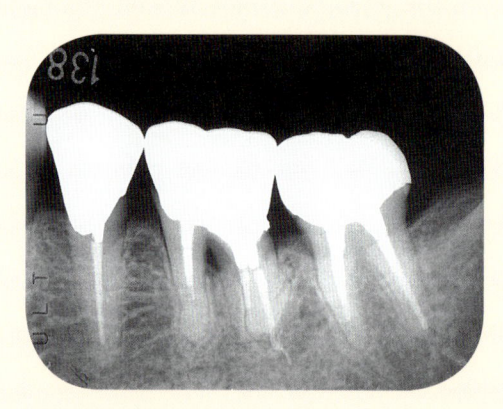

図5-3　根管充填より1年10ヵ月経過。根尖部歯周組織は安定しているように見える。6┐は内冠を装着し2重冠としてある。7┐は歯髄炎による知覚過敏を訴えたため抜髄となった。

1. う蝕編

解　説・3 術後評価

治療結果とメインテナンスの方針

＜根管充填より5年10ヵ月経過時＞

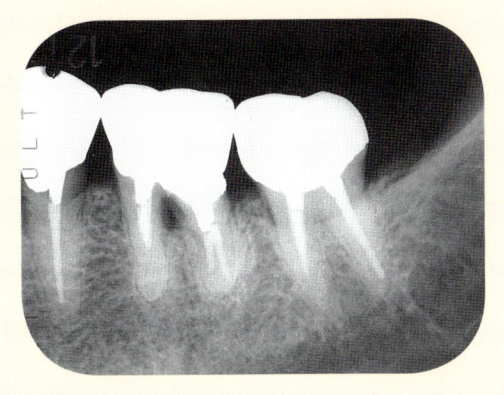

図5-4　根管充填から5年10ヵ月経過時。歯周組織には安定傾向が認められる。

＜術後11年経過時＞

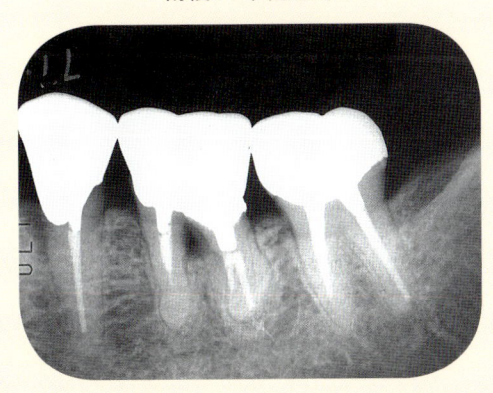

図5-5　治療後11年経過時。通常このような患者さんのメインテナンスでは6ヵ月に1度超音波スケーラーでポケット内のバイオフィルムを破壊している。患者さんは高齢でもあり1年〜1年半に1度しか来院されないがセルフケアが良好なため、現在のところ歯周組織は安定している。なお、6分岐部にはハッシュフェルト・タイプのキュレットを使用している。この患者さんもじき後期高齢者となる。したがってこれまでと同じメインテナンスで現状を維持できるかどうかはなはだ疑わしい。患者さんには半年に1度の来院をお願いするのだが、現実には逆に年々来院が難しくなってきている。超高齢化社会をむかえるに際しわれわれもこの問題の解決策を考えておかなくてはならないだろう。

症例5 診断と治療へのアドバイス

　昨今、根分岐部病変の処置＝歯根分割、あるいは再生療法、極端な例では抜歯してインプラントという傾向が強いようだが、早期に適切な処置を施し継続管理することで最小の処置で済むことを知っておいてほしい。

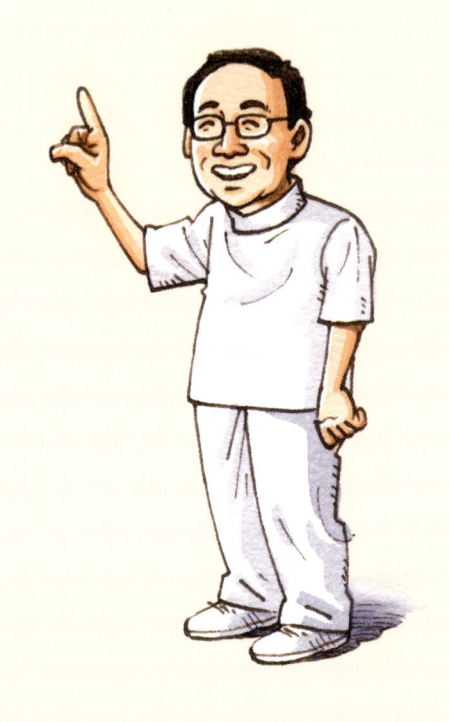

1. う蝕編

Question

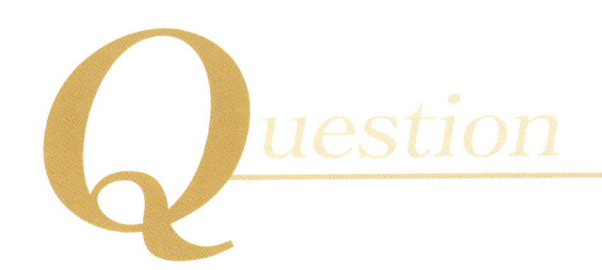

残根①──挺出

Q1：初診時の主訴とこのエックス線写真から読みとるべき事項は？

Q2：他の資料による追加的参照事項は？

症例 6

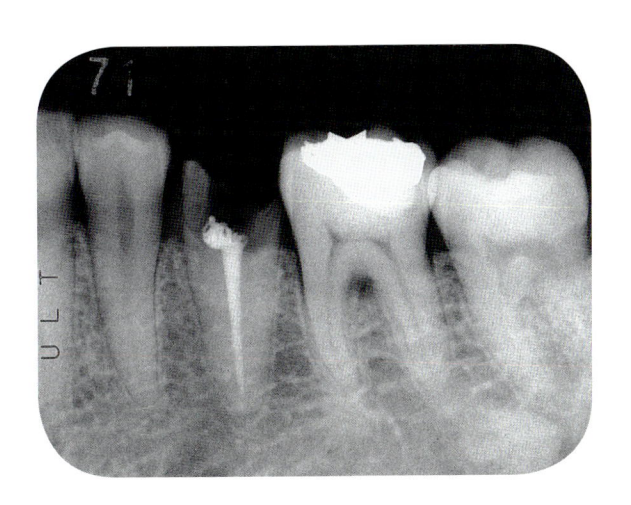

Patient Data
年　齢：52歳
性　別：女性
主　訴：下顎小臼歯部の脱落・腫脹

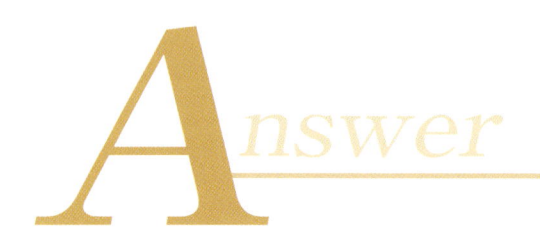

第1章　エックス線情報を治療にどう生かす？

Answer

症例 **6**
残根①—挺出

A1：診断上、必要な読影事項

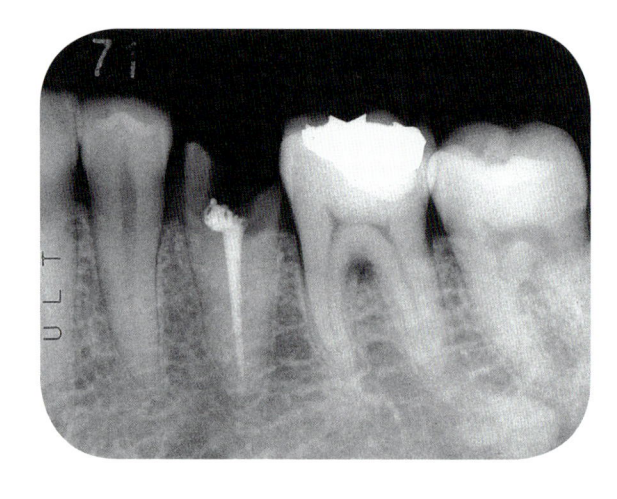

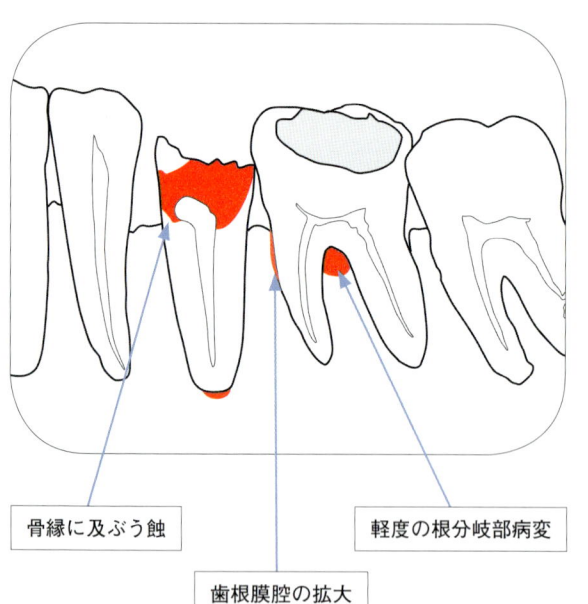

骨縁に及ぶう蝕
歯根膜腔の拡大
軽度の根分岐部病変

A2：他の資料による追加的参照事項

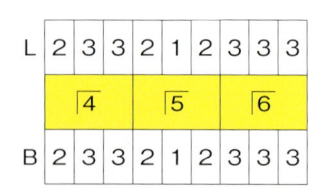

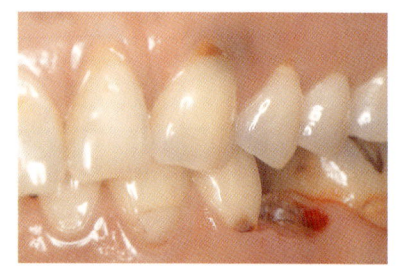

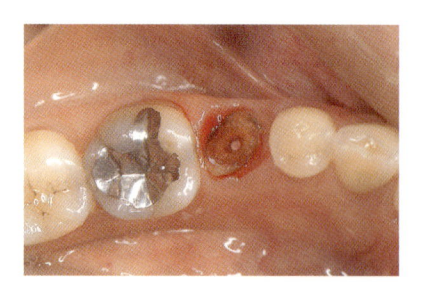

L	2	3	3	2	1	2	3	3	3
		4		5		6			
B	2	3	3	2	1	2	3	3	3

プロービング・チャートと咬合面観および側方面観口腔内写真。5は歯肉縁下に及ぶう蝕により残根状になっている。3 4の咬耗、楔状欠損、エックス線像の歯根膜腔の拡大や根分岐部病変よりパラファンクションが疑われる。

32

解　説・1 総合診断 & 治療計画

エックス線写真と他資料でここまでつかもう

1. このエックス線写真からの読影事項

　残根の症例では、当該歯の保存が可能か否かを診断するため、う蝕の進行具合と健全歯質のある根の長さをある程度読影する必要がある。う蝕部は透過像として観察でき、後の歯冠長延長術や挺出といった手技を行う際の骨削除量や挺出量の予測が可能となる。また、歯冠 - 歯根長比の予測の診断材料となる。このケースでは、挺出と歯冠長延長術が必要となる。

2. 他の資料からの参照事項

　口腔内写真より臼歯部の被蓋が深いので、側方移動時の咬頭干渉が疑われるため、補綴時に配慮する必要がある。また、咬耗や楔状欠損よりパラファンクションが疑われる。

3. 問題の緊急度、重篤度と放置した場合の予測

　この症例では、5̄のう蝕処置の問題だけではなく、パラファンクションへの対応も必要になってくる。この対応がなされていないと、再度脱落を起こしたり、6̄の喪失などの危険性が予測される。

4. 治療方針（治療事項、優先順位、効率化）と治療計画（根拠と結論）

　可能な限り軟化象牙質を除去後、感染根管処置（歯内療法）を行う。その後、歯冠長延長術や挺出により生物学的幅径の回復を図る必要がある。本症例においては、審美性の問題や大きな骨欠損が認められないため、挺出により急速に引っ張り上げ、その後、歯周靱帯の切除のみを行っている。これは骨の添加をなるべく抑え、骨削除をともなう歯周外科手術を避けるために行った手技である。

5. 症状や術後に関する患者さんへの事前説明事項

　う蝕の大きな失活歯であり、また挺出歯であるため、今後、歯根破折や抜歯になる可能性が高いことを説明する必要がある。また、できる限り保存するには、他の歯の問題も含めてナイトガードの使用を勧める必要がある。

第1章　エックス線情報を治療にどう生かす？

解　説・2 当該部位への治療

術前情報を治療に生かす

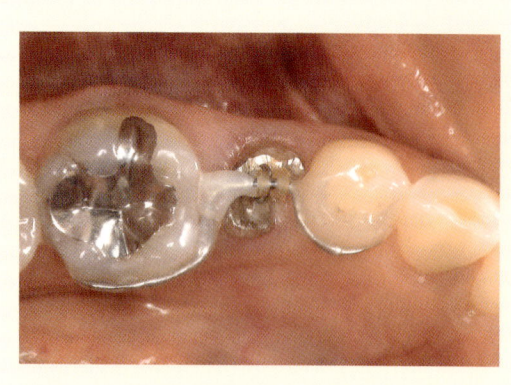

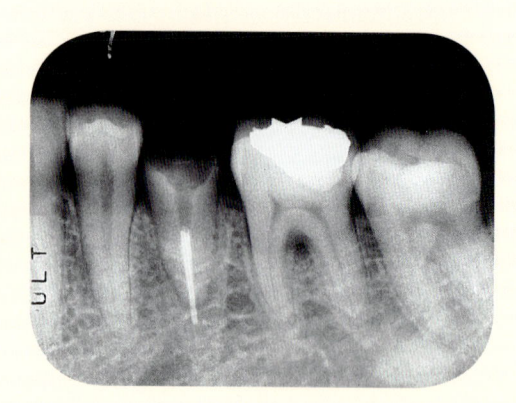

図6-1、2　生物学的幅径の回復のため、図6-1に示す装置を使用し、挺出を行った。挺出量の目安としては、骨縁から健全な歯質が約3mm確保できるようにする。本症例では、急速に引っ張り上げたが、歯周組織の改善を図る場合にはゆっくり引っ張り上げるなど、症例により使い分ける必要がある。

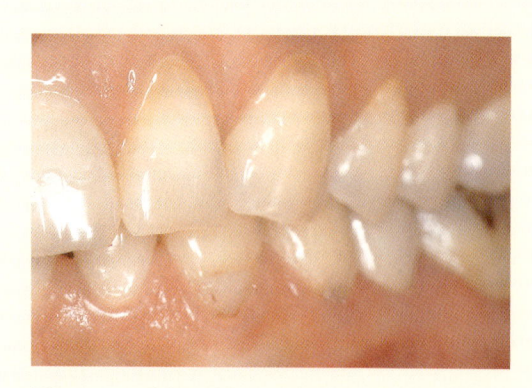

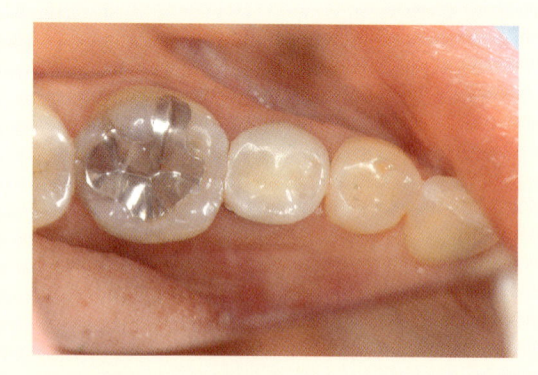

図6-3、4　歯周組織の改善を待ち、最終補綴物を装着。形態的に多少問題はあるが、咬頭干渉に留意した形態を持たせている。

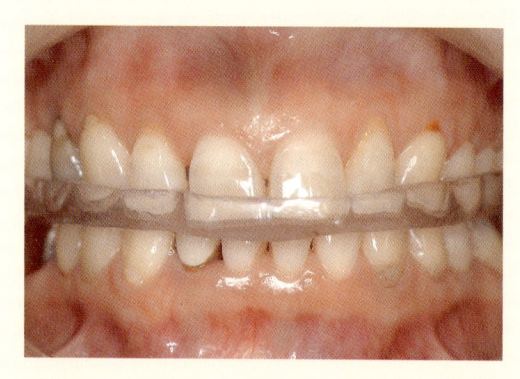

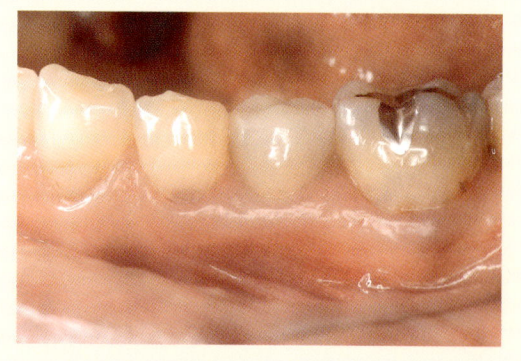

図6-5、6　対合歯の削合は、患者さんが望まれなかったため、最終補綴後にナイトガードを装着した。

解　説・3 術後評価

治療結果とメインテナンスの方針

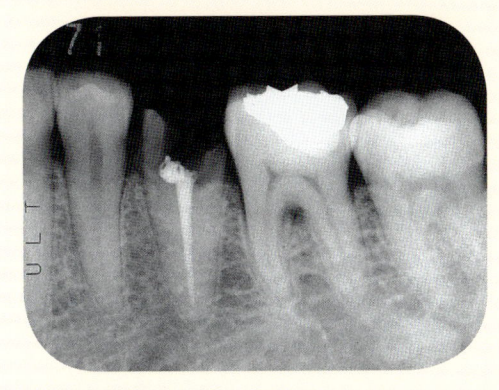

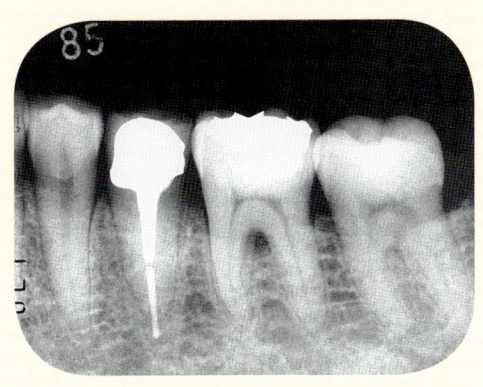

<術　前>　　　　　　　　　　<術　後>

図6-7、8　術前、術後のエックス線写真。う蝕が骨縁にまで及んでいたが、挺出を用いることにより、抜歯にならずに保存が可能となった。5|に関しては、機能的にも回復されたが、6|の根分岐部病変や歯根膜腔の拡大は、メインテナンスの中で十分な経過観察が必要になる。

症例6 診断と治療へのアドバイス

　残根歯において、保存が可能か否かを判断するためには、エックス線上での診断が重要となる。本ケースは、軽度の歯肉縁下う蝕であったため、保存可能であった。

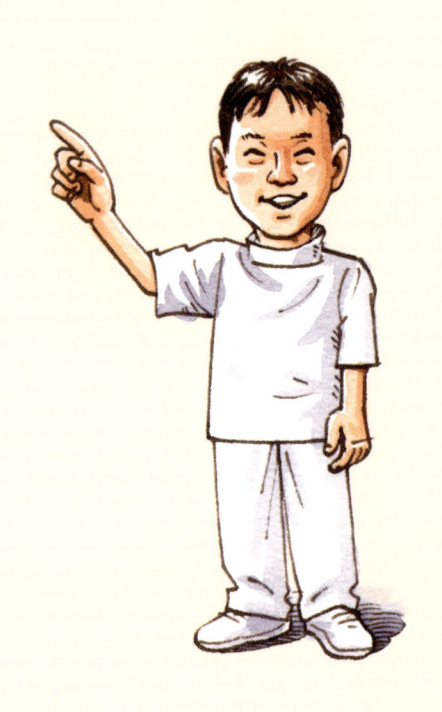

1．う蝕編

Question

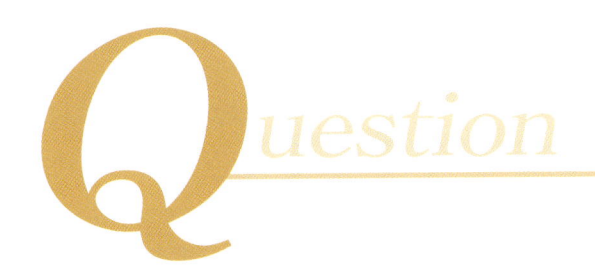

残根②―切除療法

Q1：初診時の主訴とこのエックス線写真から読みとるべき事項は？

Q2：他の資料による追加的参照事項は？

症例 7

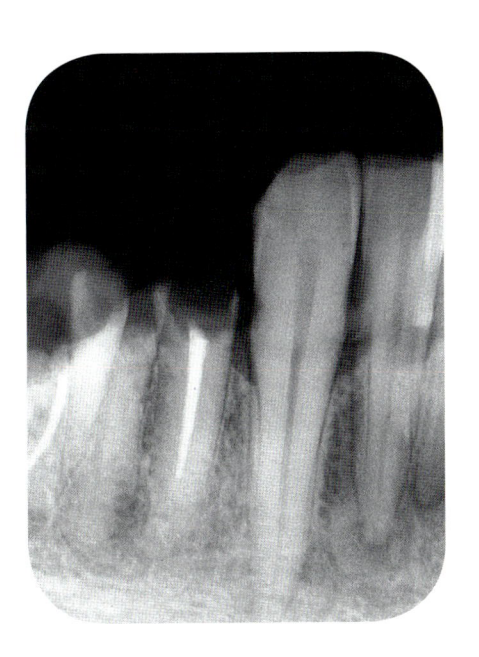

Patient Data
年　齢：52歳
性　別：男性
主　訴：下顎臼歯部の補綴物脱離

37

第1章 エックス線情報を治療にどう生かす？

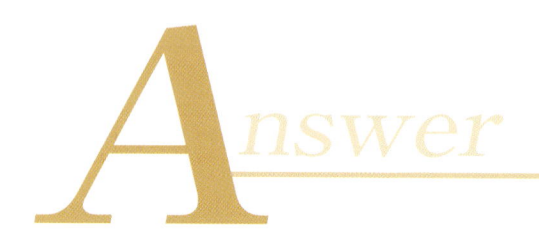

Answer

症例 7
残根②―切除療法

A1：診断上、必要な読影事項

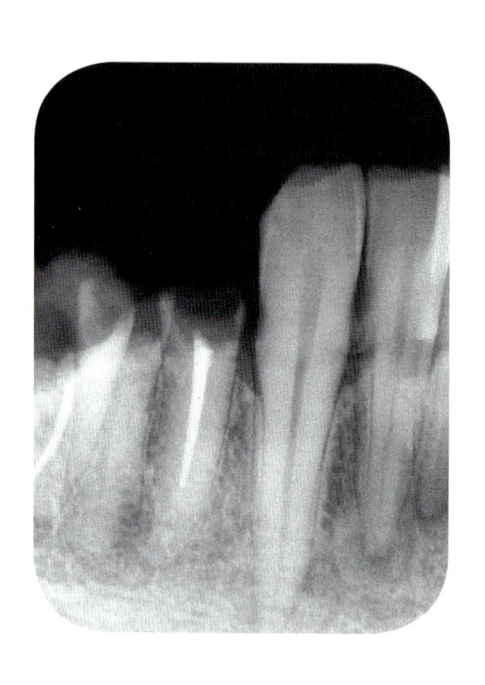

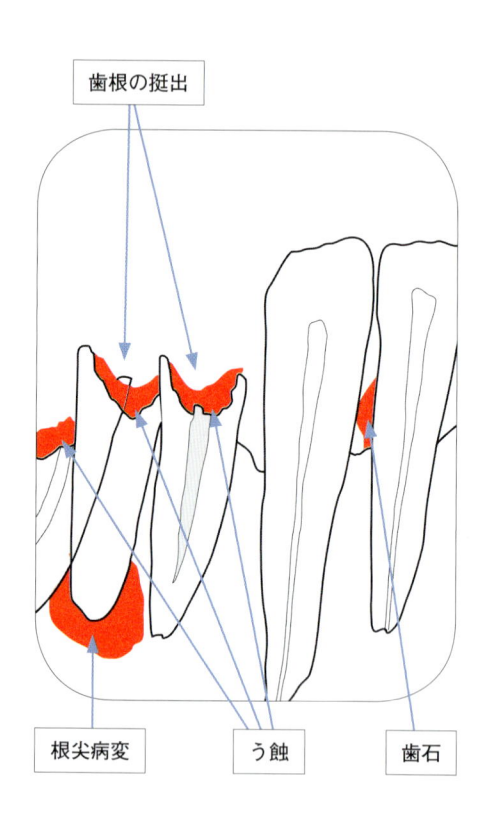

歯根の挺出

根尖病変　う蝕　歯石

A2：他の資料による追加的参照事項

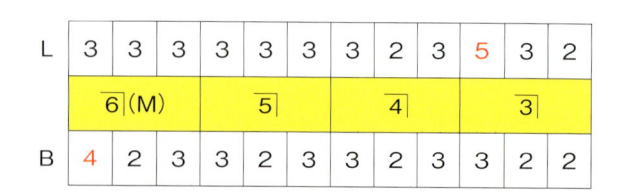

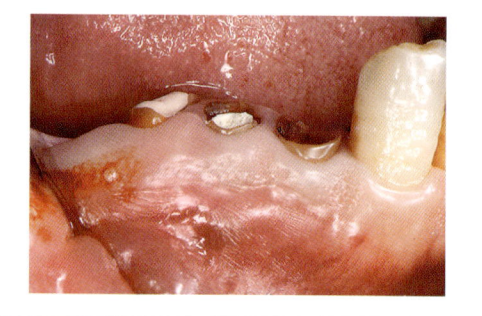

L	3	3	3	3	3	3	3	2	3	5	3	2
	6̄(M)			5̄			4̄			3̄		
B	4	2	3	3	2	3	3	2	3	3	2	2

治療前のプロービング・チャートと側方面観口腔内写真。口腔内写真より、咬合高径の低下が予想され、歯の挺出が認められる。プロービング・チャートでは、3̄と6̄の遠心に4mm以上の歯周ポケットが存在する。

38

解　説・1 総合診断 & 治療計画

エックス線写真と他資料でここまでつかもう

1. このエックス線写真からの読影事項

　このように生物学的幅径を侵害されている症例では、補綴物製作上、歯根の長さ、う蝕の状態、隣在歯との骨レベルをある程度読影することがポイントとなる。ただ、う蝕は実際除去してみないと、健全歯質とう蝕の境界をエックス線写真から正確に読み取ることは難しい。この症例の場合、前歯部に合わせて歯槽骨を切除しても歯冠歯根長比は、十分確保されると推察される。

2. 他の資料からの参照事項

　口腔内写真より歯、歯槽骨の挺出が認められる。比較的厚い残根周囲角化歯肉が存在しているものの、歯肉を切除した場合には角化歯肉が不足となるため、移動する必要がある。

3. 問題の緊急度、重篤度と放置した場合の予測

　この症例では、放置することによりう蝕が進行し歯の保存が困難となる。

4. 治療方針(治療事項、優先順位、効率化)と治療計画(根拠と結論)

　補綴物製作上、生物学的幅径を獲得するため骨切除を選択する。その際の歯肉弁は、付着歯肉を温存するために根尖側に移動する。

5. 症状や術後に関する患者さんへの事前の説明事項

　補綴物を製作するうえで歯内療法、歯周外科がどうしても必要であることを伝える。その際、歯肉弁の取り扱い時に、オトガイ神経を損傷させる危険や、術後の不快症状を惹起させることがある旨を伝える。あわせてメインテナンスによる継続した管理が必要なことなどを説明する。

第1章　エックス線情報を治療にどう生かす？

解　説・2 当該部位への治療

術前情報を治療に生かす

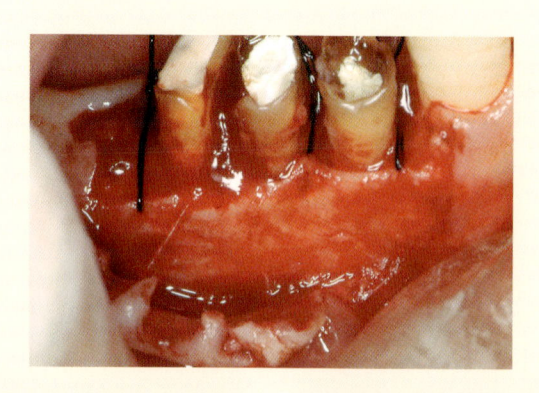

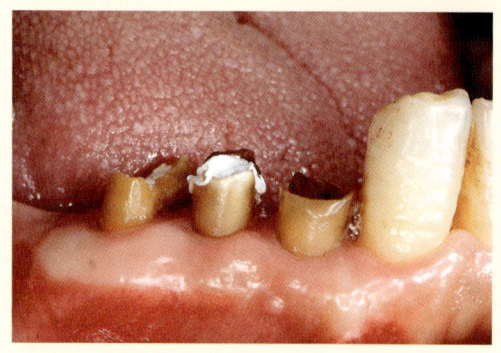

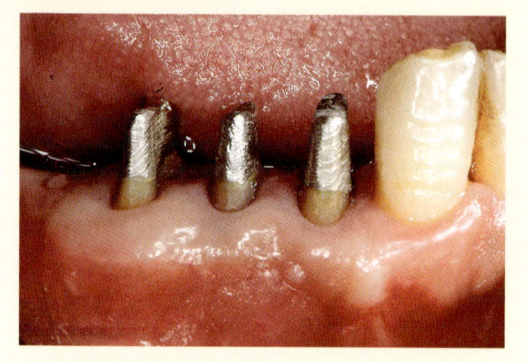

図7-1～3　歯内療法後、生物学幅径の獲得と補綴物の適正な軸面を確保するために歯槽骨整形と歯肉弁根尖側移動術を行った。まず、角化歯肉を保存し根尖に移動するために縦切開を行い、歯槽骨を切除するところまで全層弁を展開し、そこから部分層弁を展開した。この症例では前歯部の歯槽骨レベルを、犬歯の歯槽骨を参考に切除した。その際、歯根表面をよく掻爬すること、歯槽骨をなだらかな形態に修正することが重要と考えている。歯槽骨整形後、骨膜弁を舌側歯肉と縫合し、歯肉粘膜弁を根尖側に移動させ縫合した。

1．う蝕編

解　説・3 術後評価

治療結果とメインテナンスの方針

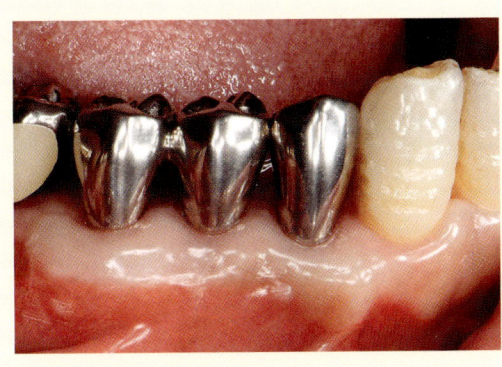

2	2	2	2	2	2	2	2	2	2	2	2	L
6̅	(M)		5̅			4̅			3̅			
2	2	2	2	2	2	2	2	2	2	2	2	B

図7-4、5　術後の口腔内写真とプロービング・チャート。どの空隙にも同じサイズの歯間ブラシが挿入できるような隣接面形態にした。

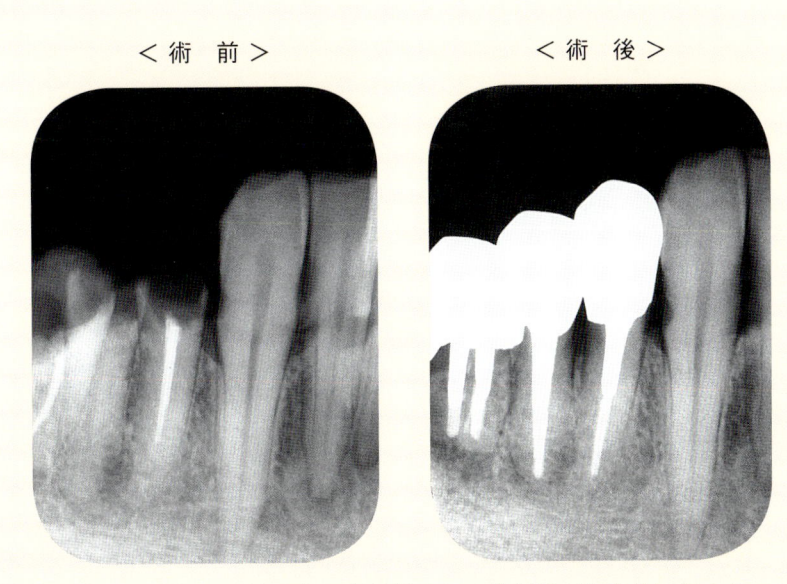

＜術　前＞　　　　　　＜術　後＞

図7-6、7　術前、術後のエックス線写真。歯が挺出し、歯根長が全体的に短くなっていたため、補綴物は連結とした。歯槽骨の切除を行うことにより、歯冠‐歯根比は悪化している。このような症例では長期的に咬合のチェックを行うことが重要である。

症例 7 診断と治療へのアドバイス

　このように生物学的幅径の獲得と支台歯の適正な軸面を確保することが必要な症例では、歯槽骨、歯肉ライン、付着歯肉をどのように設定するかを考え処置せねばならない。

　また、エックス線で骨縁の形態を読影することで、治療計画、患者への説明が容易になる。

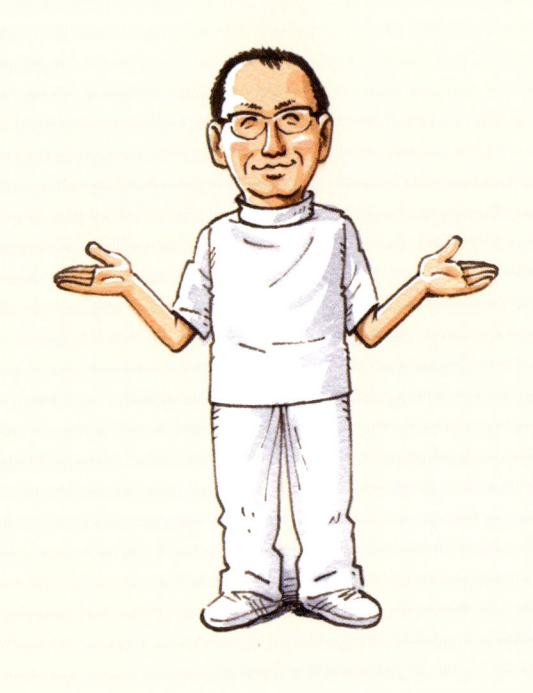

1．う蝕編

Question

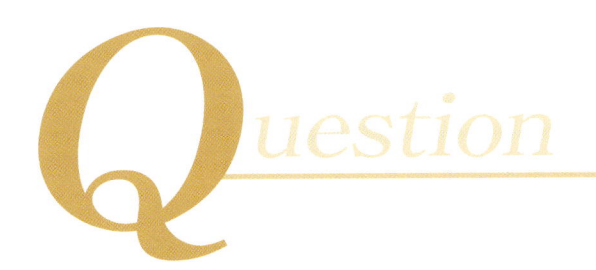

残根③——遊離歯肉移植

Q1：初診時の主訴とこのエックス線写真から読みとるべき事項は？

Q2：他の資料による追加的参照事項は？

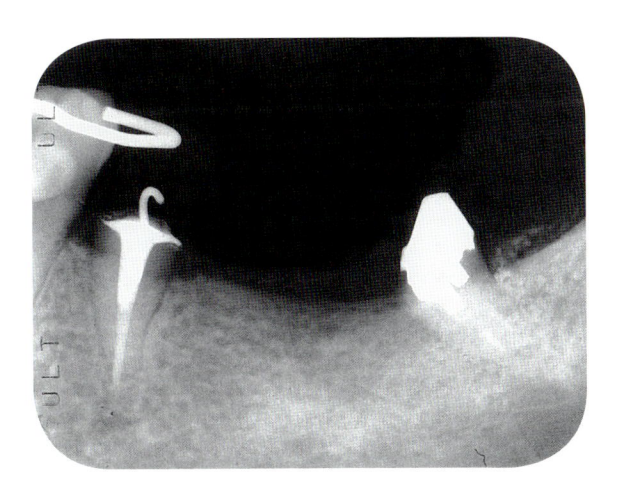

症例 8

Patient Data
年　齢：61歳
性　別：女性
主　訴：下顎左側の補綴物脱離

第1章　エックス線情報を治療にどう生かす？

Answer

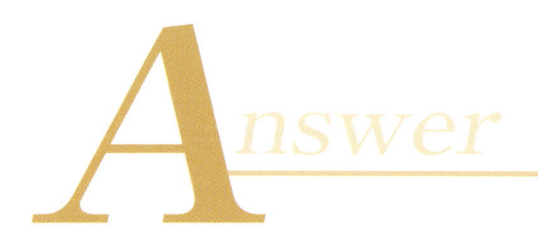

症例 **8**

残根③──遊離歯肉移植

A1：診断上、必要な読影事項

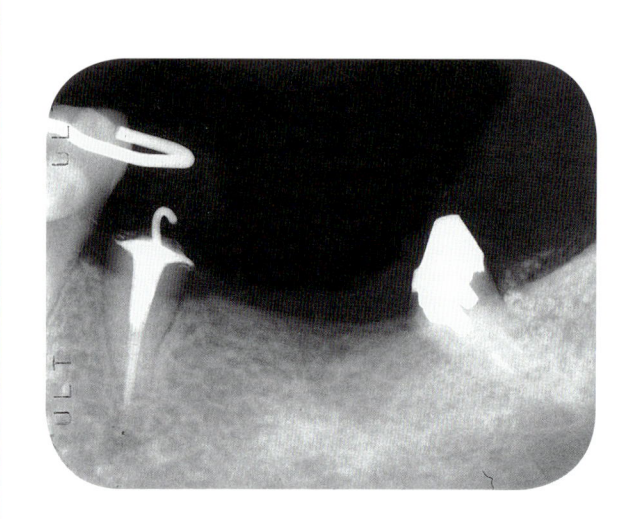

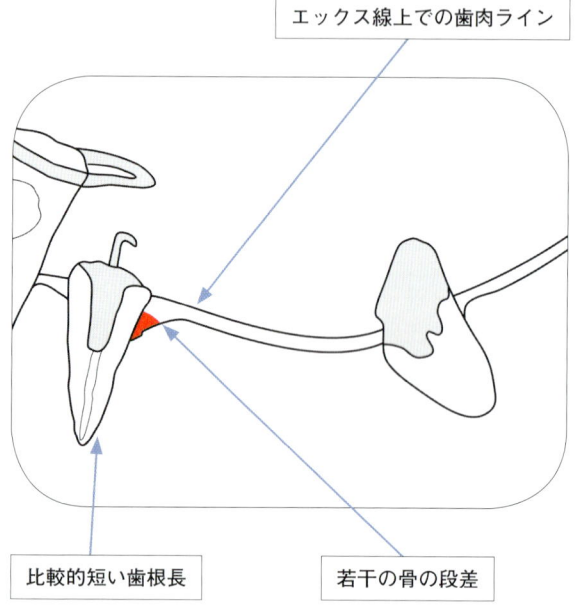

- エックス線上での歯肉ライン
- 比較的短い歯根長
- 若干の骨の段差

A2：他の資料による追加的参照事項

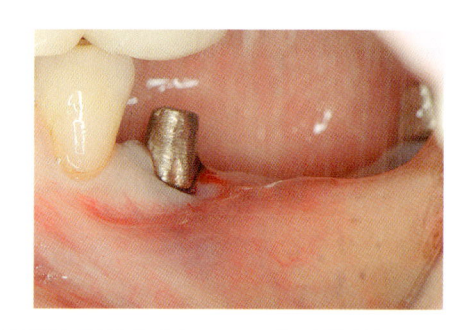

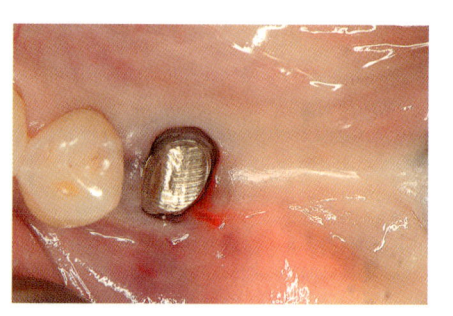

メタル・コア除去前の口腔内写真。⌊5には歯肉縁下に及ぶメタル・コアが装着されている。角化歯肉の幅が狭いことが観察される。

解　説・1 総合診断 & 治療計画

エックス線写真と他資料でここまでつかもう

1. このエックス線写真からの読影事項

　残根や歯肉縁下う蝕に対応する際には、残存歯質の量、歯根長、歯冠 - 歯根比、周囲骨の状態などを読影することがポイントである。このようなケースには挺出を用いると有効なことが多いが、歯冠 - 歯根比については注意が必要である。たとえば歯周囲に垂直性の骨欠損が存在するような場合は、挺出によって歯冠 - 歯根比は改善方向へと修正できるが、周囲骨が健全に近いほど歯冠 - 歯根比は悪化する傾向にある。本症例では比較的歯根長が短いため、挺出の際には注意せねばならない。

2. 他の資料からの参照事項

　口腔内写真より頬側から遠心にかけての角化歯肉が狭いことがうかがえる。このような環境では補綴操作もしにくく、将来のメンテナンスにも不安がよぎる。

3. 問題の緊急度、重篤度と放置した場合の予測

　このまま補綴処置を行えばフェルール効果は得られず、補綴物の予後が不安である。歯根長との兼ね合いを考えると、治療法の選択は慎重に行うべきである。

4. 治療方針（治療事項、優先順位、効率化）と治療計画（根拠と結論）

　欠損部には可撤式の補綴物を装着する予定であるが、5|は鉤歯として不安が残る。4|との連結補綴も考慮したが、その判断はプロビジョナル・レストレーションを使用してから行うこととした。また、挺出後の歯周外科の際に、頬側の角化歯肉獲得の目的で遊離歯肉移植術を併用することとした。

5. 症状や術後に関する患者さんへの事前の説明事項

　5|は歯根長が短いため、術後に鉤歯としての条件を満たさない場合には4|と連結補綴すること、また最終補綴装着後も経過観察とともに慎重なメインテナンスが必要であること、さらに将来この歯が抜歯となった時のリカバーの方法まで説明しておけば、患者さんはより安心できるのではなかろうか。

第1章　エックス線情報を治療にどう生かす？

解　説・2 当該部位への治療

術前情報を治療に生かす

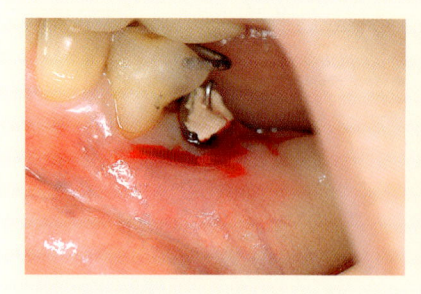

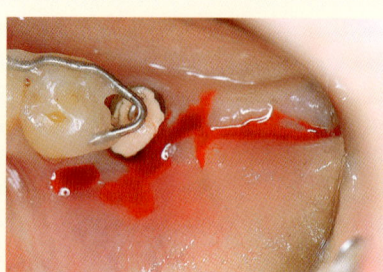

図8-1、2　矯正的挺出を行う際は、傾斜しないように挺出方向に注意する。また、残根への処置として歯冠長延長術を行う際は、極力、歯冠‐歯根比が悪くならぬよう、最低限の骨削除を心がける。

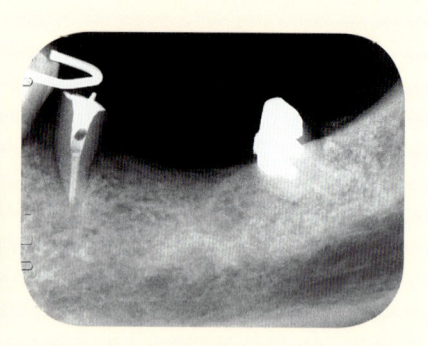

図8-3　挺出終了直後はこのように歯頸部付近の骨に透過像を認めることがある。しかし固定期間を十分に設けることにより、歯根膜の存在する部位に骨は再生してくる。

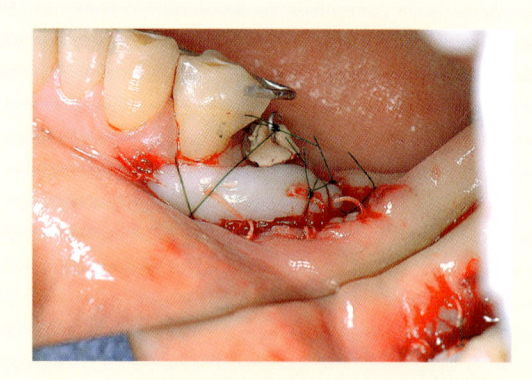

図8-4　遊離歯肉移植に際しては移植床を広く形成し、移植片が動かぬよう、しっかり固定せねばならない。

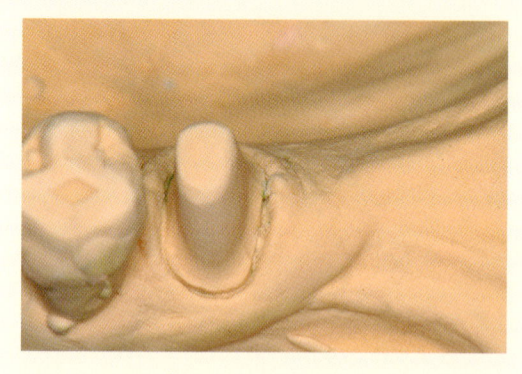

図8-5　外部環境を整えることにより印象操作がしやすくなり、結果、明瞭な形成限界を的確に模型上に再現できる。

1. う蝕編

解 説・3 術後評価

治療結果とメインテナンスの方針

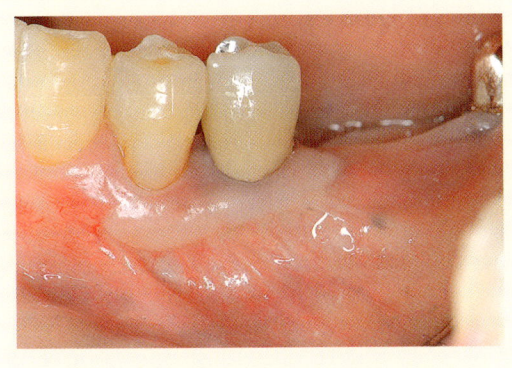

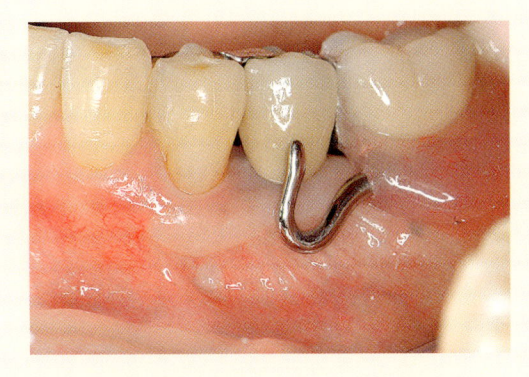

図8-6、7　最終補綴物装着後、頬側には十分な幅と厚みの角化歯肉が認められる。義歯装着時の写真が示すように鉤歯に対して固定効果を有し、少しでも保護できるような設計を考えた。

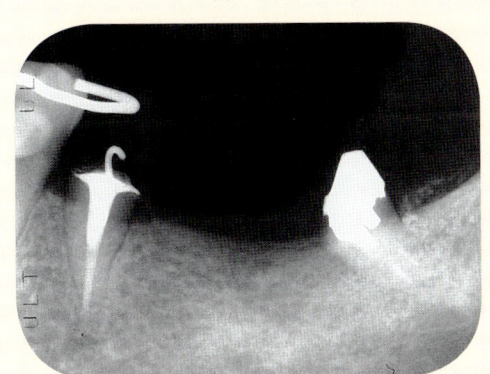

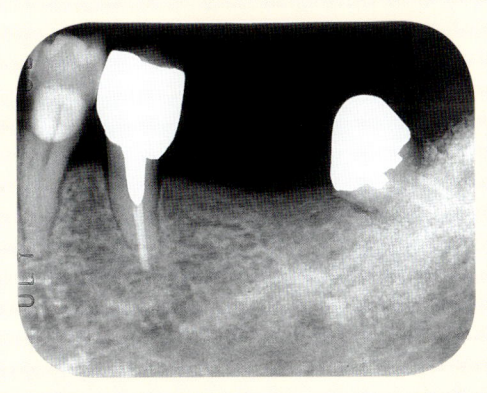

＜術前＞　　　＜術後＞

図8-8、9　最終補綴装着時のエックス線写真にて補綴物の適合は良好と判断できる。やや歯根膜腔の拡大が残るものの周囲骨の状態はよく、安定しているのではないかと考える。

＜2年経過時＞

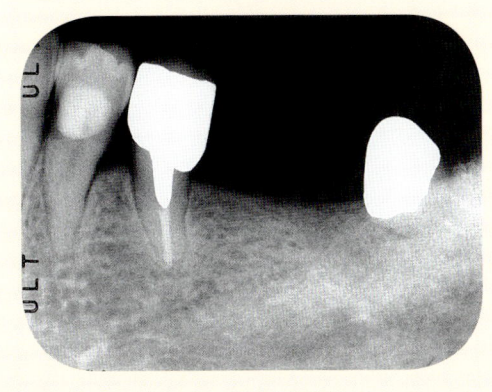

図8-10　術後2年経過時のエックス線写真。歯冠歯根比は十分とはいえないが、歯周組織は術直後と比較して安定傾向にあると考える。

症例 8 診断と治療へのアドバイス

挺出を行う際には補綴物の歯冠・歯根比、外部環境の整備、そして固定を考慮した一連の治療計画が必要になることが多い。それゆえ、これらのことを念頭において、術前のエックス線像を診査する。

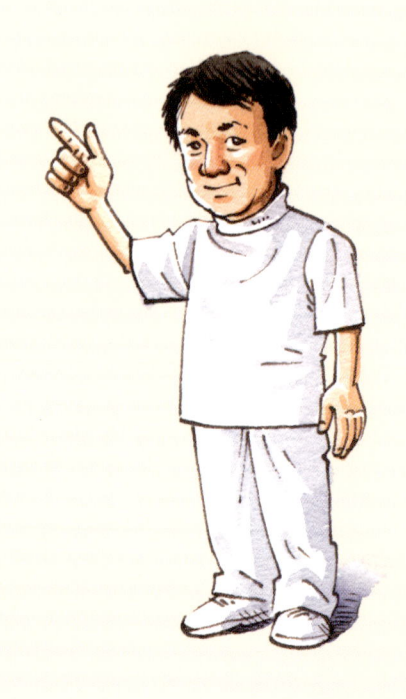

2. 歯内療法編

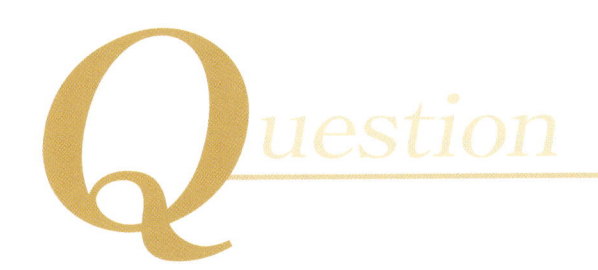

Question

根尖病変①―根尖非吸収歯

Q1：初診時の主訴とこのエックス線写真から読みとるべき事項は？

Q2：他の資料による追加的参照事項は？

症例 9

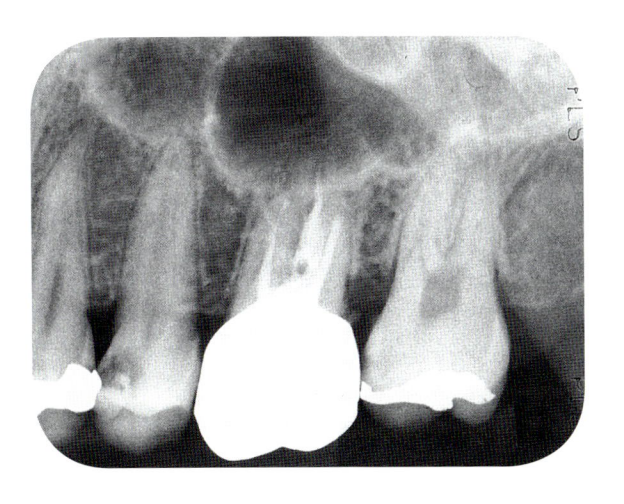

Patient Data
年　齢：37歳
性　別：男性
主　訴：5̅の咬合痛

49

第1章　エックス線情報を治療にどう生かす？

Answer

症例 **9**

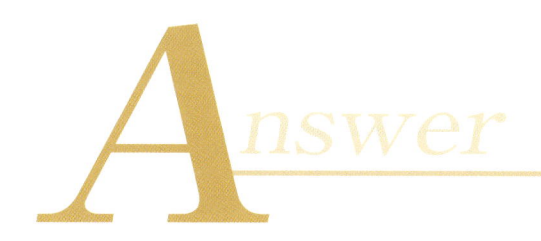

根尖病変①―根尖非吸収歯

A1：診断上、必要な読影事項

骨透過像／う蝕／根管充填の不備／不良補綴物／歯石沈着

A2：他の資料による追加的参照事項

特になし。

解 説・1 総合診断 & 治療計画

エックス線写真と他資料でここまでつかもう

1. このエックス線写真からの読影事項

6の近心根および口蓋根に根管充填の不備が認められる。特に口蓋根において、エックス線で根尖部付近に死腔が認められる。アプローチがなされているものの、根管充填時にしっかりとした充填がなされていないと考えられる。遠心根には比較的やや良好な充填が認められる。また、6番の遠心部分の骨吸収像が認められるため、早期に冠の除去を行い、咬合の負担を軽減する必要がある。

2. 問題の緊急度、重篤度と放置した場合の予測

この症例の緊急度としては隣在歯の5のう蝕の大きさから5の処置後に、6の処置を行う必要がある。しかし6には、症状がないだけに術中に急性症状を招いた場合、患者さんとの信頼関係に影響を及ぼす可能性が懸念される。

3. 治療方針（治療事項、優先順位、効率化）と治療計画（根拠と結論）

複根管における歯内療法の場合は、1根管ずつの診断が重要であり、根管長測定器を目安に根尖の状態を把握する。同一歯でも複根管の場合は状態は異なる。遠心根は根尖閉鎖歯であったため無理をせず、ファイルが到達するところまで拡大してから、根管充填を行った。近心根は測定器の反応が正常に近かったことから、根尖は吸収していないものと判断し、アピカルシートを形成して根管充填を行った。口蓋根には若干の吸収があると判断し、しっかりと根尖孔部まで拡大、清掃を行い根管充填を行った。

4. 症状や術後に関する患者さんへの事前の説明事項

なるべく急性症状を起こさないために、根尖孔を刺激しないよう初回時の治療を注意して行うつもりだが、治療後の疼痛や腫脹の可能性があることを説明しておく。また治療終了後は咬合調整やエックス線診査による継続した管理が必要なことなどもあわせて伝えておく。

第1章　エックス線情報を治療にどう生かす？

解　説・2 術後評価

治療結果とメインテナンスの方針

＜術　前＞　　　　　　　　　　　＜術　後＞

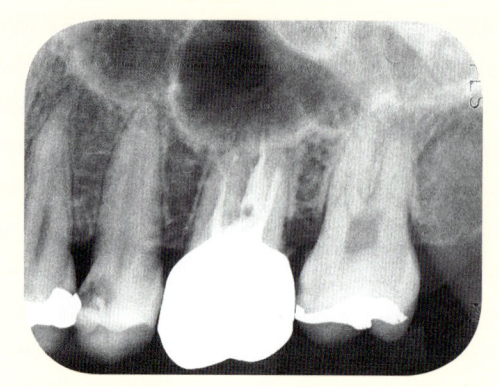

図9-1　術前のエックス線写真。　　図9-2　根管充填後メタル・コア試適時のエックス線写真。

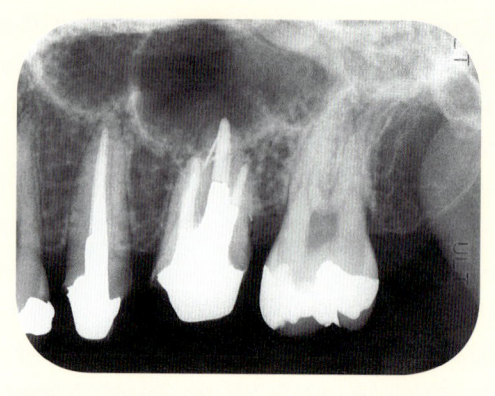

図9-3　術後3年後のエックス線写真。遠心根は、初診時に予測したようにファイルが到達するところまで拡大、根管充填を行った。このようなときは無理をして根尖付近まで拡大する必要はないと考えている。口蓋根は結果的にオーバー気味な根管充填となっているが、根管内の起炎物質を取り除くためにはやむをえないと考えている。このようなケースの場合は水酸化カルシウム製剤を使用することなく、基本的な術式をしっかりと行うことで治癒するものと考えている。

＜3年経過時＞

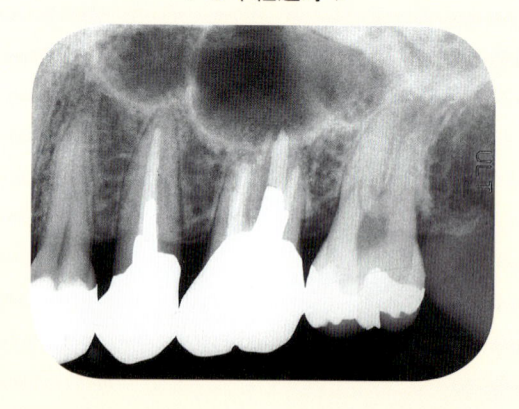

症例9　診断と治療へのアドバイス

感染根管処置を行う場合、1根管単位で診査、診断を行い治療の効率化を図る。また可能ならば1根管ずつアプローチを行い、根管充填できる状態の根から充填していくこともできる。

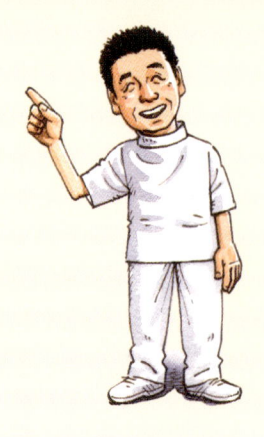

2. 歯内療法編

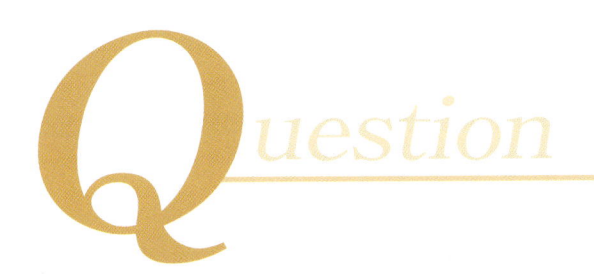

Question

根尖病変②―側枝

Q1：初診時の主訴とこのエックス線写真から読みとるべき事項は？

Q2：他の資料による追加的参照事項は？

症例 **10**

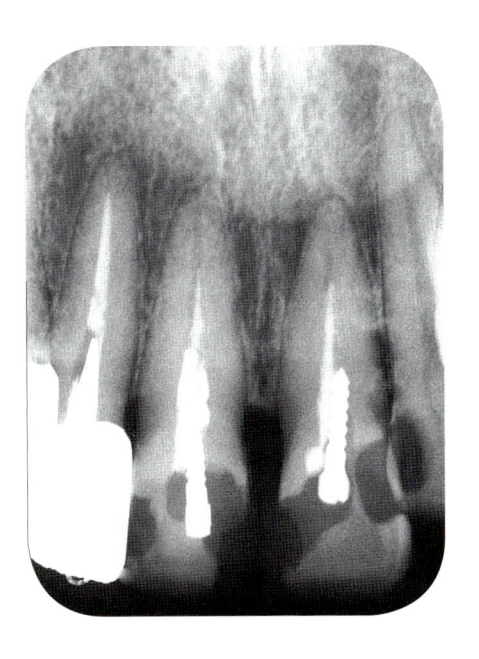

Patient Data
年　齢：50歳
性　別：男性
主　訴：1|歯牙破折

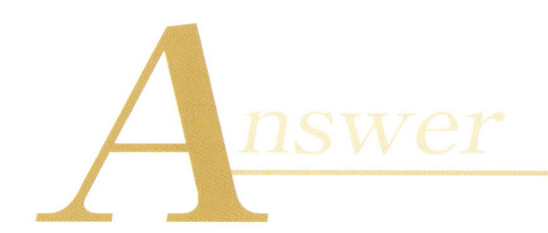

第1章 エックス線情報を治療にどう生かす？

Answer

症例 **10**
根尖病変②―側枝

A1：診断上、必要な読影事項

ラベル：根尖病変／根管側枝／軽度の骨欠損、歯石沈着／死腔／根管充填の不備／除去しやすいポスト／広範囲のコンポジット・レジン充填

A2：他の資料による追加的参照事項

B	2	2	2	2	2	2	2	3	4	4	2	3
		2⌋			1⌋			⌊1			⌊2	
P	2	2	2	3	2	3	2	2	4	4	2	3

⌋1 2間に、軽度の骨欠損があるが、ほぼ正常な歯周組織と判断できる。支台歯形成時に⌋1 2間のルート・プレーニングを合わせて行うことにした。

2. 歯内療法編

解　説・1 総合診断 & 治療計画

エックス線写真と他資料でここまでつかもう

1. このエックス線写真からの読影事項

|1は根尖病変、側枝による病変であることを疑わせる。|2はう蝕が歯髄に近接。2|1は根管充填が不完全である。1|1は除去しやすい既成ポスト、|2は鋳造ポストの死腔、|1 2は軽度の骨吸収、粗糙な根面、1|1には、広範囲のコンポジット・レジン充填がなされ、歯冠修復が必要であると考えられる。

2. 他の資料からの参照事項

歯周ポケットの測定による歯周病の進行度の把握とスタディ・モデルなどにより咬合関係のチェックが必要になる。本症例は、臼歯部や全顎的な問題がほぼ認められなかったため、前歯部の限局的な処置を行うこととした。

3. 問題の緊急度、重篤度と放置した場合の予測

患者は初診時、歯牙破折による審美障害を主訴に来院している。症状はないが慢性的に放置されると病変が拡大し、難易度が増し、重篤化していくと抜歯となることも危惧される。また、症状がなくても治療によって痛みが出てくることもある。応急処置として、充填処置も考えられたが、二次う蝕などによる脱落が危惧されたため、1|1のテンポラリー・クラウンを装着した。エックス線写真に関する説明をした後、|2のう蝕、根尖病変への対応の必要性を説明し、順次処置へと移行した。

4. 治療方針（治療事項、優先順位、効率化）と治療計画（根拠と結論）

患者の年齢とコンポジット・レジン充填の大きさと根管治療時のテンポラリー・クラウン脱離防止のため、初診時に1|1のテンポラリー・クラウンを作製する。その後、|2の歯髄に近接したう蝕処置を行う（コンポジット・レジン充填）。浸潤麻酔下にて1 2間のルート・プレーニングも同時に行う。テンポラリー・クラウンを装着した状態で根管治療を行うと根尖への無理のないアクセスがしやすいが、脱落防止のため連結処置を行っておく必要がある。まず、病変の存在する|1の根管治療を行っていく。

側枝による病変が疑われる|1には、本根管の徹底的な拡大、清掃を行った後、根管充填を行う。その後、2|1の非感染根管の根管充填を行い、2 1|1にポスト・コア装着して歯冠修復を行った。

5. 症状や術後に関する患者さんへの事前の説明事項

1|1にはすでに広範囲の充填処置があり、そのままにしておくと歯牙破折の可能性があることを説明する。年齢的にも歯冠修復を行う方がリスクが少ないのでテンポラリー・クラウンを製作することを伝える。根尖病変を有する|1、|2のコンポジット・レジン充填処置は最初患者が痛みを訴えていなかった部位である。う蝕を除去する過程で露髄したり、根管治療中に症状が出てくるおそれがあることを十分説明しておかねばならない。また、根尖病変や歯周病の管理を含めてメインテナンスや、予後確認のためのエックス線撮影が必要となってくることを話しておく。

第1章　エックス線情報を治療にどう生かす？

解　説・2 術後評価

治療結果とメインテナンスの方針

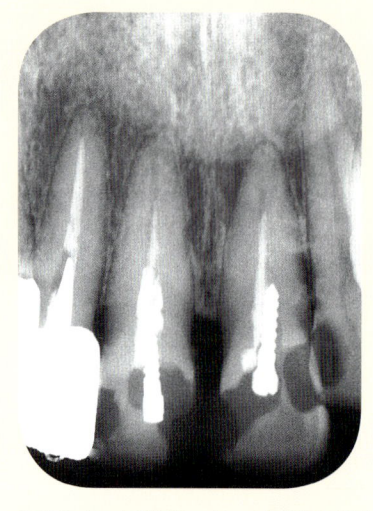

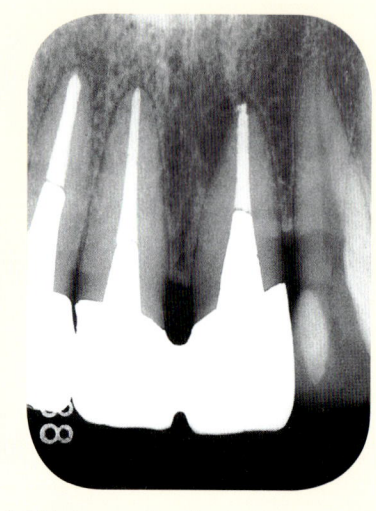

＜術　前＞　　　　＜術　後＞　　　　＜8年経過後＞

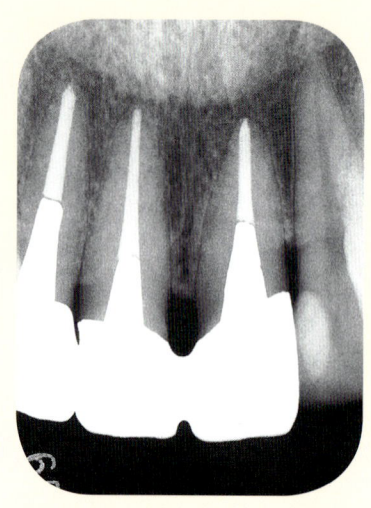

図10-1　初診時。|1の歯牙破折を主訴としていたこと、なおかつ審美性の改善を目的として1|1のテンポラリー・クラウンの作製から開始した。前もって支台歯形成をすることにより、根管や根尖へのアクセスが良好となり満足いく根管治療がなされる場合が多い。
図10-2　1|1は連結処置を行ったが、臼歯部の欠損や歯周組織の状態を考慮してのこと。
図10-3　術後8年、根尖病変もほぼ治癒。患者さんには、病変が改善し歯周組織も安定していることを説明し、今後も定期健診に来院されるよう説明した。

症例10　診断と治療へのアドバイス

前歯部の根管治療を行う場合には、審美性や根管のアクセスを考慮し、事前にテンポラリー・クラウンを作製することが望ましい。

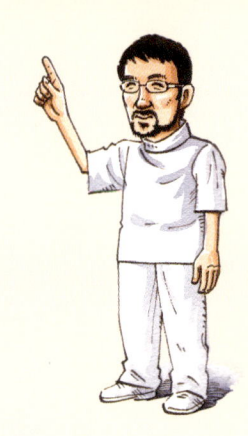

2. 歯内療法編

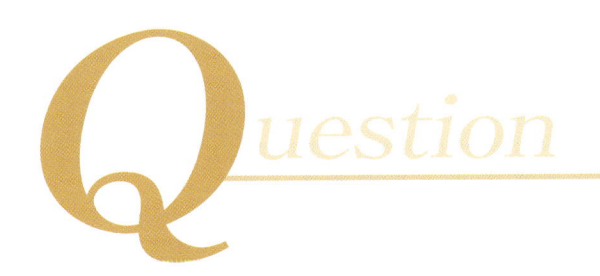

Question

根尖病変③ ― 2歯にまたがる病変

Q1：初診時の主訴とこのエックス線写真から読みとるべき事項は？

Q2：他の資料による追加的参照事項は？

症例 11

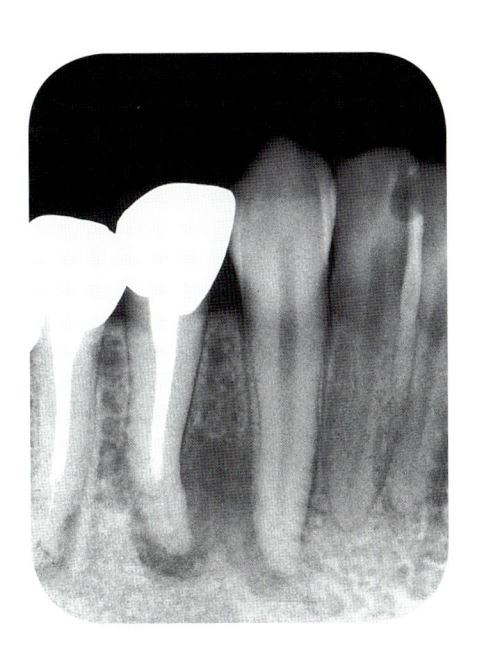

Patient Data

年　齢：35歳
性　別：女性
主　訴：右下の鈍痛と咬合痛

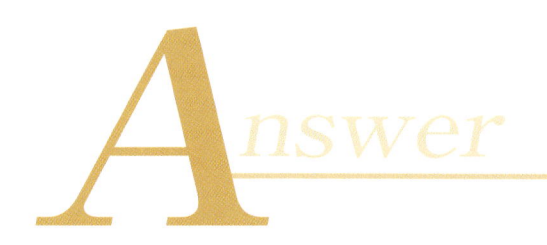

第1章　エックス線情報を治療にどう生かす？

Answer

症例 11
根尖病変③──2歯にまたがる病変

A1：診断上、必要な読影事項

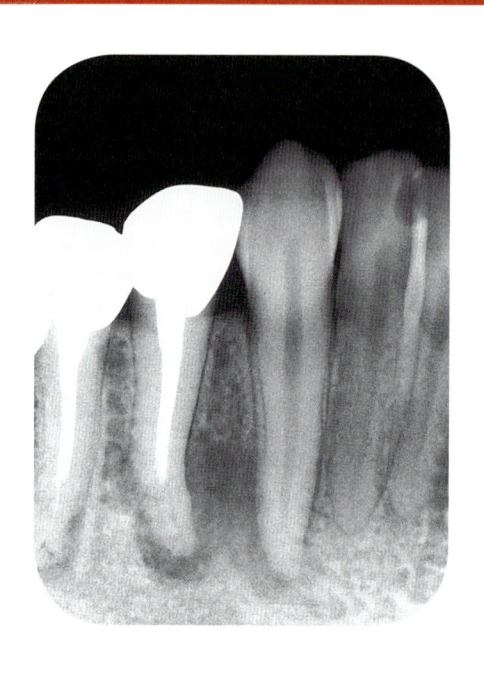

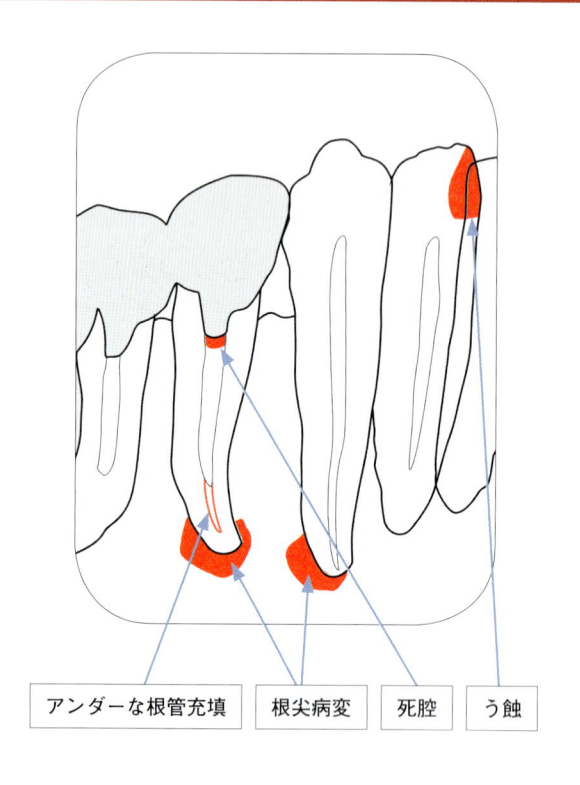

アンダーな根管充填　根尖病変　死腔　う蝕

A2：他の資料による追加的参照事項

L	3	3	3	3	3	3	3	2	2	2	2	2
		5̄			4̄			3̄			2̄	
B	2	2	3	3	2	3	3	2	3	3	2	2

プロービング・チャート。治療前のプロービング・チャートでは 5̄4̄3̄2̄ すべてプロービング・デプスは3mm以下。視診では特記事項なし。打診痛は 4̄3̄（＋）、5̄2̄（－）、対合歯（－）。根尖部圧痛は 5̄4̄3̄2̄（－）。電気診は 3̄2̄（＋）、5̄4̄（－）。打撲等の既往なし。

58

2. 歯内療法編

解　説・1 総合診断 & 治療計画

エックス線写真と他資料でここまでつかもう

1. このエックス線写真からの読影事項

　痛みの原因歯の特定と処置のためのエックス線診断では、可能性を推し量りながら診査することが重要である。この症例では 3| にはう蝕と根尖部遠心に側枝を確認できず、4| には根充材の先にやや近心に湾曲した根管を確認できる。このエックス線写真から、まず 4| の感染根管が原因と疑い、他の診査と鑑みることが必要である。

2. 他の資料からの参照事項

　口腔内写真とプロービング・デプスより辺縁性歯周炎と歯根破折が症状の原因とは考えにくい。3| は打診（＋）であるが視診でう蝕は認められない。打撲の既往もないため、電気診（＋）は信頼性が高い。

3. 問題の緊急度、重篤度と放置した場合の予測

　放置すると根尖性歯周炎の急性発作により、強い自発痛が発現する可能性がある。初診時は 5| 打診（－）であるが、日が異なると 5| の方が強い打診を認めることもあり、5| が主原因である可能性も想定しておく。

4. 治療方針（治療事項、優先順位、効率化）と治療計画（根拠と結論）

　咬合痛（＋）の場合には対合歯の打診痛も診査する。咬合面に充填物などがある場合は、インレー・セッターなどを用いて、充填部に限局した咬合痛の診査も必要である。電気診は目的とする歯の隣在歯や反対側同名歯も行う。原因歯の特定には、可能性の高い歯から処置を1本ずつ行い、その経過を1つの診断材料とすることもできる。

5. 症状や術後に関する患者さんへの事前の説明事項

　手技に十分な注意を払いつつも、疼痛が出現する可能性を事前に説明する。術後の感染根管治療の成功率や、根尖性歯周炎の再発と歯根破折の可能性もあげておく。メインテナンスとして定期的なエックス線撮影、診査の必要性を説明する。

第1章 エックス線情報を治療にどう生かす？

解説・2 術後評価

治療結果とメインテナンスの方針

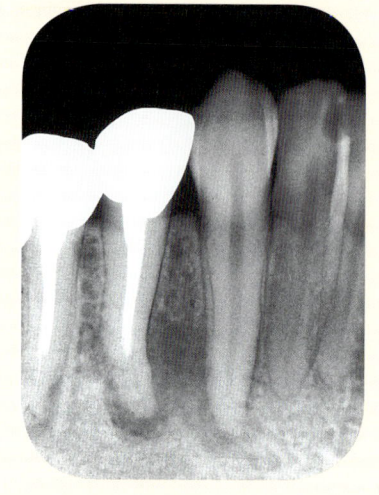

＜術前＞　　　　　　　＜術後＞　　　　　　＜5年経過後＞

図11-1　隣在歯の根尖病変やセメント質腫などによって生活歯でもエックス線で、感染根管のように写ることがある。

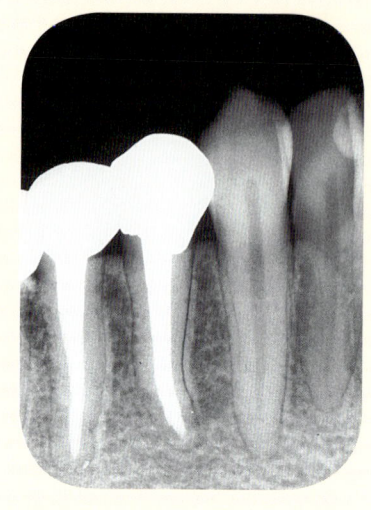

図11-2　今回は 4| の感染根管治療を行うことで症状は喪失した。根管内の起炎因子の徹底した除去と緊密な根管充填が重要であるが、根管の拡大が過剰であると歯根破折の危険性を高めるため、必要最小限を心がける必要があり、本症例に対する治療の反省点である。

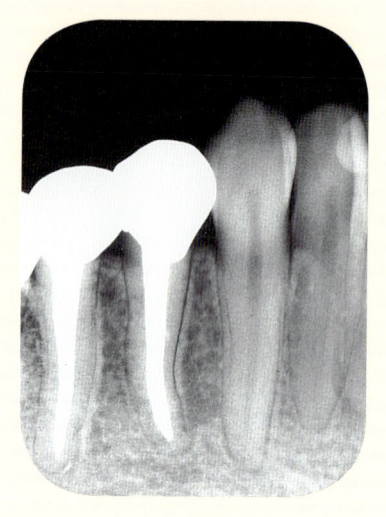

図11-3　現在も根尖部は安定している。患者さんには根尖病変の再発の可能性と、それによる定期的な来院の重要性を説明する必要がある。来院時にはデンタルエックス線写真を撮影し、根尖歯周組織を診査する。その際、咬合状態も確認する必要がある。咬合力の過重負担によって根尖部に透過像を認めることもある。

症例11　診断と治療へのアドバイス

臨床では必ずしも患者の自覚症状、口腔内所見、エックス線所見が一致するとは限らない。
　複合的に診査し、総合的に診断することが重要である。急を要する症状がある場合でも明確な診断が下せない時には、最小限の応急処置に留め、不要な侵襲を与えることを極力避けるべきである。

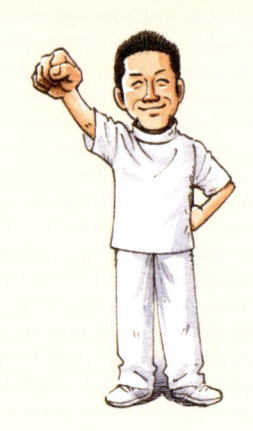

2．歯内療法編

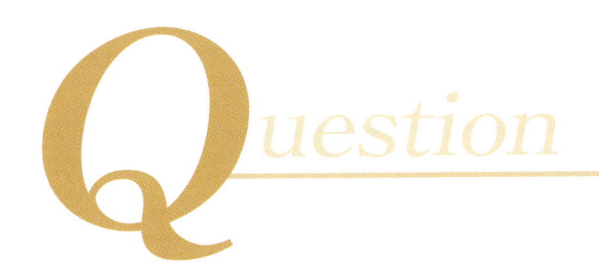

Question

根尖病変④—歯根肥大

Q1：初診時の主訴とこのエックス線写真から読みとるべき事項は？

Q2：他の資料による追加的参照事項は？

症例 **12**

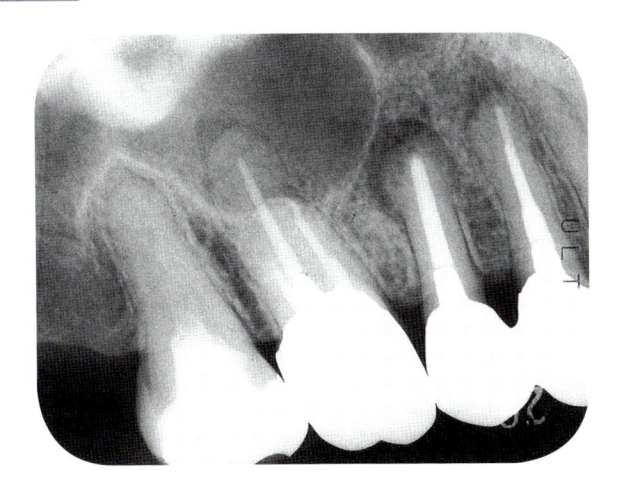

Patient Data
年　齢：34歳
性　別：女性
主　訴：右側上顎臼歯部の腫脹・疼痛

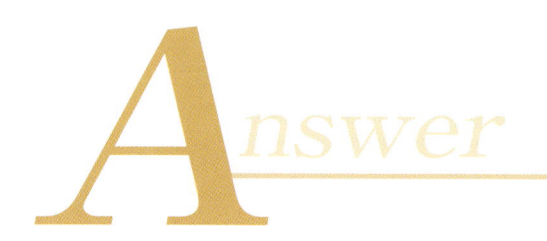

第1章　エックス線情報を治療にどう生かす？

Answer

症例 12
根尖病変④—歯根肥大

A1：診断上、必要な読影事項

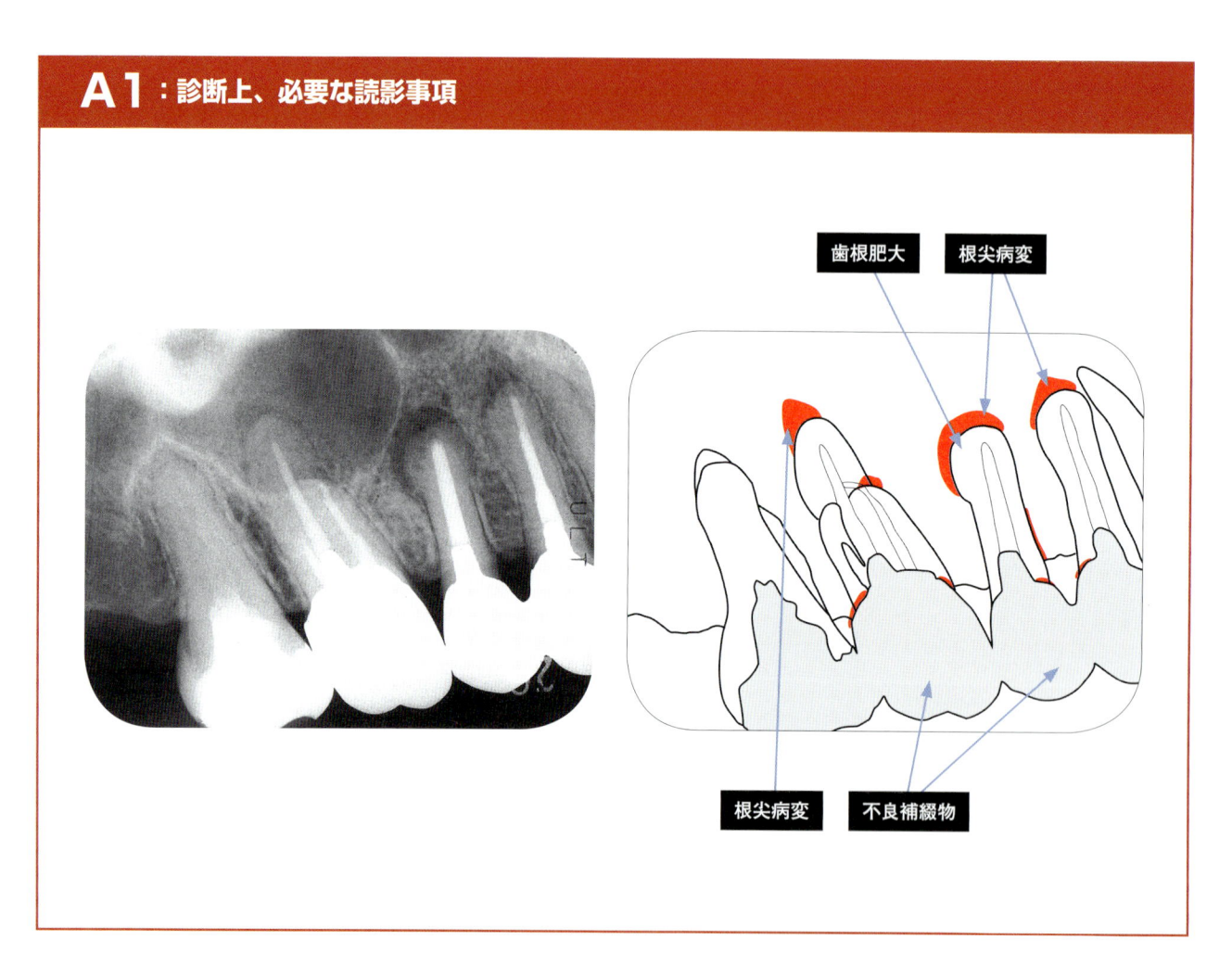

歯根肥大　根尖病変

根尖病変　不良補綴物

A2：他の資料による追加的参照事項

4	3	3	3	3	4	4	3	4	3	3	3	B
	7			6			5			4		
4	4	3	3	4	4	4	4	4	3	3	3	P

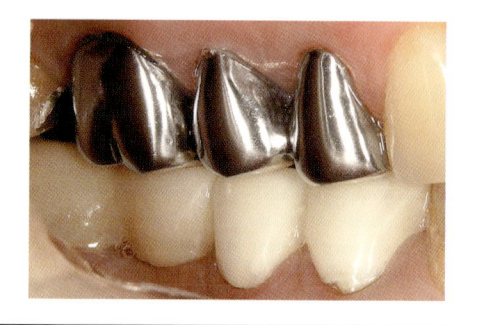

側方面観口腔内写真。マージンの合っていない、不良補綴物が認められる。

解　説・1 総合診断 & 治療計画

エックス線写真と他資料でここまでつかもう

1. このエックス線写真からの読影事項

　本症例において、6 5 4|には多少の骨稜の乱れは認められるが、大きな骨欠損は存在していない。6 5 4|の根尖には透過像が認められる。さらに5|の根尖に明らかな歯根肥大が見られる。歯根肥大の原因としてはメカニカル・ストレスによるセメント質の添加が考えられるが、そういった目で見ると5|の歯頸部付近には歯根膜腔の拡大があることがわかる。

2. 他の資料からの参照事項

　口腔内写真より臼歯部の被蓋が深く、側方移動時の咬頭干渉が疑われる。また、咬耗や楔状欠損よりパラファンクションが疑われる。

3. 問題の緊急度、重篤度と放置した場合の予測

　この症例では5|においては過度な根管形成が行われており、残存歯質が脆弱となっている。そのため、この状態で放置した場合には、歯根破折となるおそれがある。

4. 治療方針（治療事項、優先順位、効率化）と治療計画（根拠と結論）

　急性症状を緩解するためにまず、投薬を行う。その後に通法の感染根管処置が必要。このケースのように歯根肥大のケースでは、できる限り根尖まで拡大する必要があるが、根尖まで開かない場合は根管内の起炎物質を可及的に取り除く必要がある。

5. 症状や術後に関する患者さんへの事前の説明事項

　5|は根尖まで開いていないため、今後臨床症状が出た場合には再治療の必要性があるかもしれないこと、失活歯であり、破折や二次う蝕のリスクが高いことを説明する必要がある。また、それにともない継続的なメンテナンスの重要性を説明。

解　説・2 当該部位への治療

術前情報を治療に生かす

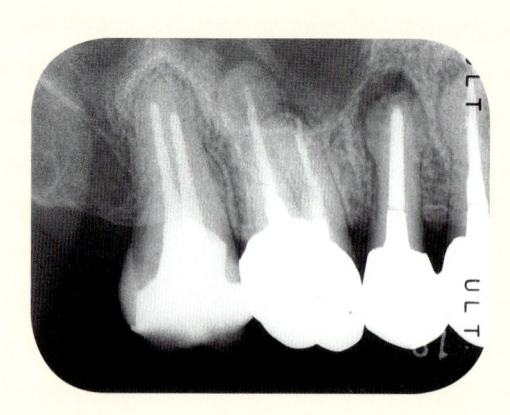

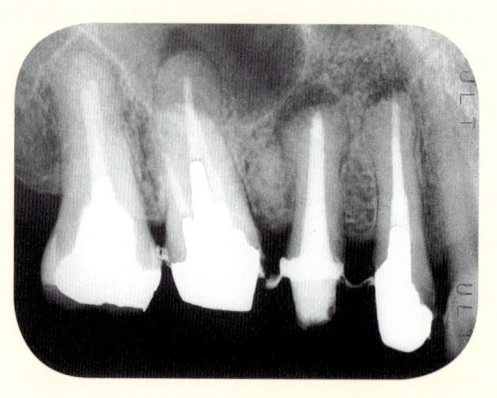

図12-1、2　症状は軽度で投薬により消退したため、咬合にあまり支障をきたさない 7| より感染根管処置を行った。その後、6 5 4| の冠を除去し、テンポラリー・クラウンを装着し、感染根管治療を行った。5| の歯根肥大は、根尖までファイルが通らなかったため、可及的に拡大を行い、根管充填を行っている。

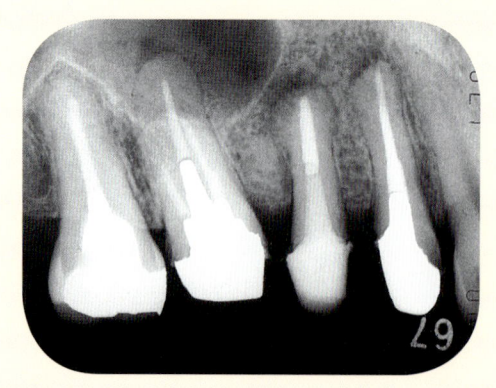

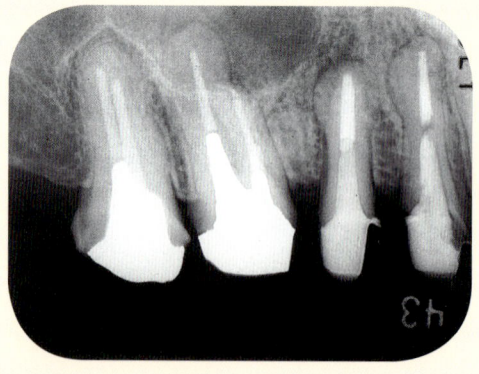

図12-3、4　5 4| は残存歯質が菲薄で、少しでも歯根破折の危険性を下げるため、ファイバー・ポストを用いた支台築造を行っている。根管充填終了後、臨床症状がないことを確認し、また、根尖病変の縮小傾向が認められたため、最終補綴物へと移行した。

2．歯内療法編

解　説・3 術後評価

治療結果とメインテナンスの方針

＜術　前＞　　　　　　　＜2年経過時＞

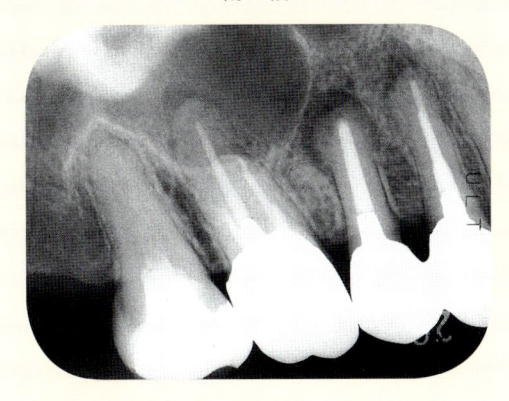

図12-5　術前。

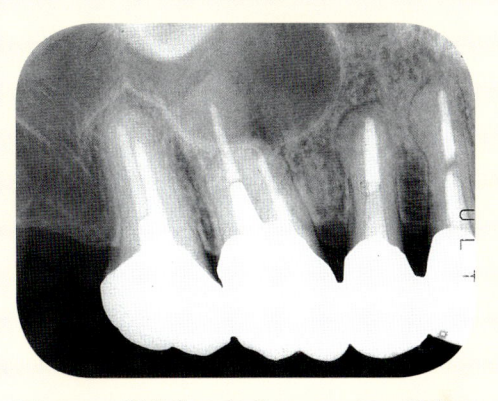

図12-6　術後約2年後のエックス線像。5 4|の根尖病変は縮小し、安定傾向にあると考えられる。6|の口蓋根の根尖病変は縮小しているが近心根には多少透過像が認められるため、メインテナンスの中で経過を観察していく必要がある。

＜3年経過時＞

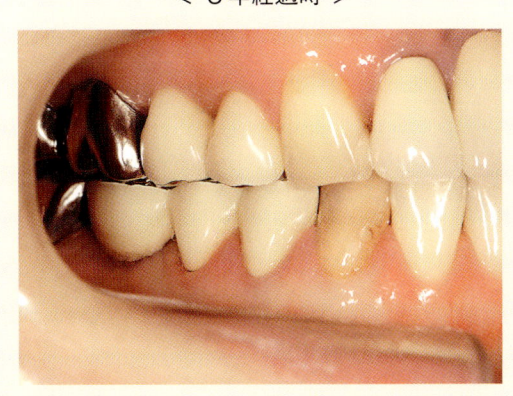

図12-7　術後3年の側方面観。歯肉に炎症が少し認められるが、問題なく経過している。臼歯部の被蓋は咬頭干渉に留意した形態となっている。

第1章　エックス線情報を治療にどう生かす？

症例12　診断と治療へのアドバイス

　歯根肥大においては、基本的に根尖までファイルを通す必要があるが、通らない場合でも根管内の起炎物質をできる限り取り除けば、治癒傾向に向かうこともある。

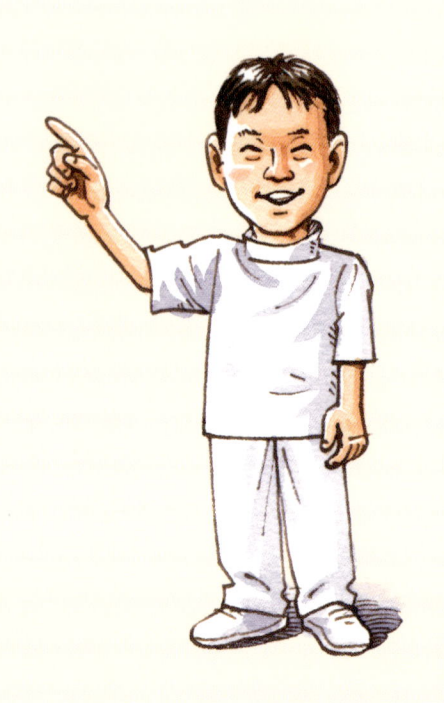

2. 歯内療法編

Question

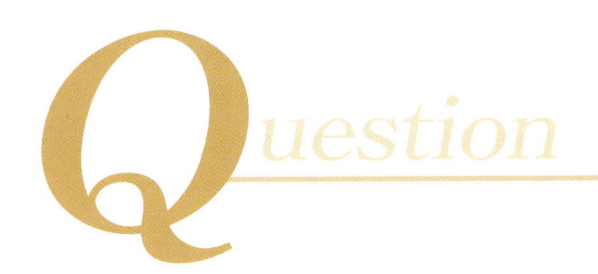

根尖病変⑤ー歯根吸収

Q1：初診時の主訴とこのエックス線写真から読みとるべき事項は？

Q2：他の資料による追加的参照事項は？

症例 13

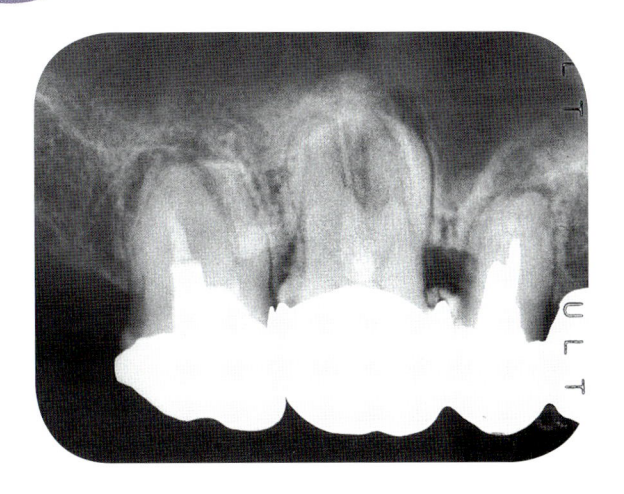

Patient Data
年　齢：35歳
性　別：男性
主　訴：6̄|の歯肉の腫脹

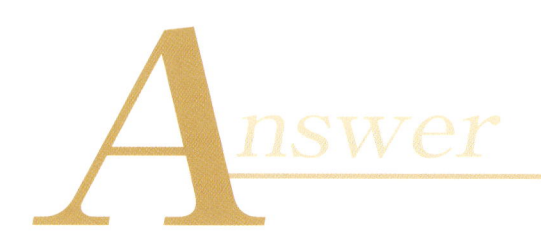

第1章　エックス線情報を治療にどう生かす？

Answer

症例 **13**
根尖病変⑤―歯根吸収

A1：診断上、必要な読影事項

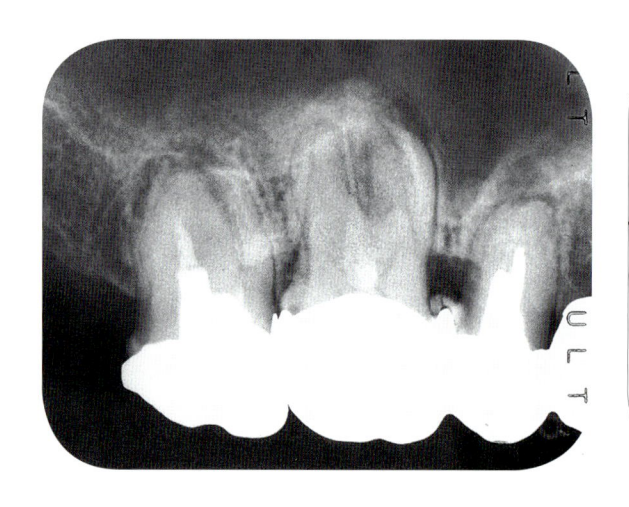

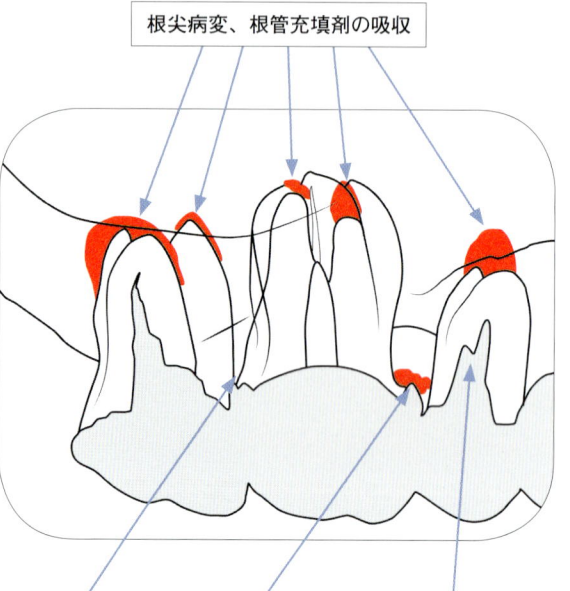

根尖病変、根管充填剤の吸収

生物学的幅の侵襲、歯根近接による冠の不適合

冠の不適合、セメントの残留、骨欠損

ポストの方向不良、穿孔注意

A2：他の資料による追加的参照事項

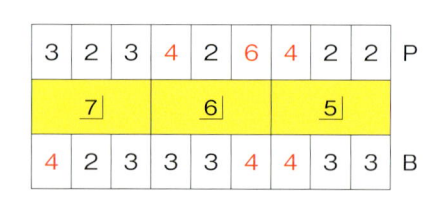

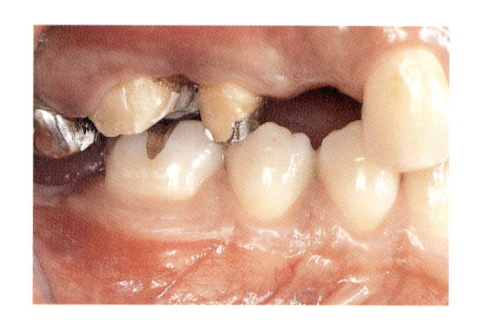

3	2	3	4	2	6	4	2	2	P
		7̲		6̲		5̲			
4	2	3	3	3	4	4	3	3	B

側方面および咬合面観の口腔内写真。口腔内写真より、7̲6̲5̲の咬合平面は逆スピーを呈しており、この状態で咬合平面を改善し補綴しても、歯冠長が不足し修復が困難なことが予想される。6̲近心には6mmの歯周ポケットが存在し、7̲6̲間には歯肉縁下う蝕を認め、生物学的な侵襲も予想される。

解　説・1 総合診断 & 治療計画

エックス線写真と他資料でここまでつかもう

1. このエックス線写真からの読影事項

7 6 5｜には各歯において根管治療の不備による根尖病変が認められ、それぞれ上顎洞近辺に病変が波及していることが予測される。そのため、根尖付近のファイリング操作時には非常に注意を要する。6｜には長期セメント残留が原因と思われる骨欠損が、7 6｜間には歯根近接によるマージン不適合が認められる。

2. 他の資料からの参照事項

口腔内写真より、咬合平面の不正および7 6｜間の縁下う蝕が認められる。プロービング・デプスは、6｜の近心以外は全顎的にさほど歯周ポケットが存在しなかったため、年齢からしても冠の不適合によるセメント残留が骨欠損の原因になったものと考えられる。咬合平面の不正に関しては、最終的には全顎的な模型や顔面とのバランスを考慮し改善することが理想である。

3. 問題の緊急度、重篤度と放置した場合の予測

根尖病変が上顎洞に近接していると、洞内に炎症が波及し歯性上顎洞炎になる可能性がある。また、正常な骨組織に生じている病変に比較して治癒に時間がかかり、予後が不良となる場合もありうる。また、主訴部位である6｜のみに根管治療を行って局部的に修復しても、歯周病および咬合の問題を解決しないと病変の安定は望めない。

4. 治療方針（治療事項、優先順位、効率化）と治療計画（根拠と結論）

本症例では6｜の急性症状を緩解させるため、開放処置が必要となる。その後、順次拡大を行い、症状の安定を確認し貼薬と仮封を行う。根尖からの浸出液の状態を確認し、漿液性になったら水酸化カルシウム製剤を填入することにした。7 5｜も同様な処置を繰り返し、浸出液の消失を確認し、根管充填処置を行う。また、7 6 5｜については歯周環境の整備を目的にした歯周外科が必要である。

5. 症状や術後に関する患者さんへの事前の説明事項

根管治療と歯周外科をともなう歯周治療が必要なため、治療に長期間を有すること。病変が上顎洞に近接しているため、予後が不良な場合もありうることを十分説明しておく必要がある。補綴処置において7｜の欠損部はインプラントを希望されない場合は、7 6｜の連結処置が必要であり、5｜の残存歯質の問題から最終的には7－3｜のロング・スパンのブリッジが必要であることも説明した。

第1章 エックス線情報を治療にどう生かす？

解　説・2 当該部位への治療

術前情報を治療に生かす

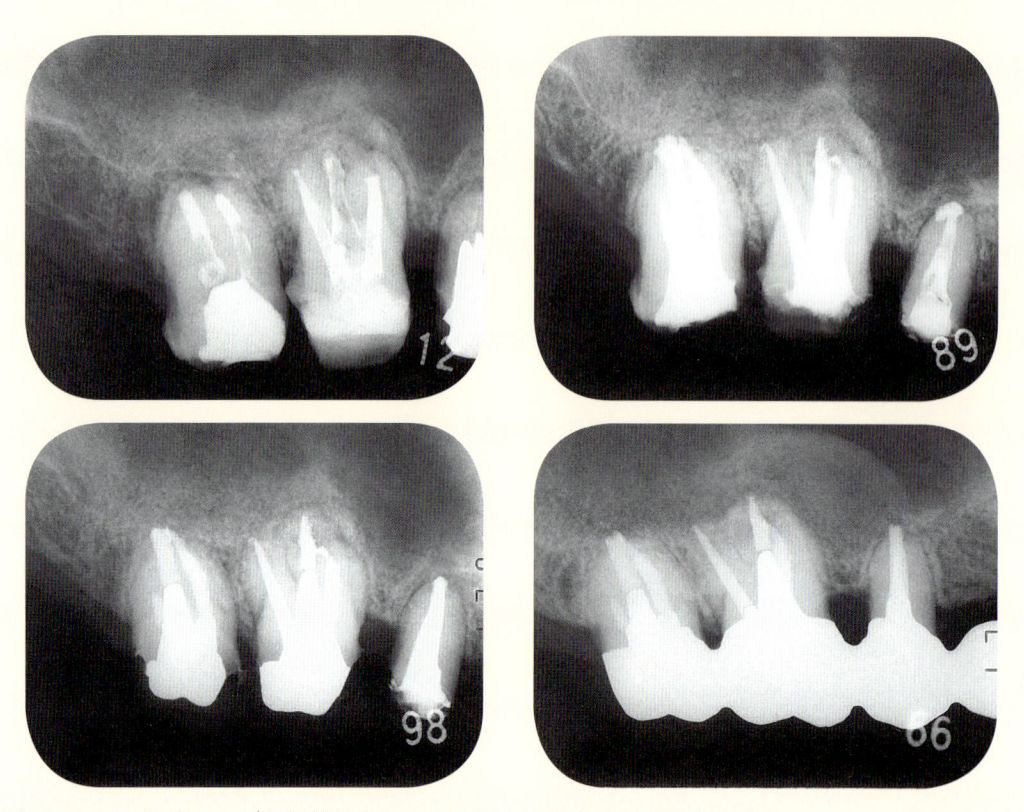

図13-1〜4　まず 7 6 5| と根管拡大したが、浸出液が止まらず順次水酸化カルシウム製剤にて経過を観察していた。7 5| については根尖部の吸収が大きく、ややオーバー根管充填気味となった。図13-4は補綴物装着直後のエックス線写真である。

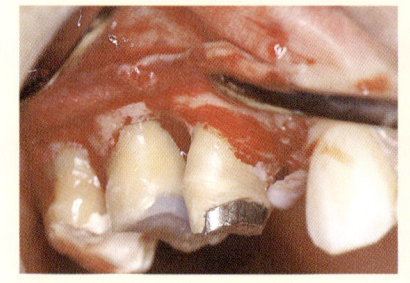

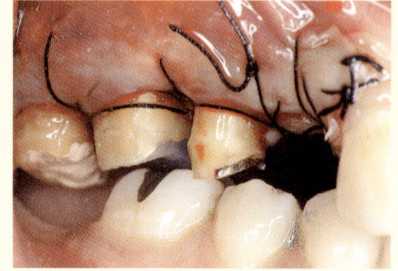

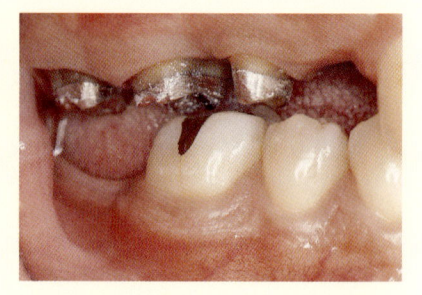

図13-5〜7　生物学的幅径の獲得、咬合平面の是正にともなう臨床歯冠長の獲得、7 6| 間の歯根近接の改善を目的とした歯周外科を行った。

解　説・3 術後評価

治療結果とメインテナンスの方針

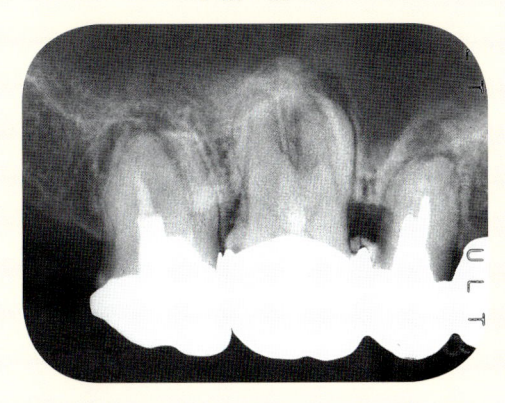

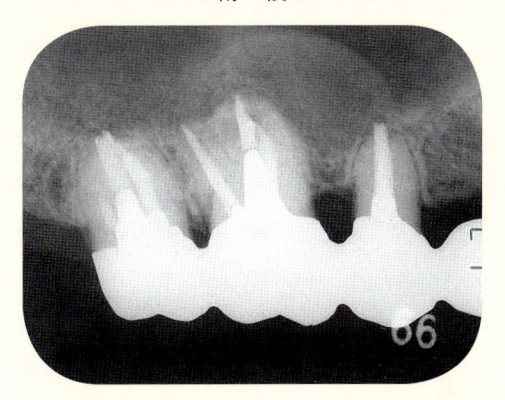

＜術　前＞　　　　　　　　　＜術　後＞

＜13年経過後＞

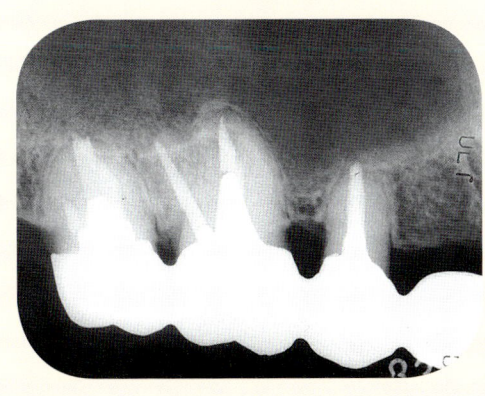

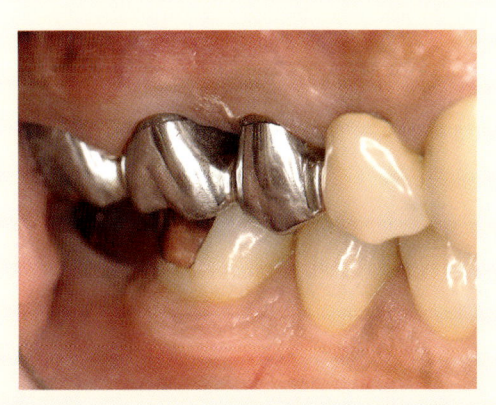

図13-8～11　初診時、術後、術後13年のエックス線写真と口腔内写真。7 6 5｜ともに根尖部に吸収が認められオーバー根管充填気味になっている。術前に認められた根尖部透過像、術後に認められた上顎洞内の不透過像は改善傾向にあり、現在のところ安定傾向にあると思われる。

71

症例13 診断と治療へのアドバイス

　根管治療においてさまざまな問題を有する口腔内環境においては、限局した歯の処置に留まらず歯周や咬合関係の改善を含めて効率的に治療計画を立てる必要がある。その中で、本症例のように根管治療の予後に不安があり、なおかつ歯周治療などで治療に期間を要する場合は、最終的な根管充填を急がず水酸化カルシウム製剤を用いてある程度予後を観察することが重要である。

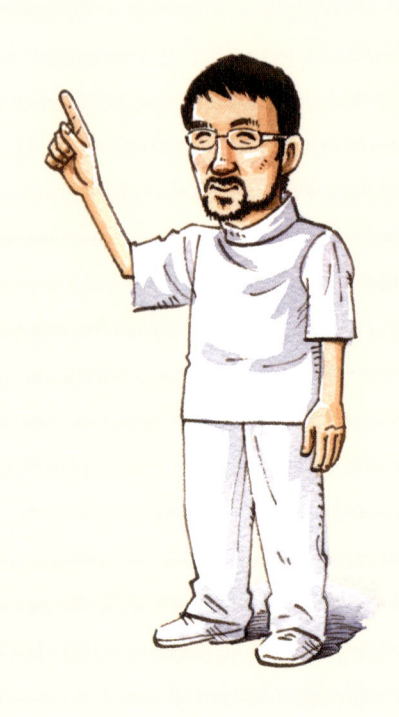

2. 歯内療法編

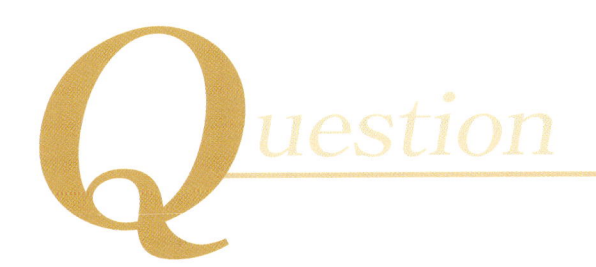

Question

根尖病変⑥─咬合力のコントロール

Q1：初診時の主訴とこのエックス線写真から読みとるべき事項は？

Q2：他の資料による追加的参照事項は？

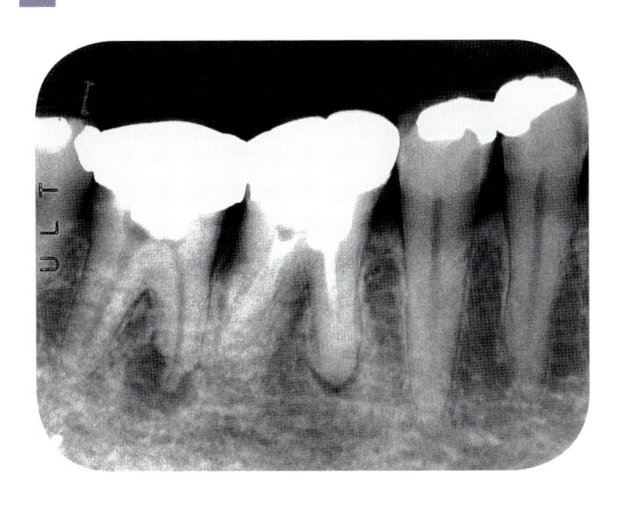

症例 14

Patient Data
- 初　　　診：1996年2月
- 年齢・性別：44歳男性
- 主　　　訴：右下臼歯部の咬合痛、咀嚼障害

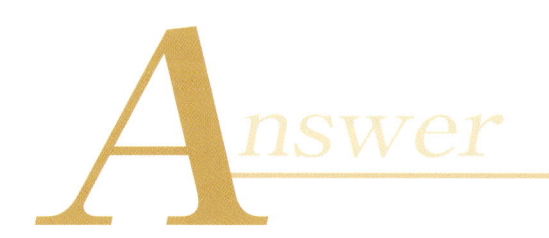

第1章　エックス線情報を治療にどう生かす？

Answer

症例 14
根尖病変⑥──咬合力のコントロール

A1：診断上、必要な読影事項

冠の不適合　　根尖病変　　歯石

二次う蝕　　根管充填の不備

冠の不適合　　根尖病変　　歯石

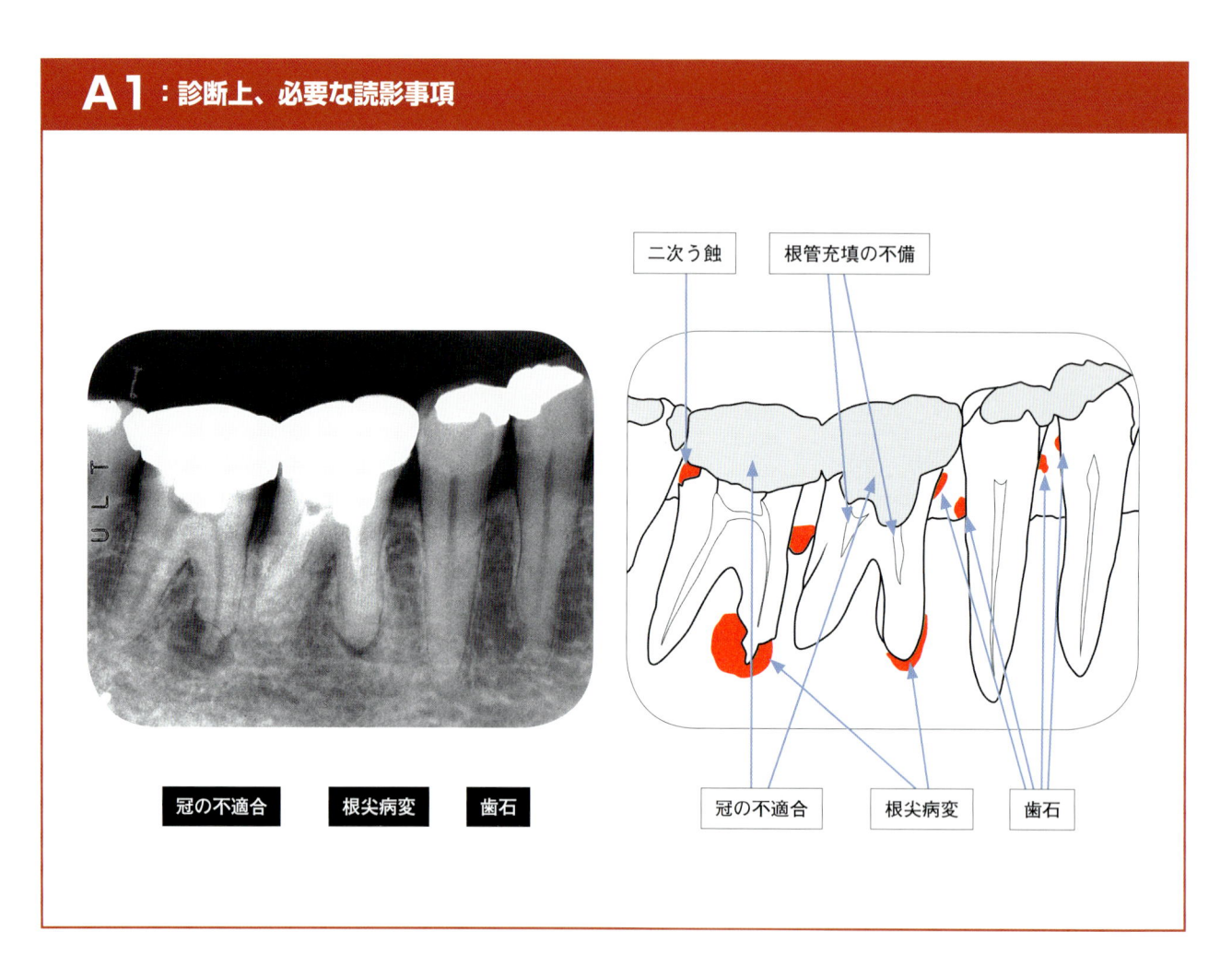

A2：他の資料による追加的参照事項

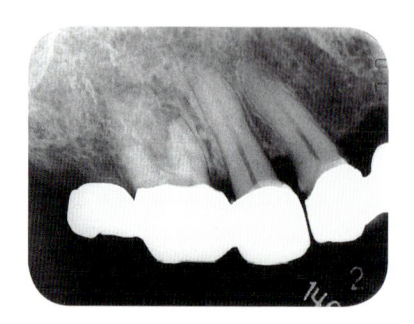

7⏋欠損に対し6 5⏋連結の延長ブリッジが装着されている。冠は不適合であり、咬合負担の影響か5 4⏋間のコンタクトは離開している。6⏋口蓋根・近心頬側根根尖部には透過像が認められ深い歯肉縁下う蝕が見られる。クラウンを除去するとう蝕は骨縁にまで達していた。

74

解説・1 総合診断 & 治療計画

エックス線写真と他資料でここまでつかもう

1. このエックス線写真からの読影事項

まずは主訴である咬合痛が何を原因として生じているのかを把握する必要がある。そのためにも歯、歯周組織、補綴物、う蝕などを鮮明に写し出したエックス線像が必要となる。

この症例では、7|近心根の著しい吸収像と根尖部の病変がもっとも疑わしく、辺縁性歯周炎は咬合痛の原因としてはほぼ除外できる。他に咬合痛の原因を疑わせる所見も見られないが、対合歯である7⑥⑤の延長ブリッジの|4とのコンタクトが空いていること、|6の歯根吸収と深い二次う蝕を考え合わせれば、7|の感染根管に過大な咬合力がかかって根尖が吸収し、根尖病変を形成し、慢性化した根尖性歯周組織炎の急性転化で咬合痛が生じたことが推察できる。

2. 他の資料からの参照事項

咬合痛を主訴とした診査診断ではその原因が咬合によるもの、歯髄疾患によるもの、根尖性歯周炎によるもの、辺縁性歯周炎によるもの、それらの複合型のいずれであるかを的確に見極める必要がある。さまざまな診査法のうち、もっとも重要なのは問診である。問診によって診断をおおよそ絞り込んだら、口腔内診査でさらに精度を上げていく。ここまでの診査で仮の臨床診断を付けた後にエックス線写真を撮影し、それまでの診断を確認するという流れになる。

3. 問題の緊急度、重篤度と放置した場合の予測

咬合痛が生じていることから主訴の解決のためにも早急に7|のクラウンを除去、開放減圧し患歯の安静を図ることが必要である。7|近心根の吸収像から、長期間にわたる感染と生体防御反応としての炎症の影響で著しい吸収が生じていることが推測できるため、一刻も早く根管治療を行わなければならない。

4. 治療方針（治療事項、優先順位、効率化）と治療計画（根拠と結論）

7|近心根は吸収し根尖狭窄部がなくなっているため、狭窄部が存在する根管の処置とは手技を変える必要がある。すなわち、歯根長測定器で40μAを示すところまでしっかり拡大清掃する必要がある。一方、|6近心根には歯根膜の拡大が見られるが根尖部根管腔が写っていない。この部分に器具をどう通過させるかが課題となる。

5. 症状や術後に関する患者さんへの事前の説明事項

歯根が大きく吸収している難症例であること、年単位の変化で起こった病態であること、治療中に急性症状の惹起も十分考えられること、完治までに年単位の時間が必要で、経過観察の継続が必須であること、対合歯も合わせて治療したほうがよいことなどを説明する。

第1章　エックス線情報を治療にどう生かす？

解　説・2 当該部位への治療

術前情報を治療に生かす

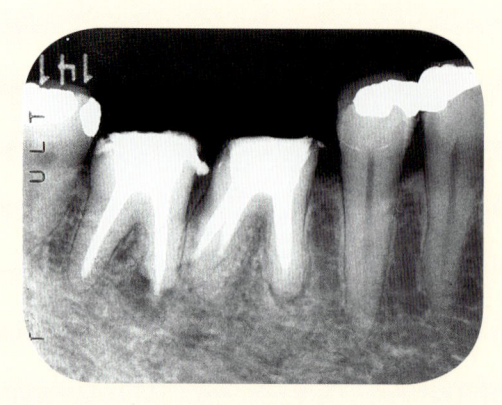

図14-1　根管充填時。1ヵ月にわたる解放減圧の後に自然挺出を期待しながら歯周治療と併行して根管治療を行った。7]近心根では歯根長測定器で40μAまで拡大形成を行っている。一方、6]は3根管とも閉鎖傾向が見られた。歯根膜腔の拡大が見られた近心根では根尖部まで尖通できなかったために、N2ペーストをおいて根管充填してある。

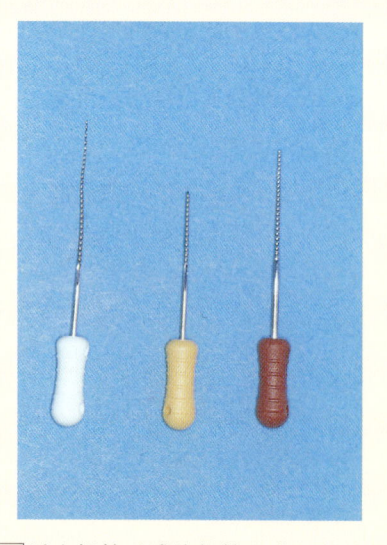

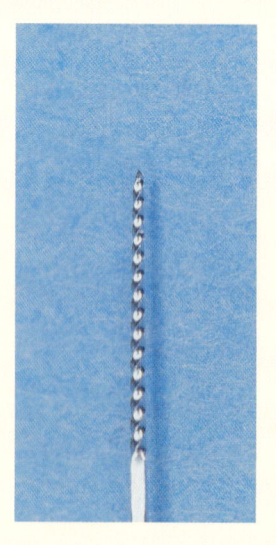

図14-2、3　6]近心根管は感染根管であると読むべきであり、本来なら根尖部38μAの部分まで拡大根管充填を行うべきである。しかし根尖部には硬組織閉鎖が生じており、ファイルが通らなかった。このような場合は筆者は通常、使い古して加工硬化が生じたファイルの先端をカーボ・ランダム・ポイントなどで3角錐に削り、モルホニンと合せて根管開削用ファイルとして使用している。それでも不通の場合は、症状や歯根の物理的強度、患者さんの都合などでそれ以上時間をかけて尖通を試みるかどうかを決めることになる。この場合は7]の処置により症状が消失したことと、患者さんの都合によりこれ以上の時間を使えなかったため、6]近心根だけは、可能な限りの拡大清掃消毒後に根尖部にN2ユニバーサルを敷き、その上をGPポイントで根管充填をしてある。

解　説・3 術後評価

治療結果とメインテナンスの方針

＜ 術前 ＞

図14-4　術前のエックス線では7 6ともに不十分な根管治療がなされており、それぞれの近心根根尖部に病変が認められる。急性症状への素速い対応のためには除冠、一時期の根管開放減圧は必須であると考える。また、咬合関係やプラーク・コントロールの面から8は抜歯とした。

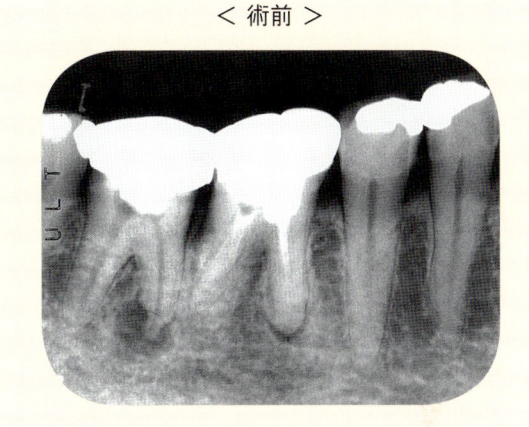

＜ 術後12年2ヵ月 ＞

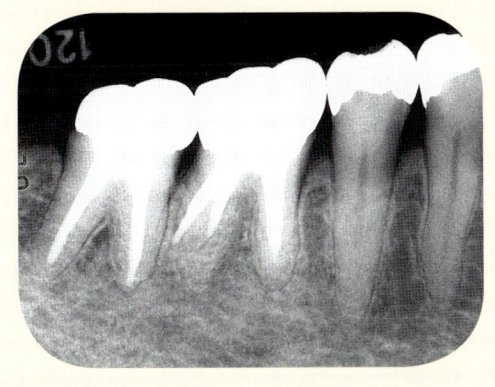

＜ 対合歯の12年後 ＞

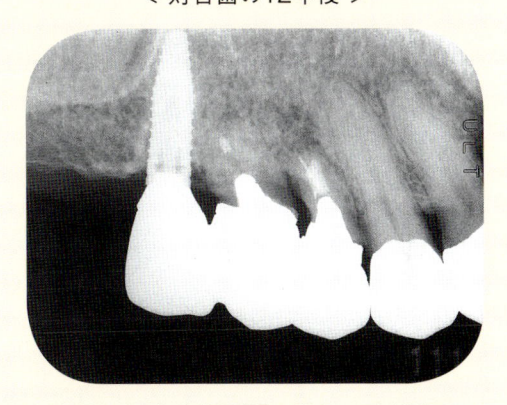

図14-5　経過観察時。根管充填より12年2ヵ月経過。術前の根尖病変は6に関しては消失し、ほぼ健康な歯槽硬線と歯根膜線が観察できる。7番近心根の病変にも著しい改善が認められるものの、歯槽硬線と歯根膜線の薄く均等な幅での連続性という観点からはごくわずかな異常像も認められる。臨床症状はまったくないが今後とも注意深い観察が必要である。

　　根尖病変を有する感染根管治療のゴールは、臨床症状がないことはもちろんであるが、病変の縮小に満足するのではなく、健康な歯周組織像がエックス線的に認められるまで観察を続けることが大切である。歯周組織の安定にも注目していただきたい。

図14-6　対合歯は根管治療後 6 5 連冠を装着していたが、術後10年目に頬側近心根の急性発作を惹起して再治療を行った。再根管治療後に頬側遠心根は骨のサポートがなかったため抜根、咬合支持を補助する目的でインプラントを埋入してある。このようなケースでは、咬合力のコントロールを意識した補綴設計とメインテナンスでの咬合チェックが重要と考えている。

症例 14 診断と治療へのアドバイス

　本症例のような感染根管の難症例では天然歯保存への徹底的なこだわりと経過観察の継続が必要である。また、通法の手技が通用せず創意工夫しなければならない局面も多い。閉鎖根管へのN2使用もその1つである。

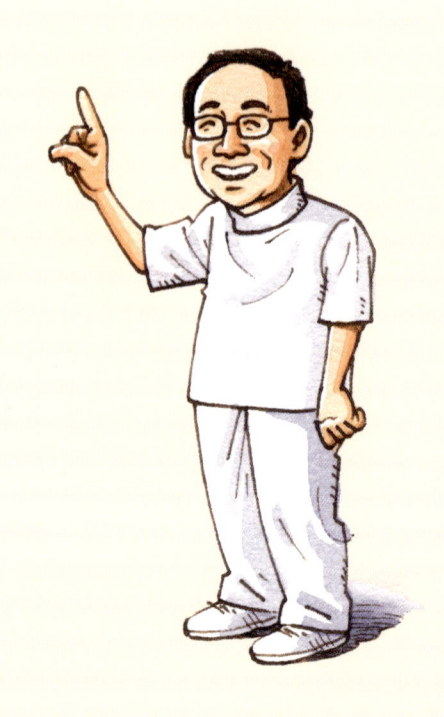

2. 歯内療法編

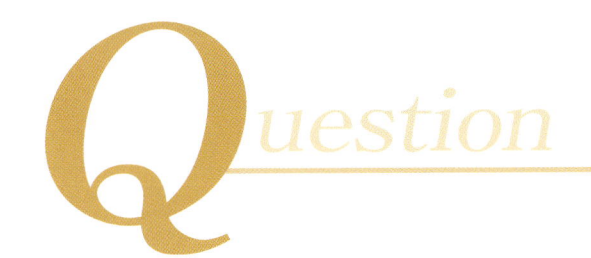

Question

根尖病変⑦―パーフォレーション

Q1：初診時の主訴とこのエックス線写真から読みとるべき事項は？

Q2：他の資料による追加的参照事項は？

症例 15

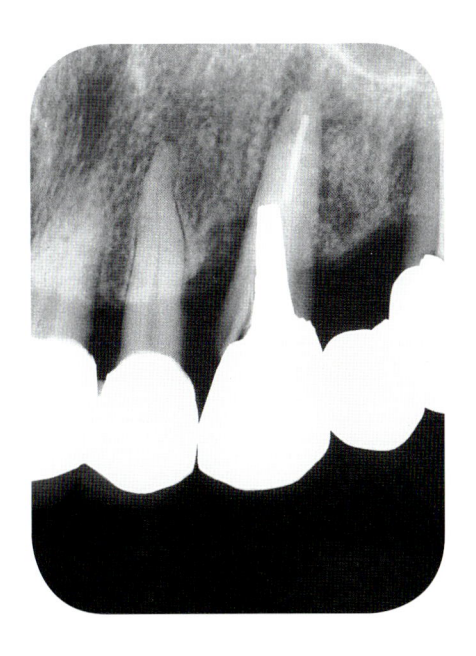

Patient Data
年　齢：57歳
性　別：女性
主　訴：左上ブリッジの動揺

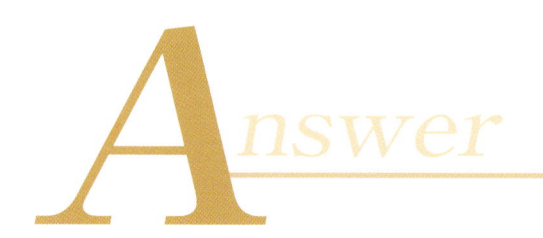

第1章　エックス線情報を治療にどう生かす？

Answer

症例 15
根尖病変⑦―パーフォレーション

A1：診断上、必要な読影事項

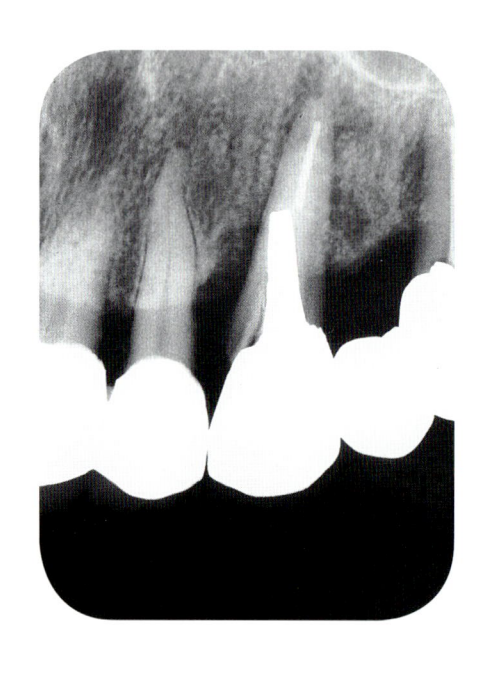

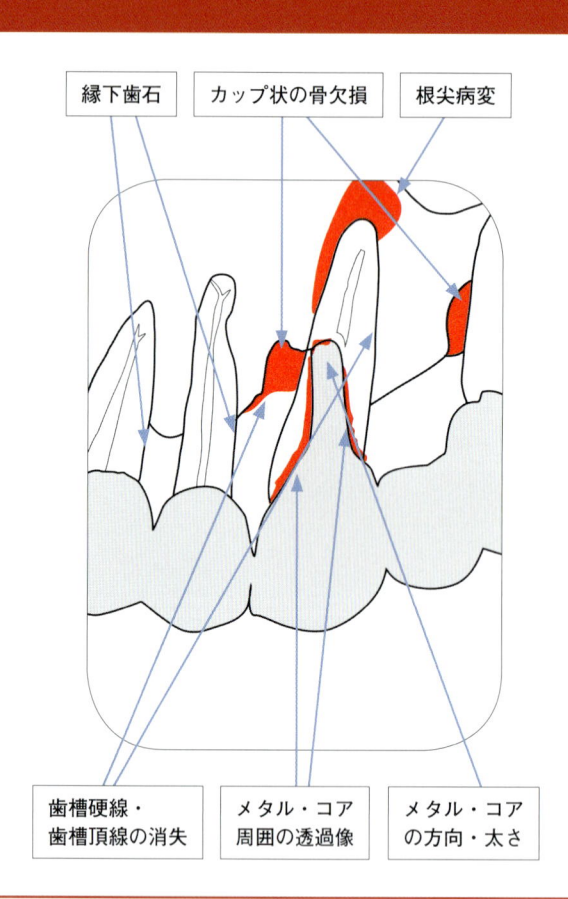

ラベル：
- 縁下歯石
- カップ状の骨欠損
- 根尖病変
- 歯槽硬線・歯槽頂線の消失
- メタル・コア周囲の透過像
- メタル・コアの方向・太さ

A2：他の資料による追加的参照事項

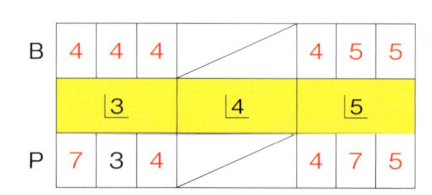

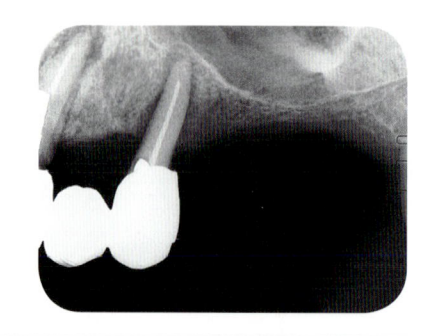

B	4	4	4			4	5	5
			3		4		5	
P	7	3	4			4	7	5

治療前のプロービング・チャートと同側の上顎エックス線写真。前歯部の被蓋が深く、ガイドが強そうな印象を受けた。プロービング・デプスは、|3 は近心口蓋側に、|5 も口蓋側に7mm以上の歯周ポケットが存在する。

80

2. 歯内療法編

解　説・1 総合診断 & 治療計画

エックス線写真と他資料でここまでつかもう

1. このエックス線写真からの読影事項

　メタル・コア周囲に透過像が存在する場合には二次う蝕、メタル・コアの脱離、歯根破折を疑う必要がある。本症例ではメタル・コアが太く、その方向は主根管から外れていること、メタル・コアの先端部と骨縁下欠損の底部が近接していることより穿孔の可能性が高くなる。

2. 他の資料からの参照事項

　上顎左右の大臼歯は喪失しており、咬合高径が低下していることが予想された。また、前歯部の被蓋が深く、同部位に前方および側方運動時に過度の力が加わっていることも予測される。

3. 問題の緊急度、重篤度と放置した場合の予測

　この症例では左上のブリッジ全体が動揺しており、すでにバーティカル・ストップの役目を果たしていなかった。このまま放置すれば |3 と |5 の喪失はもとより、上顎前歯部が下顎に突き上げられ、歯根破折あるいは補綴物の脱離、骨吸収の進行とつながり、上顎の歯が崩壊していくことが予想される。

4. 治療方針（治療事項、優先順位、効率化）と治療計画（根拠と結論）

　補綴物を除去し、歯の安静を図る必要がある。|3 のメタル・コアを注意深く除去し、破折線を認めた場合には抜歯もやむをえないであろう。穿孔がある場合には、予後に不安を残すことを了承していただいたうえで保存を試みるが、この症例ではクラウンおよびブリッジは不可能であり、根面板としての使用となる。

5. 症状や術後に関する患者さんへの事前の説明事項

　歯根破折の可能性、その場合抜歯が必要であること。運よく保存できたとしてもブリッジは不可能であること、穿孔が認められた場合、予後に不安を残すこと、根面板になった場合、プラーク・コントロールが難しくなるため、メインテナンスによる継続した管理が必要なことなどを説明する。

解　説・2 当該部位への治療

術前情報を治療に生かす

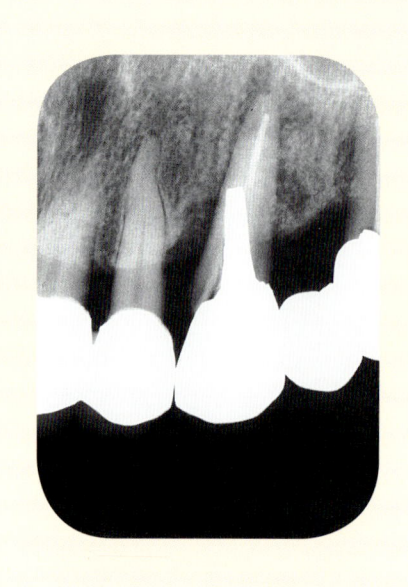

図15-1 メタル・コアを除去し、注意深く根管内を探ったが、幸いにも歯折線は認められなかった。ファイルを挿入したところ、メタル・コア先端相当部に穿孔を確認した。根尖病変が認められたため、本来の根管をまず拡大・清掃し根管充填を行った。その後、穿孔部をファイルで拡大・清掃しガッタパーチャとシーラーを用いて封鎖した。

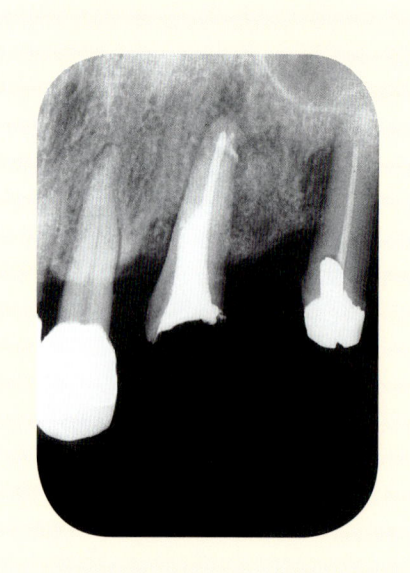

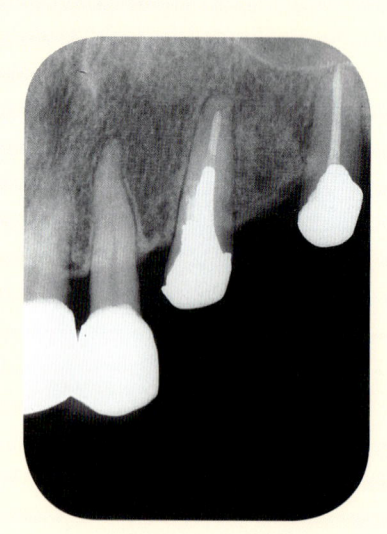

B	3	3	3			3	3	3
		⌊3		⌊4		⌊5		
P	4	3	3			3	4	3

図15-2、3　⌊3 5 にはマグネットのキーパーを装着した。⌊3のポストは本来の根管方向に形成したが、その際に歯根破折の予防策としてポストの先端が穿孔部よりも根尖側に位置するように形成を行った。現在ではプロービング・デプスも減少し、歯槽硬線、歯槽頂線の回復が認められる。

2．歯内療法編

解　説・3 術後評価

治療結果とメインテナンスの方針

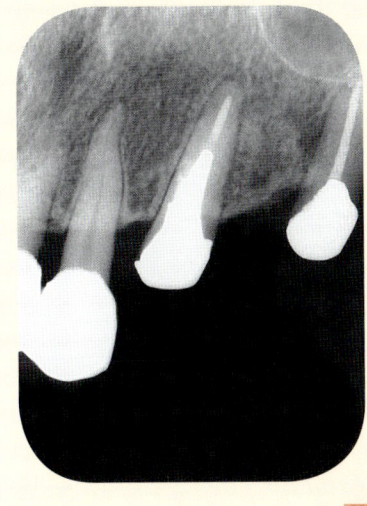

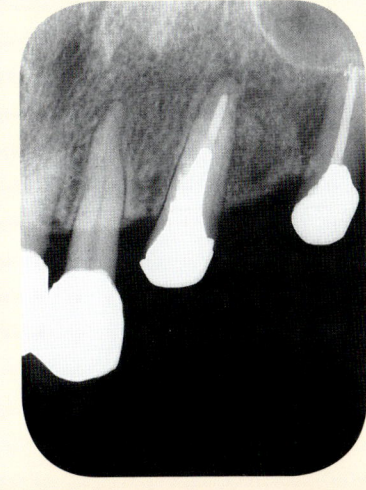

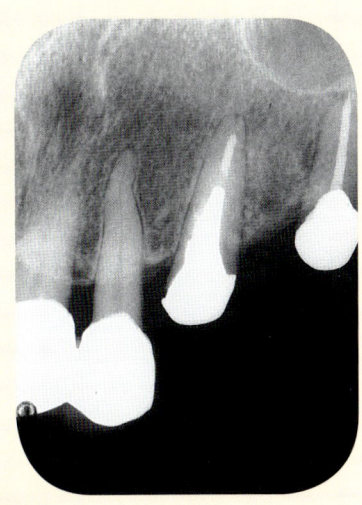

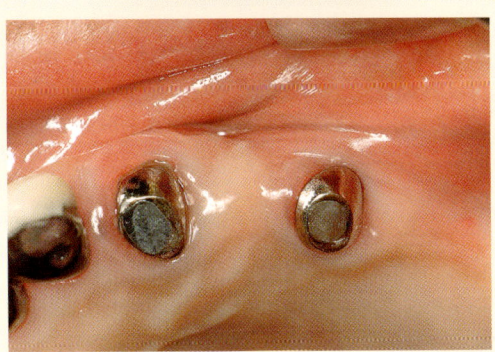

＜術　後＞　　　　　　＜2年経過時＞　　　　　　＜4年経過時＞

図15-4〜7　|3のパーフォレーション部には白線が回復し、経過は良好といえるのではないだろうか。患者さんはインプラント治療を望まれなかったので、マグネット・デンチャーの根面板としたことも、有利に働いたと思う。根面板のデザインをもう少し清掃しやすい形態にしておくべきであったと反省しているが、幸いメインテナンスにも応じてくださっており患者さんの良好なプラークコントロールに助けられている。|3に関しては、今のところ安定しているが、パーシャルデンチャーでは確実なバーティカル・ストップが得られたとは言い難い。そのため継続的なメインテナンスで咬合状態のチェックを行っている。

第1章　エックス線情報を治療にどう生かす？

症例 15 診断と治療へのアドバイス

　回転切削器具による穿孔が存在する症例では、その部分を拡大、根管充填することで、良好な結果を得ることがある。なぜならその水平断面は必ず円形を呈しているため、その部位の拡大、清掃はさほど困難ではないからである。

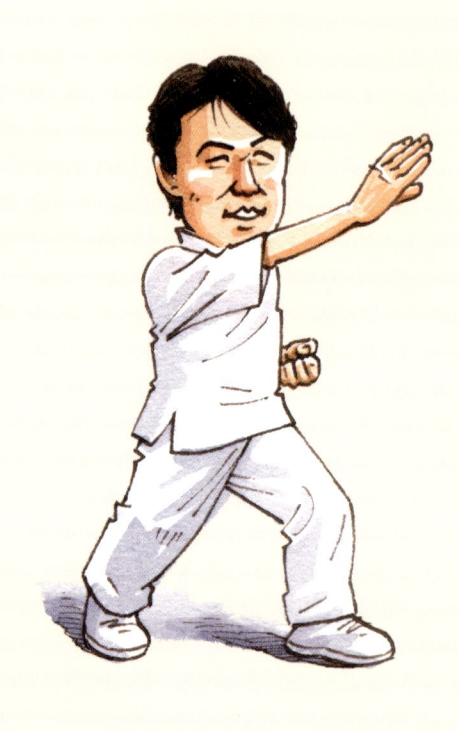

2．歯内療法編

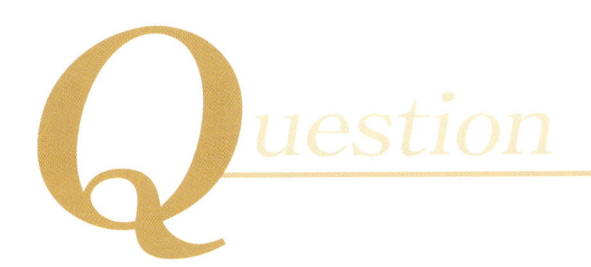

Question

根尖病変⑧―歯根嚢胞

Q1：初診時の主訴とこのエックス線写真から読みとるべき事項は？

Q2：他の資料による追加的参照事項は？

症例 **16**

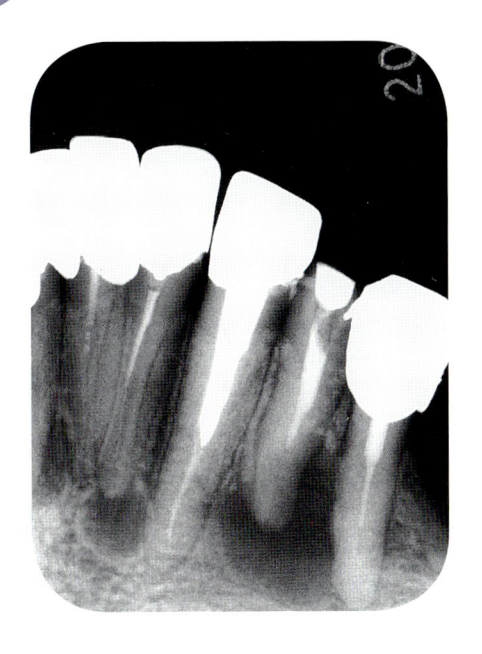

Patient Data
年　齢：52歳
性　別：女性
主　訴：左下小臼歯部の持続性拍動性疼痛
　　　　（激痛）

第1章 エックス線情報を治療にどう生かす？

Answer

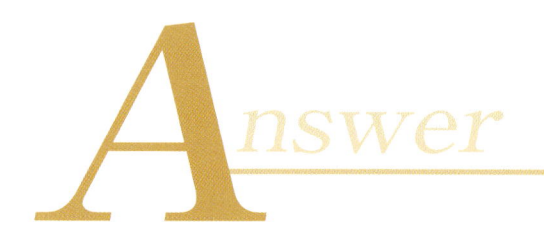

症例 **16**

根尖病変⑧——歯根嚢胞

A1：診断上、必要な読影事項

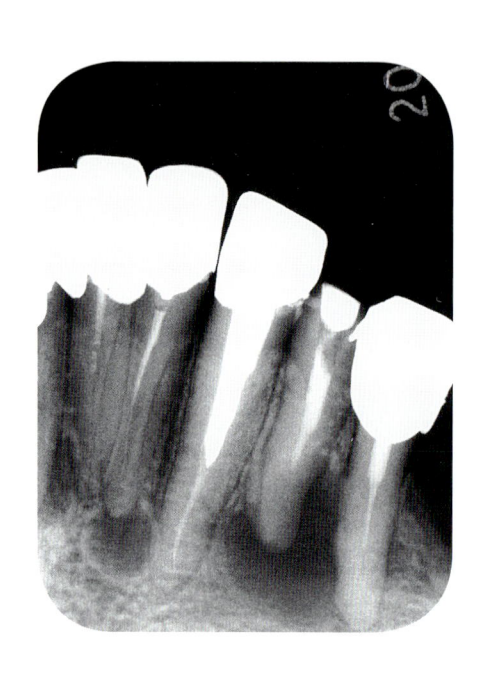

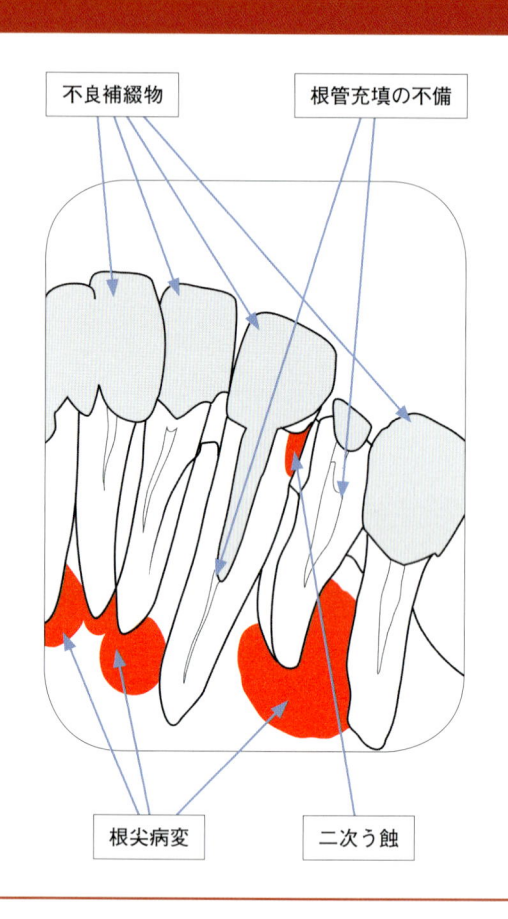

不良補綴物　根管充填の不備

根尖病変　二次う蝕

A2：他の資料による追加的参照事項

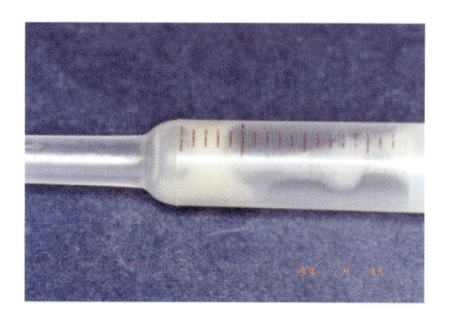

主訴は「4」の激烈な自発痛・接触痛であった。まずは除冠・投薬し急性症状緩解後、根管を解放した。多量の膿汁が長期間持続したため、SP来院ごとにミニュームシリンジで膿を吸引し、1ヵ月後に排膿が止まった。これらの臨床症状から歯根嚢胞の急性発作と診断した。

2．歯内療法編

解　説・1 総合診断 & 治療計画

エックス線写真と他資料でここまでつかもう

1. このエックス線写真からの読影事項

　疼痛が発現している部位とエックス線写真像から、原因歯が$\overline{4|}$であることは容易に推察できる。問題は歯根囊胞か歯根肉芽腫かの鑑別である。エックス線写真では$\overline{4|}$根尖の透過像は境界明瞭ではあるが白線に囲まれてはいない。教科書的な、いわゆる歯根囊胞に特徴的なエックス線像を示しているのはむしろ$\overline{2|}$である。

　しかし、この症例は急性発作を起こしていることに注意しておきたい。歯根囊胞の安定期には透過像を包む白線が見られるが、急性期には白線は消失し透過像の境界も不明瞭になることがあるので注意を要する。

2. 他の資料からの参照事項

　根管内容物の性状をよく観察する必要がある。急性期には帯黄灰白色で粘稠性の高い、いわゆる膿汁であるが、炎症が落ち着き鎮静化すると黄色透明で粘稠性も低くなる。歯根囊胞と歯根肉芽腫、あるいは歯槽膿瘍の最大の鑑別点は、適切な根管拡大が終了した後も滲出液が止まらないことにある。歯根囊胞では上皮の裏層をともなうため、通常の根管治療では治癒しないことも多い。

3. 問題の緊急度、重篤度と放置した場合の予測

　前述したように歯根囊胞では上皮の裏層をともなうため放置した場合、病変はさらに大きくなる。最悪の場合、原因歯を抜歯し骨を掻爬しなければならなくなる。病変が小さいうちにしっかりとした治療を行えば囊胞といえども治癒する可能性はなくはない。

4. 治療方針（治療事項、優先順位、効率化）と治療計画（根拠と結論）

　まずは主訴の激烈な疼痛を一刻も早く止めるべきである。抗菌剤、鎮痛剤の投薬に加え可及的に早期にクラウン、根管内容物を除去し減圧排膿を図ることが急務である。次に根管治療を行うが、病変を裏層している上皮を破壊しなければ治癒は望めない。そこで根管拡大終了後、急性症状が消失するのを待って他部位の治療を進める間、この部位は仮根充の状態で経過を観察した。水酸化カルシウム製剤を注入し、病変の改善を待ちながら歯の自然挺出を期待した。

5. 症状や術後に関する患者さんへの事前の説明事項

　通常の歯科治療では治せない難しい疾患であること、最悪の場合は$\overline{4|}$を抜歯して歯槽骨の掻爬になる可能性もなくはない、治療に時間と回数と根気が必要であること、それでも完治は難しいかもしれないこと、経過観察が必須であること、経過観察を続けても完治しない場合に初めて歯根端切除術を行うことなどを説明しておく必要がある。

解説・2 当該部位への治療

術前情報を治療に生かす

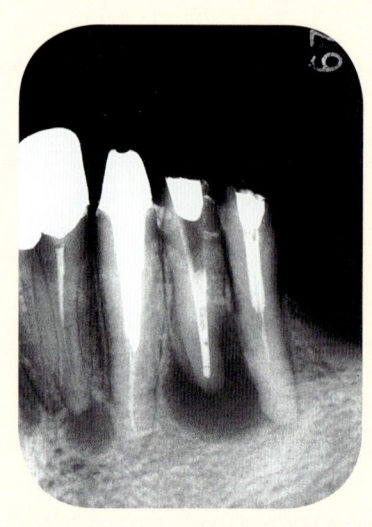

図16-1 初診から1ヵ月。開放減圧を行った後に根管拡大を施し臨床症状は消失したが、滲出液は止まらなかった。そこで根管内に水酸化カルシウム製剤を注入し様子を見た。

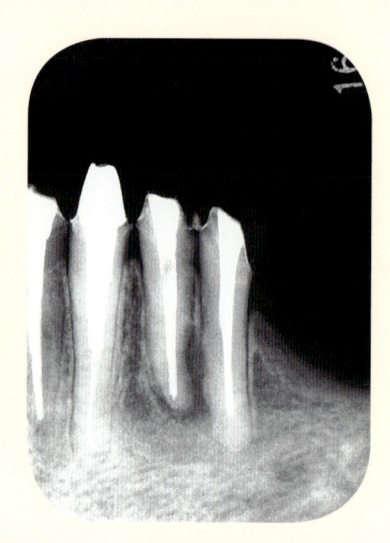

図16-2 水酸化カルシウム製剤による仮根管充填から8ヵ月後。病変には著しい縮小傾向が認められる。この後再度根管拡大を行った。

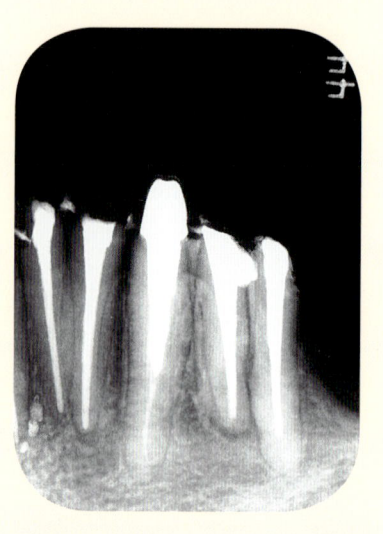

図16-3 初診から9ヵ月。根管充填時。病変にはさらに改善傾向が見られる。2も臨床診断歯根嚢胞（慢性期）であったが、治癒している。

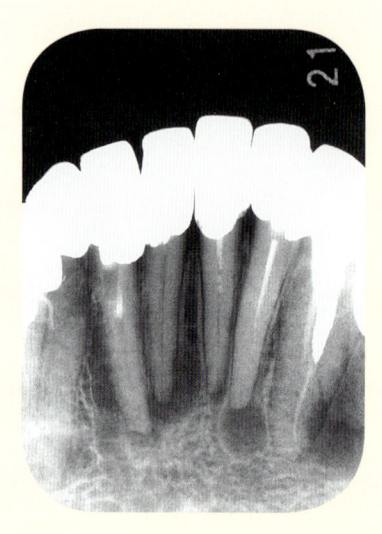

図16-4 同一患者の下顎前歯部術前。2 1|1 2すべての根尖に病変が見られるが1|2は4同様に歯根嚢胞と判断し、根管治療を行った。

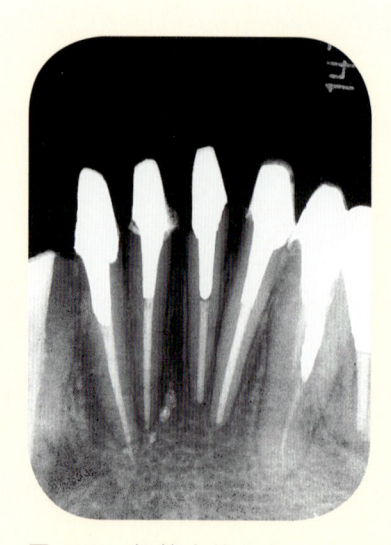

図16-5 根管充填より5ヵ月後。明確な治癒傾向を確認してメタル・コアを装着した。起炎因子が取り除かれ、消毒が奏効し、緊密な封鎖が達成されれば、極めて短時間で歯根膜は反応するものである。

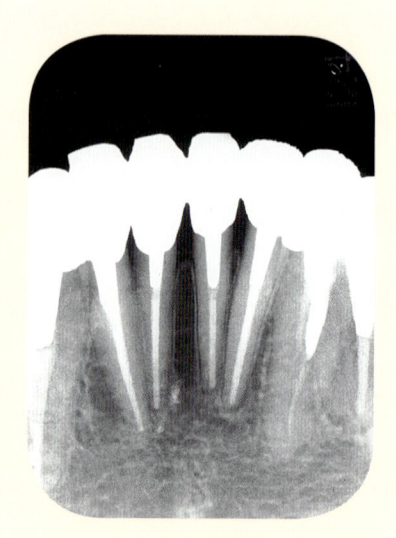

図16-6 根管充填より6年10ヵ月経過時。根尖歯周組織には安定傾向が認められる。そのような症例には日常臨床でもしばしば遭遇する。歯根嚢胞といってあきらめず、まずは通常の歯根治療を試みるべきである。

2. 歯内療法編

解　説・3 術後評価

治療結果とメインテナンスの方針

＜初　診＞

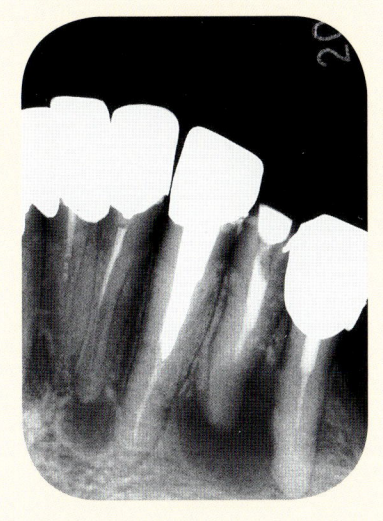

図16-7　4̄ 根尖を取り囲むように境界の比較的明瞭な円形の透過像が見られる歯根の囊胞場合は、根尖から上方に向かって根を包むように大きくなる特長がある。

＜根管充填時＞

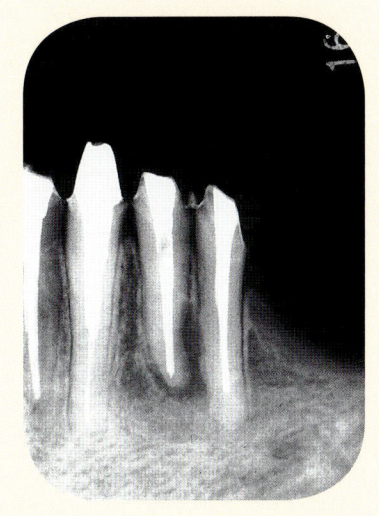

図16-8　水酸化カルシウム製剤で仮根充をしたところ8ヵ月で劇的な病変の改善を見た。大きな病変だからといってあきらめず、治療をしなければならないことを理解していただけると思う。

＜6年経過後＞

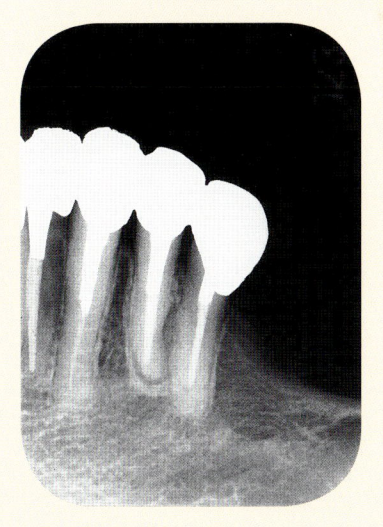

図16-9　根管充填から6年10ヵ月経過時。根尖歯周組織、辺縁歯周組織ともに安定傾向が認められるが、4̄ 根尖から遠心にかけて歯根膜腔と歯槽硬線の肥厚が見られる。今後も注意深く経過観察を続ける必要がある。エックス線写真上の Region を病巣と呼ぶべきか病変と呼ぶべきか論議されるべきである。一般的に根管治療の対象としては病変と考えるのが妥当であろう。根管内に起炎因子が存在しそれに対して歯根膜が炎症性反応を起こしたものがいわゆる根尖病変である。だから、根管治療によって治癒するのである。一方、この症例のように病変が上皮によってカップリングされ歯根囊胞となったものは、それ自身が抗原性を持つようになる。いわゆる根尖病巣である。したがって通常の根管治療のみでは治癒しないことも多く、より慎重な経過観察が必要となる。

症例 16 診断と治療へのアドバイス

歯根嚢胞は原因歯の抜歯と嚢胞の掻爬が必要であり、根管治療では治らないと信じられている節が強い。この症例のように完治はしなくても病変の縮小は期待できるため、まずは通法の根管治療をきちんと行い、経過観察を続ける姿勢が大切である。

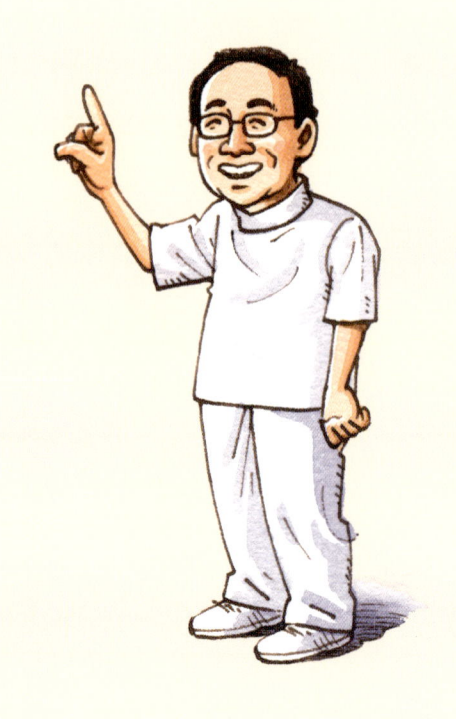

2. 歯内療法編

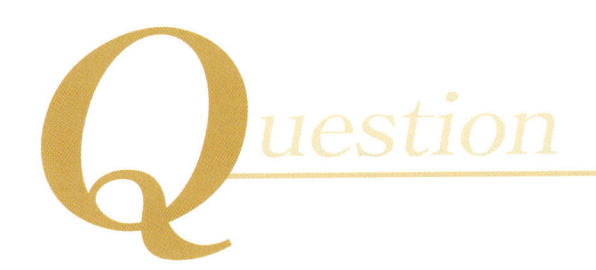

Question

根尖病変⑨―原因根管の特定

Q1: 初診時の主訴とこのエックス線写真から読みとるべき事項は？

Q2: 他の資料による追加的参照事項は？

症例 17

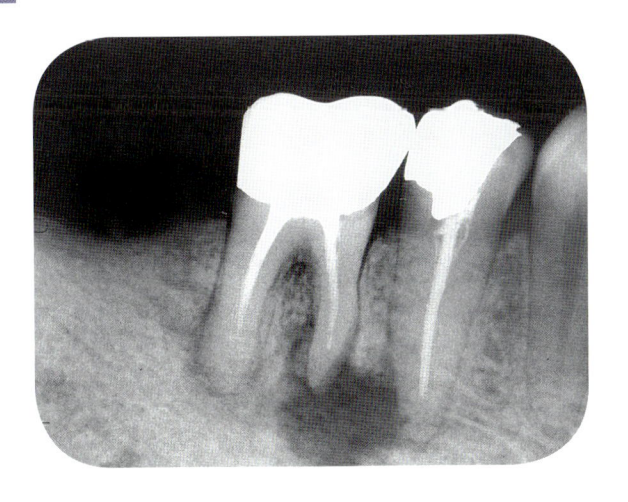

Patient Data
- 年　齢：54歳
- 性　別：男性
- 主　訴：6̅の咬合痛

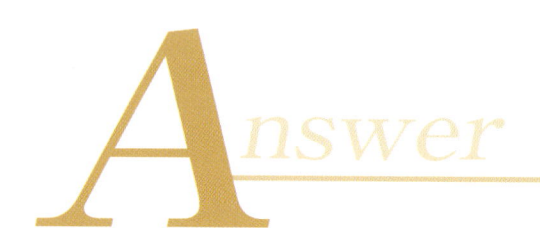

第1章　エックス線情報を治療にどう生かす？

Answer

症例 17
根尖病変⑨──原因根管の特定

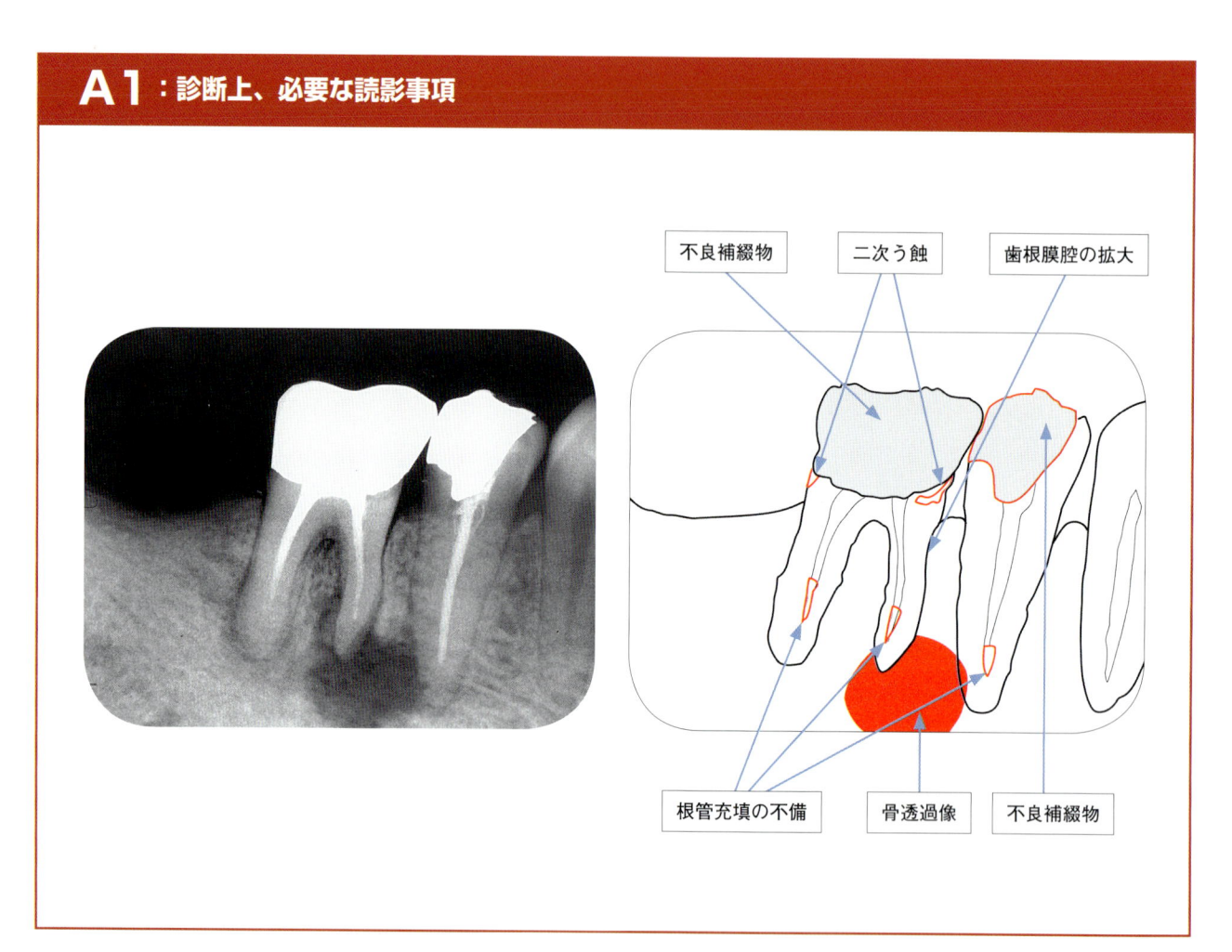

A1：診断上、必要な読影事項

ラベル：
- 不良補綴物
- 二次う蝕
- 歯根膜腔の拡大
- 根管充填の不備
- 骨透過像
- 不良補綴物

A2：他の資料による追加的参照事項

特になし

92

解 説・1 総合診断 & 治療計画

エックス線写真と他資料でここまでつかもう

1. このエックス線写真の読影事項

　複根管における根尖病変では、原因となる根管がどの根であるかを読みとることがポイントとなる。この症例の場合、頬側近心根が未処置であった疑いがある。

2. 問題の緊急度、重篤度と放置した場合の予測

　この症例では比較的病変が大きく、急性発作を招いた場合には歯肉の腫脹が予測される。また 7| が欠損しており、6| に対する咬合力の負担が予測される。放置することにより二次う蝕の進行が起こり、歯の喪失につながると予測される。

3. 治療方針（治療事項、優先順位、効率化）と治療計画（根拠と結論）

　まず主訴の 6| の補綴物の除去後、1根ずつの診査を行う必要がある。症状軽減のため、原因となっている根管を診断して、治療の優先順位を決めて行うような配慮と効率化を図る必要がある。このケースでは、近心根の根尖病変が明らかであるため、そこへのアプローチが最優先である。
　感染根管処置を行う場合、すべての根管にアプローチを行うが、それぞれの根尖部に対する方法は異なってくる。6| の近心根は根尖吸収が疑われる。遠心根は根尖非吸収の状態、また 5| は根尖閉鎖の状態であると推察される。

4. 症状や術後に関する患者さんへの事前の説明事項

　初回の治療時になるべく急性症状を起こさないように、根尖孔を刺激しないよう注意が必要であるが、治療後の疼痛や腫脹の可能性があることを説明しておかねばならない。また、治療終了後は咬合調整やエックス線診査による継続した管理が必要なことなどを説明する。

第1章　エックス線情報を治療にどう生かす？

解　説・2 術後評価

治療結果とメインテナンスの方針

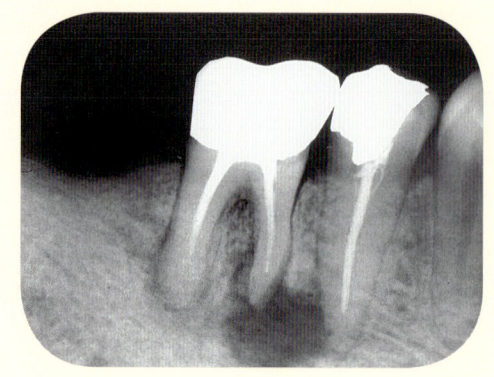

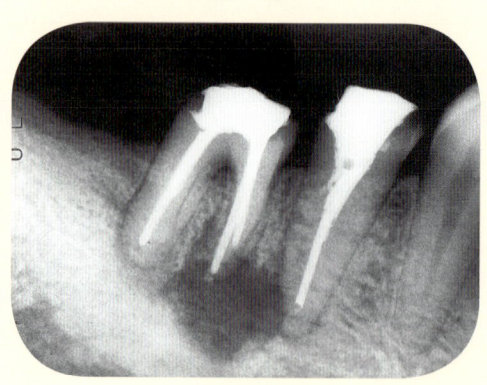

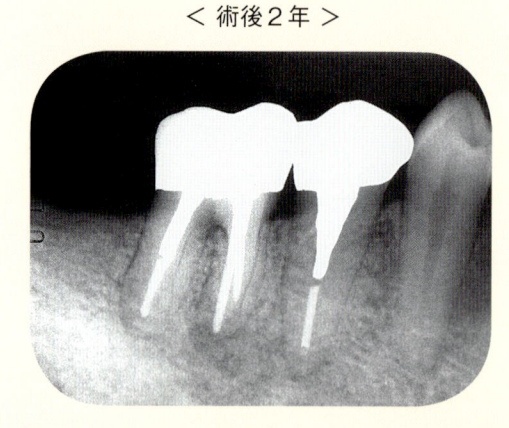

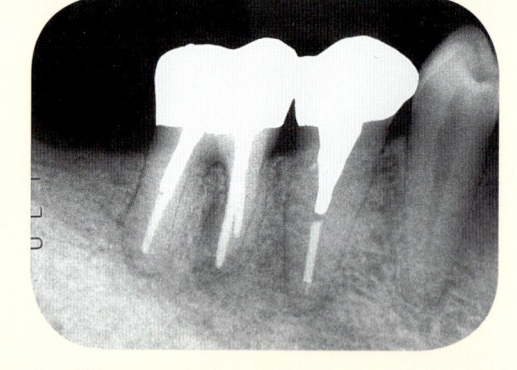

＜術　前＞　　　　　　　　＜術　後＞

＜術後2年＞　　　　　　　＜術後3年＞

図17-1〜4　術前、術後、2年および3年後のエックス線写真である。5|は、初診時に予測したようにファイルが到達するところまで拡大、根管充填を行った。このようなときは無理をして根尖付近まで拡大する必要はないと考えている。6|は結果的にオーバー気味な根管充填となっているが、根管内の起炎物質を取り除くためにはやむをえないのではないかと考えている。

症例17　診断と治療へのアドバイス

感染根管処置を行う場合には、1根管単位で、診査、診断を行うとともに治療の効率化を図ることが重要である。また症状の原因となっている根管を把握することで、早期に症状を軽減することができる。

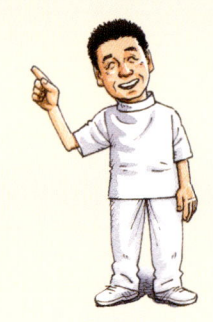

2. 歯内療法編

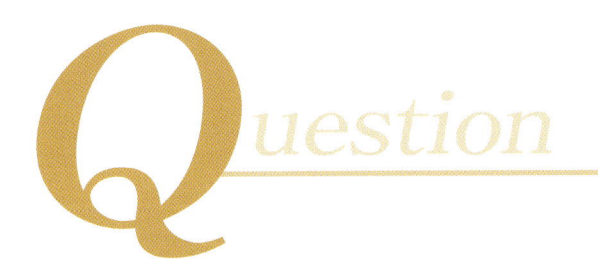

Question

根尖病変⑩―歯根端切除術の既往

Q1：初診時の主訴とこのエックス線写真から読みとるべき事項は？

Q2：他の資料による追加的参照事項は？

症例 18

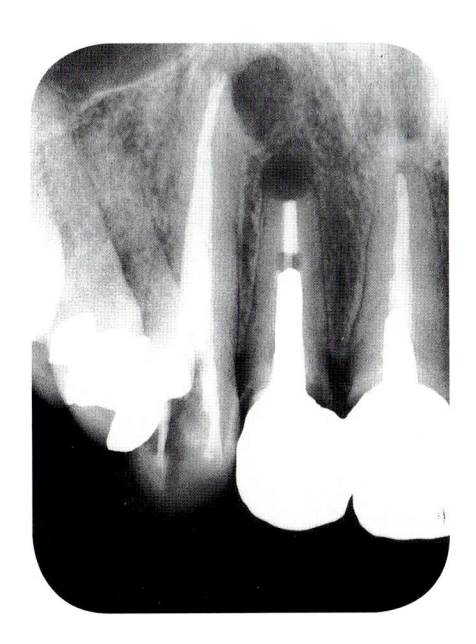

Patient Data
年　齢：38歳
性　別：女性
主　訴：上顎前歯部の違和感

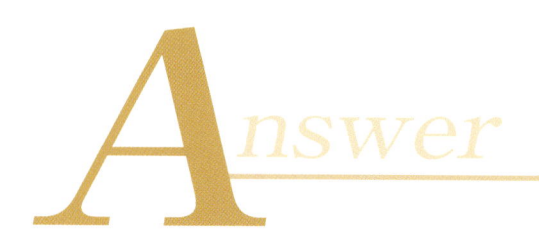

第1章　エックス線情報を治療にどう生かす？

Answer

症例 **18**
根尖病変⑩──歯根端切除術の既往

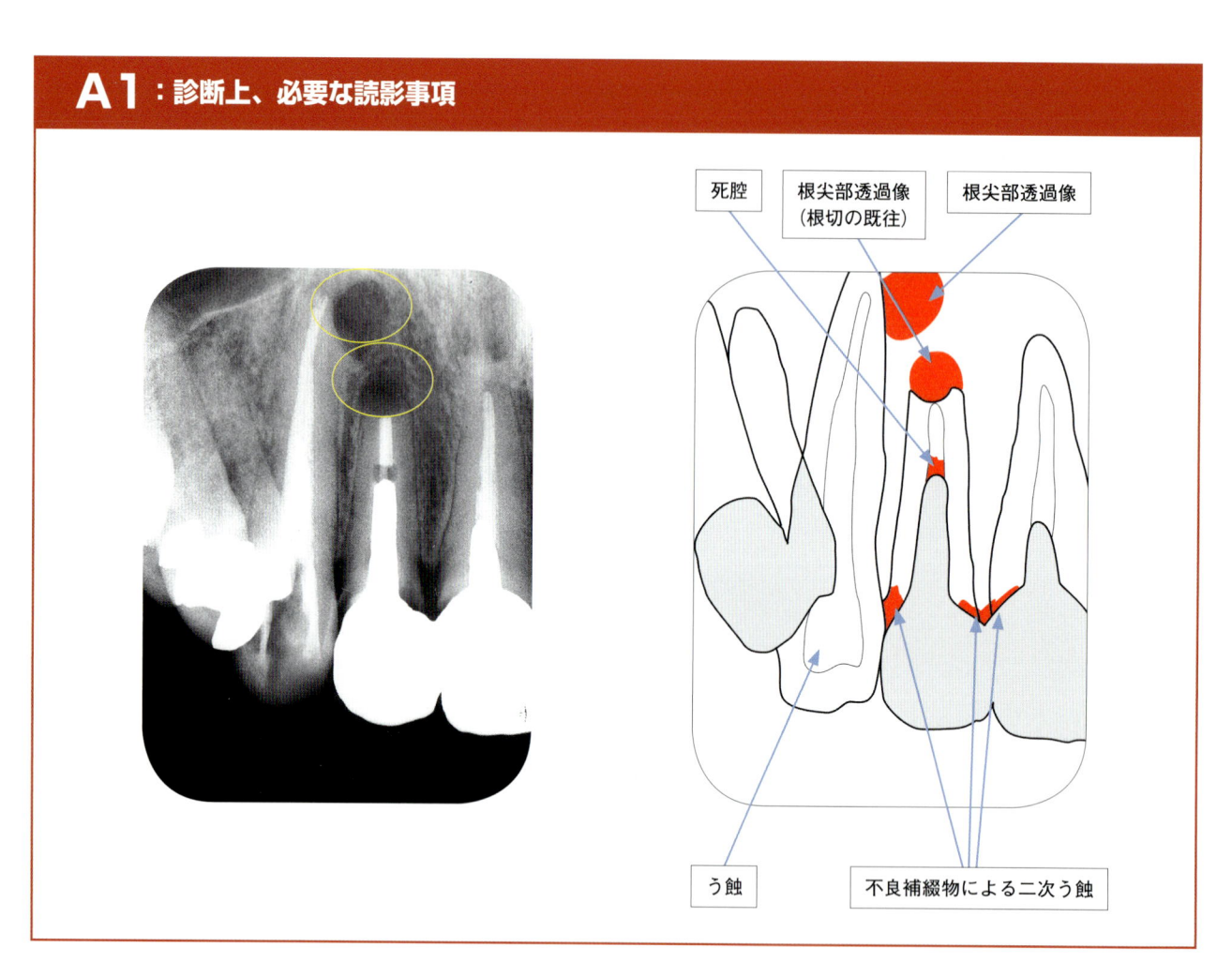

A1：診断上、必要な読影事項

死腔　根尖部透過像（根切の既往）　根尖部透過像

う蝕　不良補綴物による二次う蝕

A2：他の資料による追加的参照事項

特になし

2．歯内療法編

解　説・1 総合診断 & 治療計画

エックス線写真と他資料でここまでつかもう

1. このエックス線写真からの読影事項

　3|根尖部透過像は根管治療の不備によるものであると推測される。しかし主根管よりやや近心側に透過像が確認されるため、側枝の存在を疑うべきであると考える。
　また 2|は歯根端切除術の既往があるにも関わらず、根尖部には透過像が確認でき、根管には起炎因子が内在していることが疑われる。打診には反応せず、原因歯の特定は困難であった。3|の透過像は根切前に存在した 2|由来病変の残存とも疑われた。ダウエル・コア下には不適合に起因すると考えられる死腔の存在が確認される。また、不良補綴物による二次う蝕も認める。

2. 問題の緊急度、重篤度と放置した場合の予測

　速やかに再根管治療を開始する必要性がある。しかし 2|に関しては生理学的根尖孔が存在しないため、治療難易度は高いと思われる。

3. 治療方針（治療事項、優先順位、効率化）と治療計画（根拠と結論）

　2|の支台築造は太く長く、また歯質は脆弱であるために、除去は困難であることが予測される。本症例では根尖部の違和感があったために治療にふみきったが、臨床症状がなければ経過観察を行うというのも一つの選択肢である。
　まず、築造のなされていない 3|から再根管治療を開始し、水酸化カルシウム製剤を貼薬し経過観察していくこととした。同時に 2|のダウエル・コアを慎重に除去し、再根管治療を行い、症状の改善を目指した。

4. 症状や術後に関する患者さんへの事前の説明事項

　治療は長期間にわたること、また違和感が消失しない場合は 2|に関しては抜歯になる可能性があること、治療開始後に急性症状を惹起することがあること、3|にも補綴処置が必要となることを説明する。

解　説・2 当該部位への治療

術前情報を治療に生かす

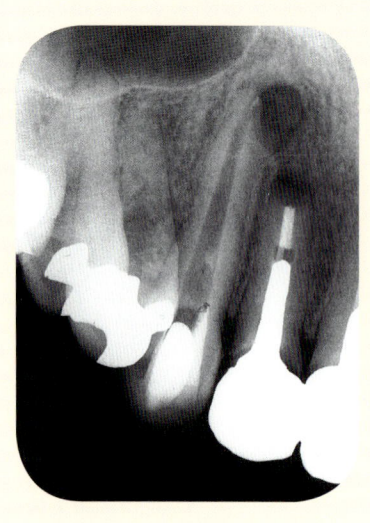

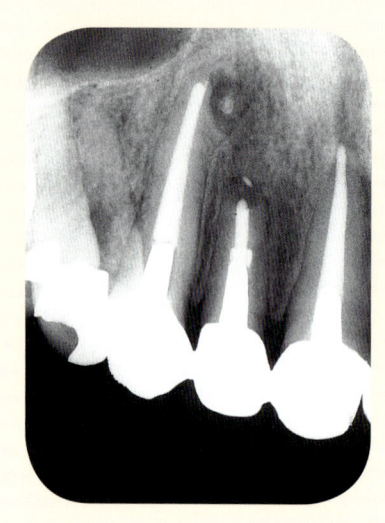

図18-1、2　3⎬は生理学的根尖孔付近にアピカルシートを形成し、側方加圧にて根管充填を行った。2⎬は根尖狭窄部が存在しないため、フレアー状に形成した根管のテーパーを利用して、根尖部の緊密な封鎖を試みた。根尖病変の縮小傾向は確認されるが、今後もメインテナンス時の経過観察が必要である。

解　説・3 術後評価

治療結果とメインテナンスの方針

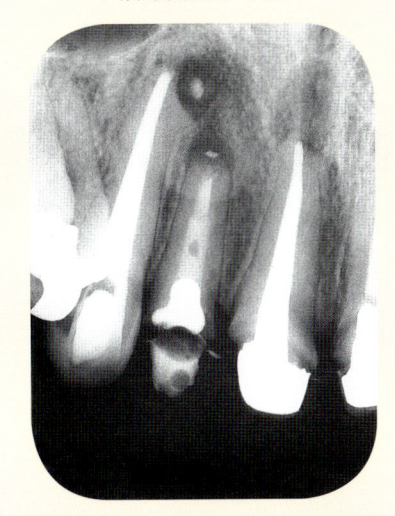

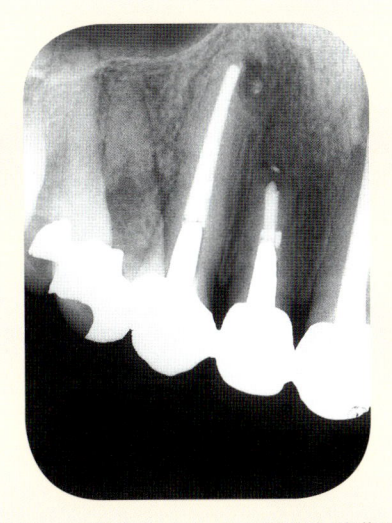

＜治療開始半年後＞　　　　　＜3年後＞　　　　　＜5年後＞

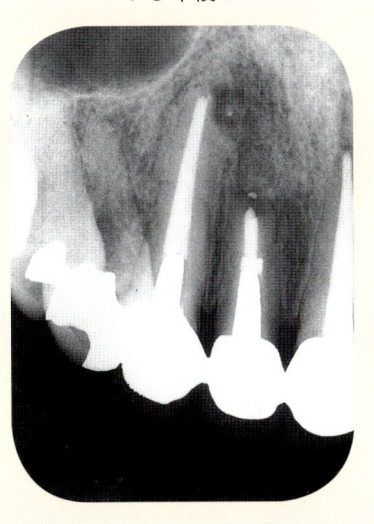

図18-3〜5　図18-3は治療開始半年後、水酸化カルシウム製剤を貼薬時のデンタルエックス線であるが、初診時に比べると根尖部の透過像は縮小傾向であるものの、まだ大きな透過像を認める。図18-4は初診時より3年後、図18-5は5年後のデンタルエックス線であるが、根尖部の透過像が徐々に縮小していることがわかる。また歯肉縁下う蝕を認めた 2｜は、矯正的挺出を用いて生物学的幅径の獲得を行った後、補綴修復を行っている。術後も安定した状態であると判断している。

第1章　エックス線情報を治療にどう生かす？

症例 18 診断と治療へのアドバイス

安易な歯根端切除は避けた方が望ましい。まずは根管治療を行ってみる！

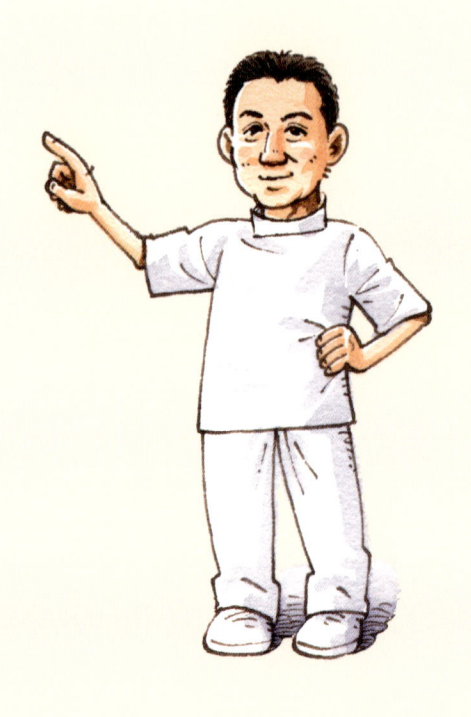

Question

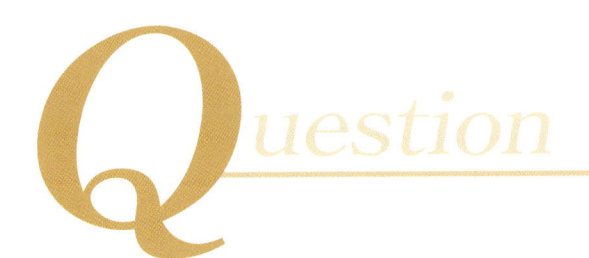

意図的再植術

Q1：初診時の主訴とこのエックス線写真から読みとるべき事項は？

Q2：他の資料による追加的参照事項は？

症例 19

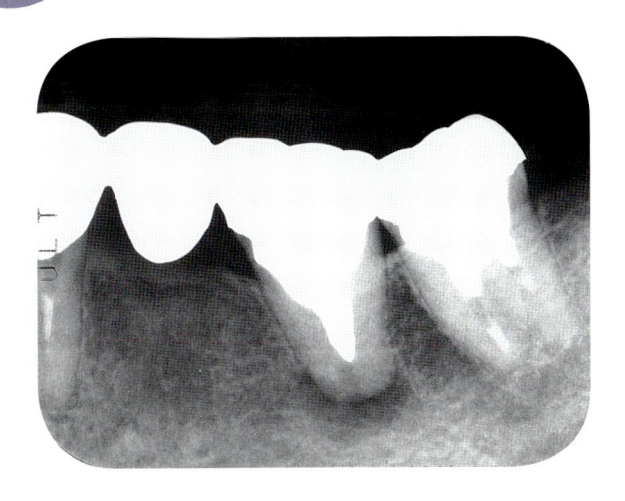

Patient Data
- 年　齢：52歳
- 性　別：女性
- 主　訴：根尖部の圧痛

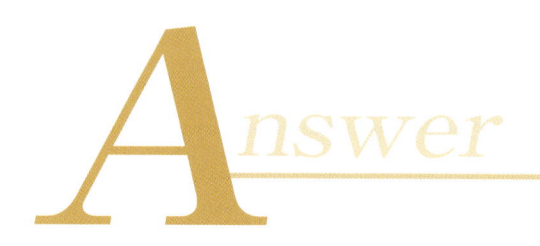

第1章 エックス線情報を治療にどう生かす？

Answer

症例 **19**
意図的再植術

A1：診断上、必要な読影事項

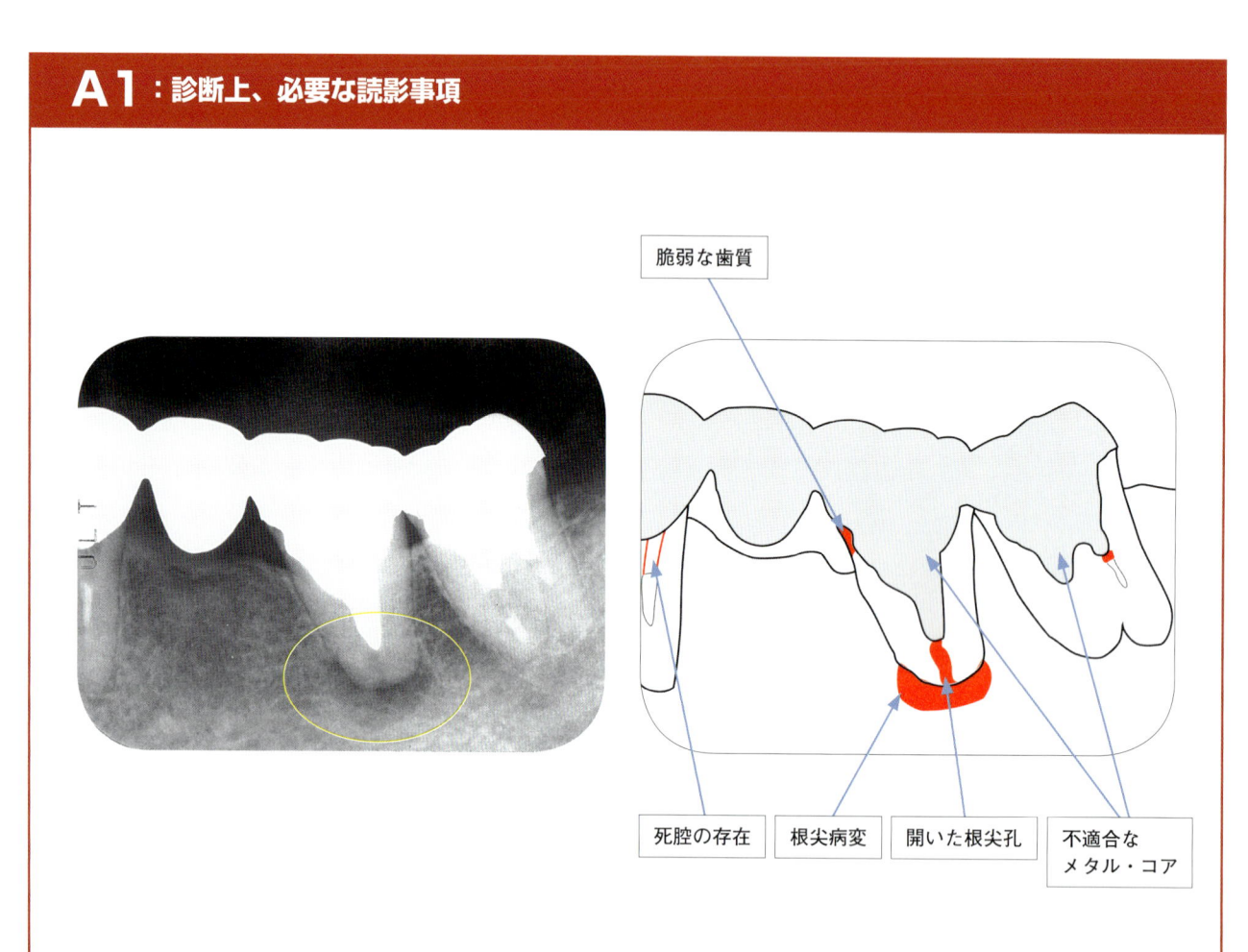

脆弱な歯質

死腔の存在　根尖病変　開いた根尖孔　不適合なメタル・コア

A2：他の資料による追加的参照事項

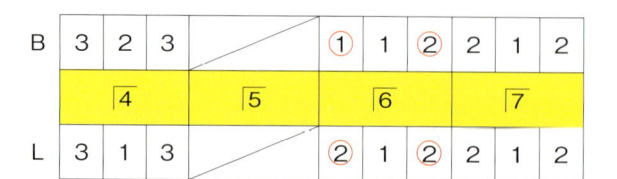

B	3	2	3			①	1	②	2	1	2
				4̲	5̲		6̲		7̲		
L	3	1	3			②	1	②	2	1	2

ポケットは浅く、歯周疾患としては軽度であるが、6̲ はプロービング時に出血が認められる。

解　説・1 総合診断 & 治療計画

エックス線写真と他資料でここまでつかもう

1. このエックス線写真からの読影事項

　歯内療法の不備による根尖病変を有する歯においては、根尖部の吸収の度合いをよく読影することが必要である。この症例では、根尖部の吸収が大きく、根尖孔が大きく開いていることが観察される。このことから根管内からのアクセスが難しいことが予測される。また、歯頸部歯質が脆弱であることから、治療を行う際に注意が必要であることがわかる。

2. 他の資料からの参照事項

　エックス線写真より歯周疾患の罹患度は軽度であることがわかる。また6̄はポケットは浅いが、BoP(＋)であり、やや生物学的幅径が侵襲されている可能性がある。

3. 問題の緊急度、重篤度と放置した場合の予測

　この症例では根尖部に根尖病変が存在するため、根管内の起炎物質の除去をしなければ根尖病変は改善しないが、根尖孔が開いているため根尖付近の器具操作が困難である。しかし、これを設置すると、歯頸部歯質が脆弱なため、歯根破折などのリスクが高くなることが考えられる。

4. 治療方針(治療事項、優先順位、効率化)と治療計画(根拠と結論)

　補綴物を除去し、通法どおり根管治療を開始する。エックス線写真にて、根尖孔はかなり大きく開いていることが確認できる。そのため、根管内からの起炎物質の除去が困難と判断した場合には、外科的歯内療法も視野に入れる。

5. 症状や術後に関する患者さんへの事前の説明事項

　根管内の起炎物質を徹底除去しなければ根尖部の病変の改善が見込めないこと、根尖孔が大きく開いているため、根管内からの治療が困難と判断した場合は、意図的再植が必要なこと。さらには歯頸部歯質が脆弱なため、意図的再植の術中に歯根破折などのおそれがあり、その場合は抜歯となる可能性があることなどを説明する必要がある。抜歯となった場合は、ロングスパンのブリッジとなるため、支台歯の歯根破折の可能性が高くなること、それを回避するためにはインプラント補綴が有利であることなども事前に説明しておくことが重要である。

第1章　エックス線情報を治療にどう生かす？

解　説・2 当該部位への治療

術前情報を治療に生かす

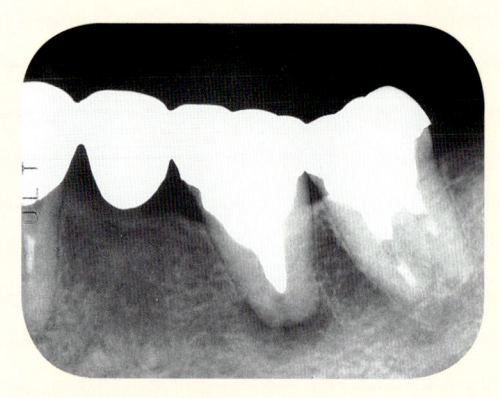

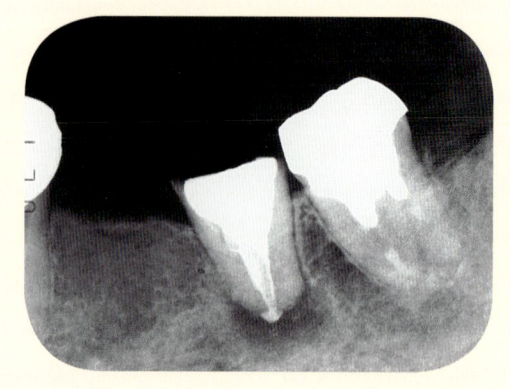

図19-1、2　治療の初期の段階では、口腔内からの根管拡大、水酸化カルシウム製剤による仮根管充填などを約半年間行ったが、根尖孔が太く根管内からの出血のコントロールが困難な状態であった。そのために感染歯質の確認が困難であり、根管内からの操作は限界であると判断した。

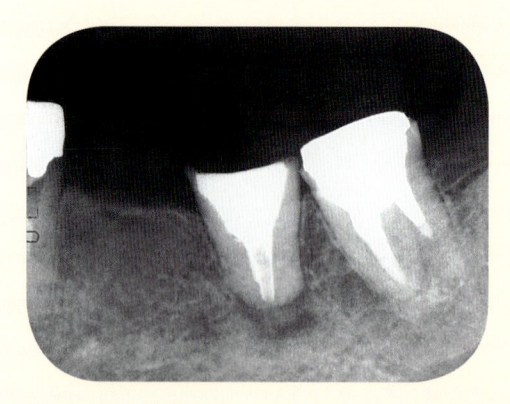

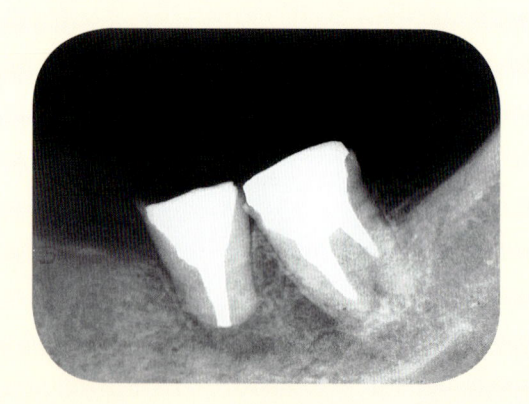

図19-3、4　単根であったため、意図的再植は可能であると判断した。歯が破折しないよう慎重に抜歯を行い、口腔外で根尖孔部の感染歯質除去後、ガッタパーチャとシーラーにて根管充填を行った。根尖部はガッタパーチャにて封鎖した。その後、挺出をさせた状態で抜歯窩に再植し、縫合固定を行った。

解　説・3 術後評価

治療結果とメインテナンスの方針

＜初診時＞　　　　　　　　＜術　後＞

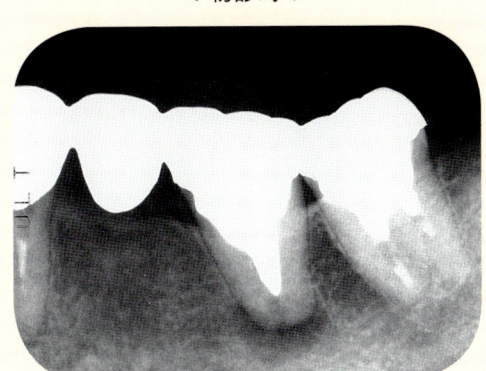

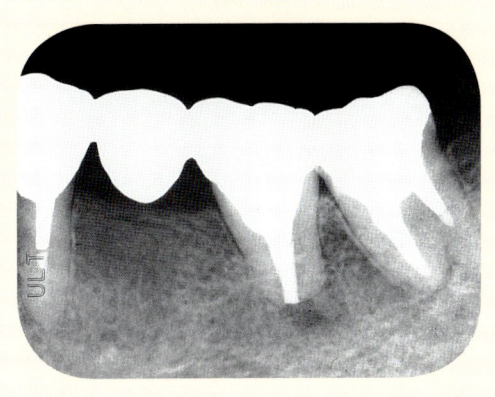

＜4年後＞

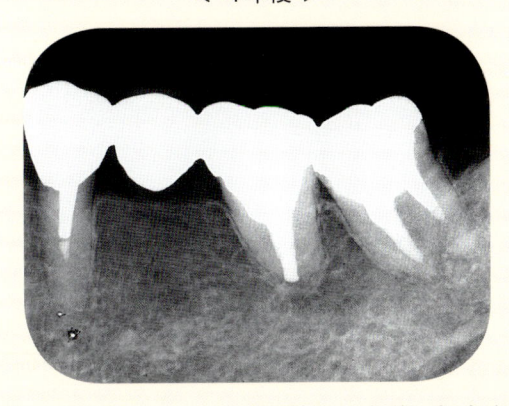

図19-5～7　初診時と術後、4年後のエックス線写真。4年後、根尖病変は縮小し、根尖部には歯槽硬線と思われるエックス線不透過像が認められる。口腔外での操作を時間をかけずに行えたことが比較的良好な結果に結びついたと思われる。　しかし、意図的再植を行った歯は後に歯根の外部吸収を起こす可能性があるため、注意深い経過観察が必要であることを患者さんに説明しておくことが重要である。

症例 19 診断と治療へのアドバイス

> 根尖部の状態をエックス線写真で把握することにより、根管治療の器具操作やそのリスク、術式の選択肢をあらかじめ考慮することができる。

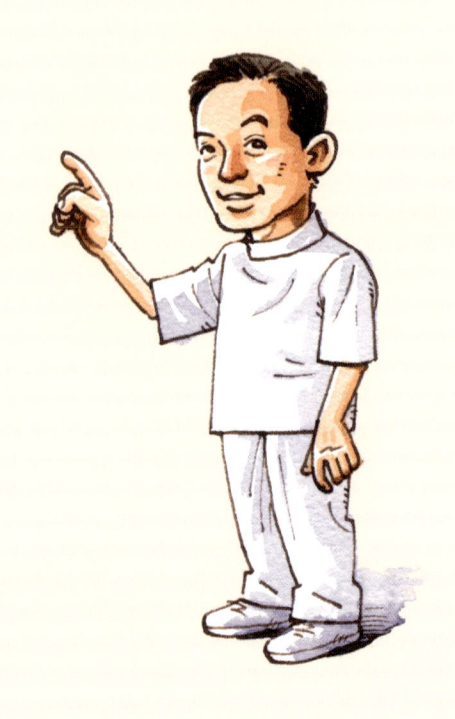

2. 歯内療法編

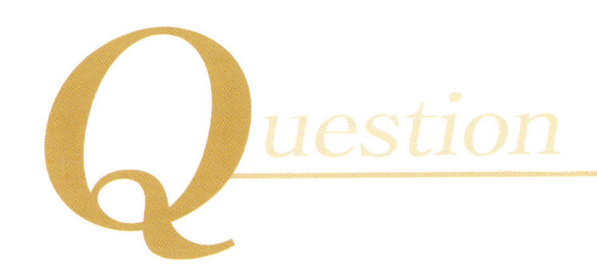

Question

意図的再植術後の歯根吸収

Q1：初診時の主訴とこのエックス線写真から読みとるべき事項は？

Q2：他の資料による追加的参照事項は？

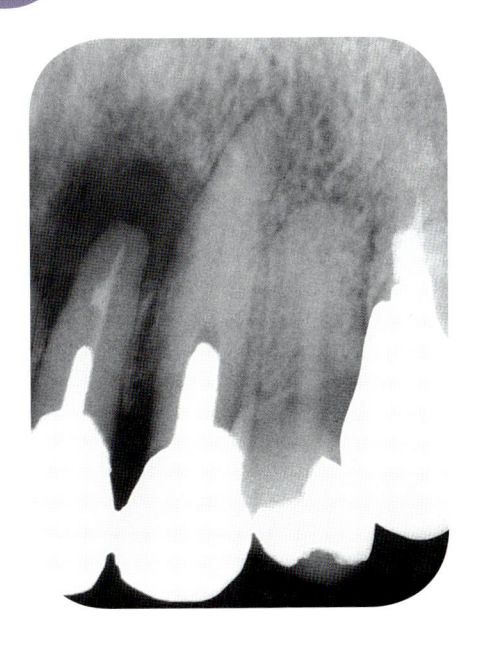

症例 **20**

Patient Data
年　齢：57歳
性　別：女性
主　訴：口蓋からの歯肉腫脹、排膿

107

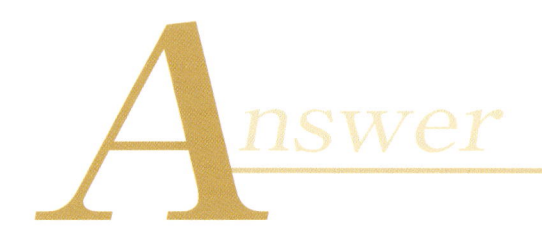

第1章 エックス線情報を治療にどう生かす？

Answer

症例20
意図的再植術後の歯根吸収

A1：診断上、必要な読影事項

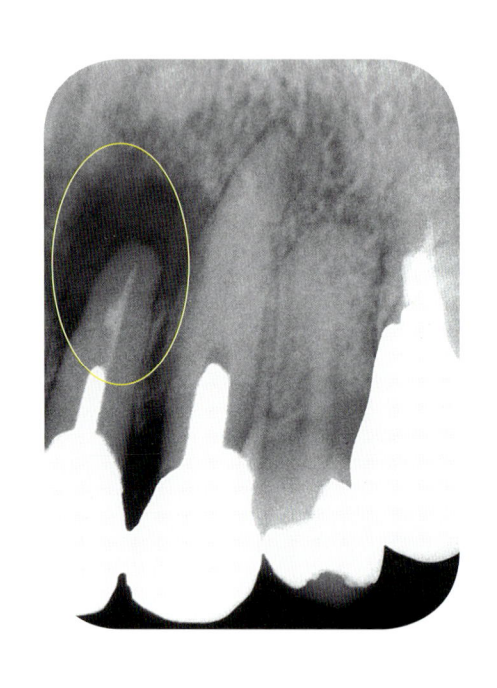

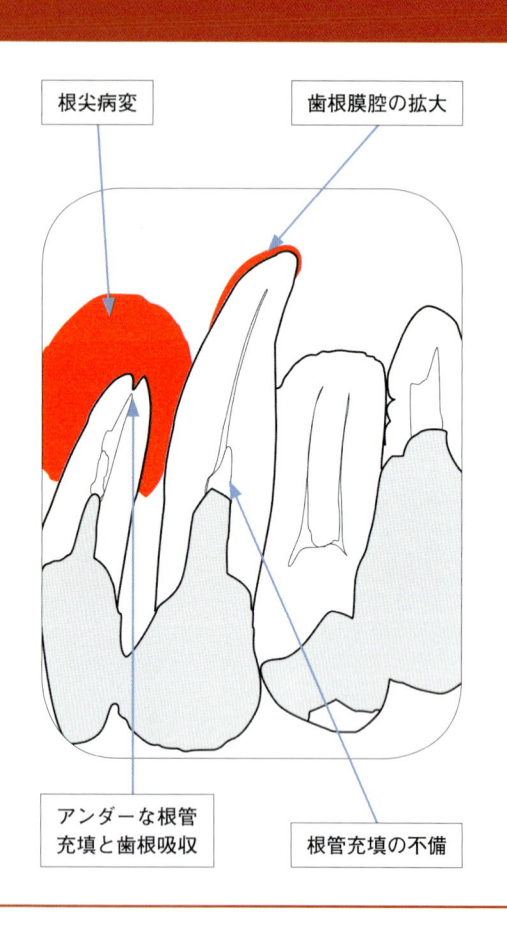

- 根尖病変
- 歯根膜腔の拡大
- アンダーな根管充填と歯根吸収
- 根管充填の不備

A2：他の資料による追加的参照事項

B	2	1	2	2	1	1	2	1	3	3	1	2
			2			3			4		5	
P	2	1	1	1	1	2	2	1	2	2	1	2

概ね3mm以下であり、歯周疾患は軽度である。また、歯根破折などを思わせる深いポケットも存在しない。

2. 歯内療法編

解 説・1 総合診断 & 治療計画

エックス線写真と他資料でここまでつかもう

1. このエックス線写真からの読影事項

　この症例においても、症例19（52歳女性）の症例と同様に|2 に大きな根尖病変と根尖部の吸収、それにともなう根尖孔の拡大が観察される。根尖部の透過性が強いことから、根尖部の歯槽骨の吸収が大きいことが推察される。上顎前歯部口蓋側から排膿していたことを考えると、成書どおり解剖学的に上顎前歯部の歯槽骨が唇舌的に非常に薄いことが理解できる。つまり病変が進行すると、根尖部の透過性はより強くなるということになる。

2. 他の資料からの参照事項

　術前のプロービング・チャートより、歯周疾患の罹患度は軽度であると考えられる。根尖部に大きな透過像が存在する場合、深い歯周ポケットと根尖病変が交通した歯周・歯内病変の可能性も考えられるが、この症例においてはポケットが浅く、根管由来の根尖病変であると推察できる。

3. 問題の緊急度、重篤度と放置した場合の予測

　口蓋側に瘻孔を形成しているため、歯根端切除や根尖部の掻爬のみで対応したとしても、根管内の起炎物質が除去されない限り、瘻孔の自然閉鎖は望めない。また放置することにより更なる病変の拡大と、それにともなう歯槽骨の吸収がより進行する危険性がある。

4. 治療方針（治療事項、優先順位、効率化）と治療計画（根拠と結論）

　補綴物を除去し、通法どおり根管治療を開始するが、根管内からの起炎物質の除去が困難と判断した場合には、意図的再植も考慮する。その際、抜歯時や操作時間の遅延により歯根膜線維を損傷してしまうと再植後の治癒形態が癒着の転帰をたどることがある。よって術中の抜歯操作、処置の時間がその予後を大きく左右するものと考えられる。

5. 症状や術後に関する患者さんへの事前の説明事項

　根管内の起炎物質を徹底除去しなければ口蓋側からの瘻孔の閉鎖が困難なこと、根尖孔が大きく開いているため、根管内からの治療が困難と判断した場合は、意図的再植が必要なことなどを説明する。意図的再植を選択せざるを得なかった場合、瘻孔および根尖病変の縮小は期待できるが、経年的に歯根の外部吸収が起こる可能性、さらにはいったん外部吸収が起こると、最終的には歯根がすべて吸収されてしまう危険性があるため、抜歯になった場合の治療オプションも説明しておくべきである。

解　説・2 当該部位への治療

術前情報を治療に生かす

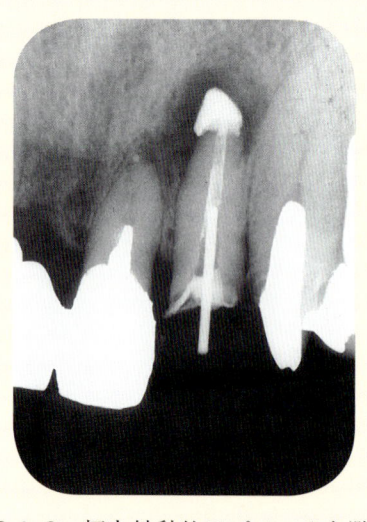

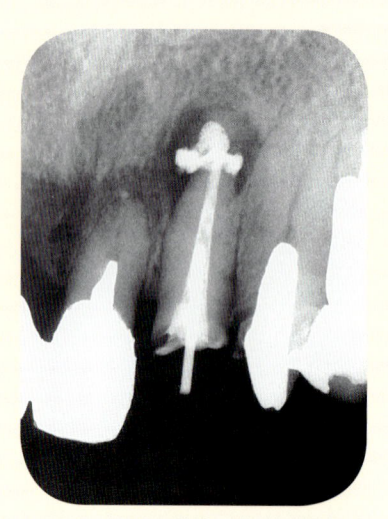

図20-1、2　極力外科的アプローチを避けたいため、水酸化カルシウム製剤で約半年間仮根管充填を繰り返したが、病変は縮小しなかった。根尖孔が太く根管内からの出血のコントロールが困難な状態であったため、意図的再植を行った。

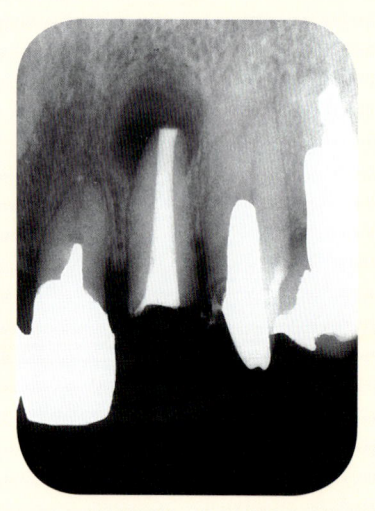

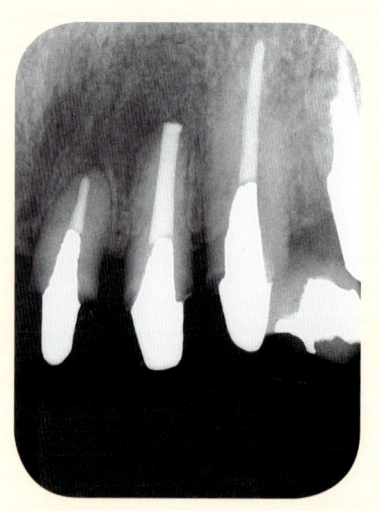

図20-3、4　抜歯を行い、口腔外で根管充填まで終了し、根尖部を徹底的に掻爬し、抜歯窩に再植した。再植後約1年、根尖部の透過像は縮小傾向にある。根尖病変の縮小を確認後メタル・コアを植立した。根尖病変が大きかったため、後のトラブルに対応できるようポストはやや短めに形成した。

解 説・3 術後評価

治療結果とメインテナンスの方針

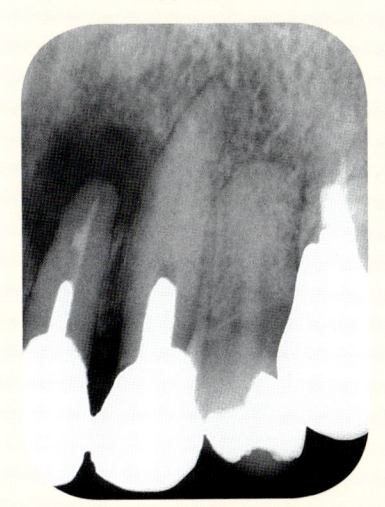

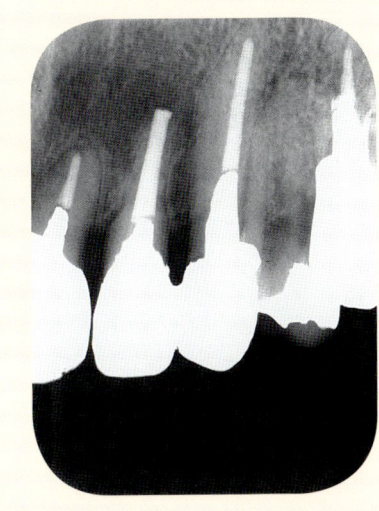

＜術　前＞　　　　　＜2年経過後＞　　　　　＜3年経過後＞

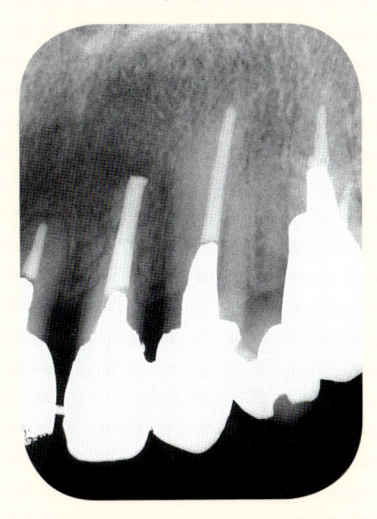

図20-5〜7　初診時と最終補綴装着より約2年後と3年後のエックス線写真。病変は縮小したものの、経年的に歯根の外部吸収を起こした。この原因としては、抜歯操作時に歯根膜線維を損傷した可能性や、口腔外での根管拡大、充填、根尖部の掻爬などの操作に時間を費やしすぎたことにより、癒着の治癒形式となったためと考えられる。

症例 20 診断と治療へのアドバイス

歯内療法の最終手段としての意図的再植は、そのリスクをよく理解したうえで判断すること、また、予後の可能性を患者さんによく説明をしておくことが必要である。

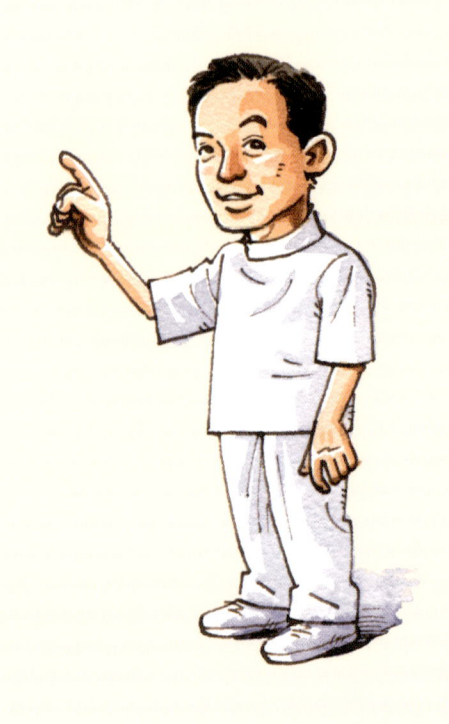

2. 歯内療法編

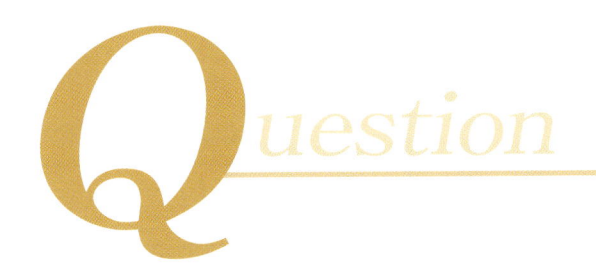

Question

歯根破折の診断

Q1：初診時の主訴とこのエックス線写真から読みとるべき事項は？

Q2：他の資料による追加的参照事項は？

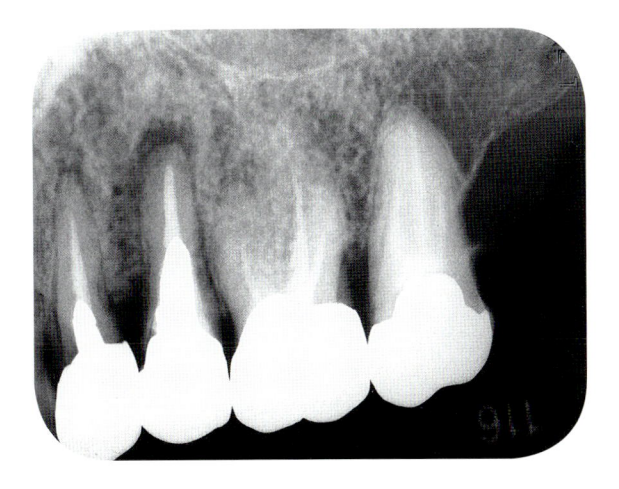

症例 21

Patient Data
- 年　齢：53歳
- 性　別：女性
- 主　訴：上顎小臼歯部の動揺・咬合痛

第1章 エックス線情報を治療にどう生かす？

Answer

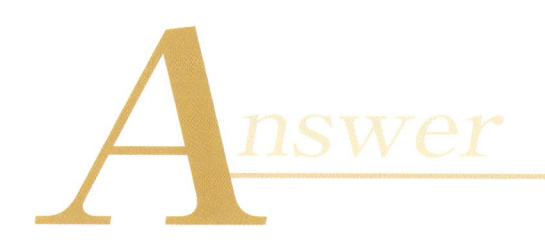

症例 21
歯根破折の診断

A1：診断上、必要な読影事項

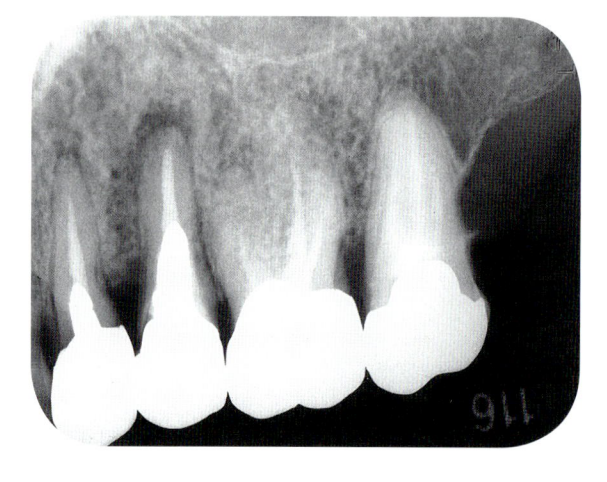

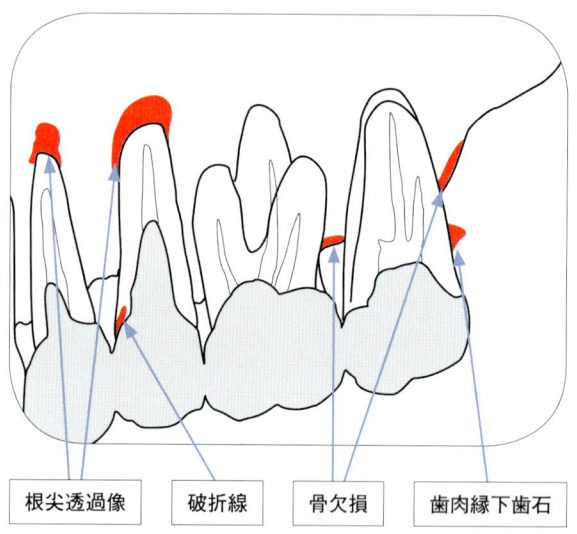

根尖透過像　破折線　骨欠損　歯肉縁下歯石

A2：他の資料による追加的参照事項

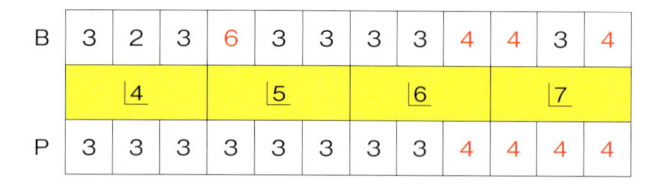

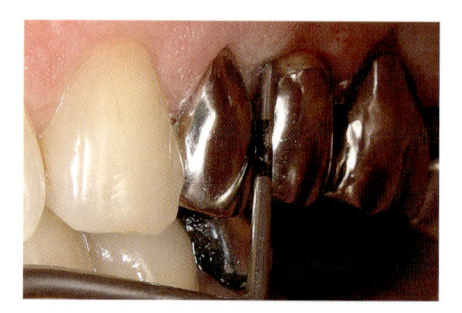

B	3	2	3	6	3	3	3	3	4	4	3	4
			⌞4			⌞5			⌞6			⌞7
P	3	3	3	3	3	3	3	3	4	4	4	4

側方面観口腔内写真。⌞5 の近心頬側に局部的に、歯根破折の特徴としてプローブが1ヵ所にすーっと入る。6mmの歯周ポケットの存在が認められる。⌞4 5 6には不良補綴物が装着されている。

114

2．歯内療法編

解　説・1 総合診断 & 治療計画

エックス線写真と他資料でここまでつかもう

1. このエックス線写真からの読影事項

この症例では、|5 の根尖部付近に限局性ではなく、瀰漫性の骨透過像が認められる。また、歯頸部付近の破折線や、太いダウエル・コアの装着から、歯根破折を疑うことができる。

2. 他の資料からの参照事項

|5 近心頬側に限局した 6mm の歯周ポケットが認められ、この部位に破折線があることが予測される。

3. 問題の緊急度、重篤度と放置した場合の予測

歯根破折を根尖性の歯周組織炎と診断を誤ると、痛みがとれず患者さんとのトラブルになりかねない症例である。これを放置した場合はその後のインプラントやブリッジといった処置の際に骨吸収が進み、条件を悪くしてしまう。

4. 治療方針(治療事項、優先順位、効率化)と治療計画(根拠と結論)

破折線の位置や歯質の状態によっては、保存の可能性はあるが、このケースは破折が垂直に起きていること、また、根尖付近まで破折が及んでいるため基本は抜歯である。|5 を抜歯後に、④5⑥⑦ブリッジにて最終補綴を行う。

5. 症状や術後に関する患者さんへの事前の説明事項

④5⑥⑦のブリッジにより、ポンティック部の清掃が困難になるため、継続的なメンテナンスが必要になること、|4 も同じように今後破折の可能性があることを説明する。

第1章 エックス線情報を治療にどう生かす？

解　説・2 当該部位への治療

術前情報を治療に生かす

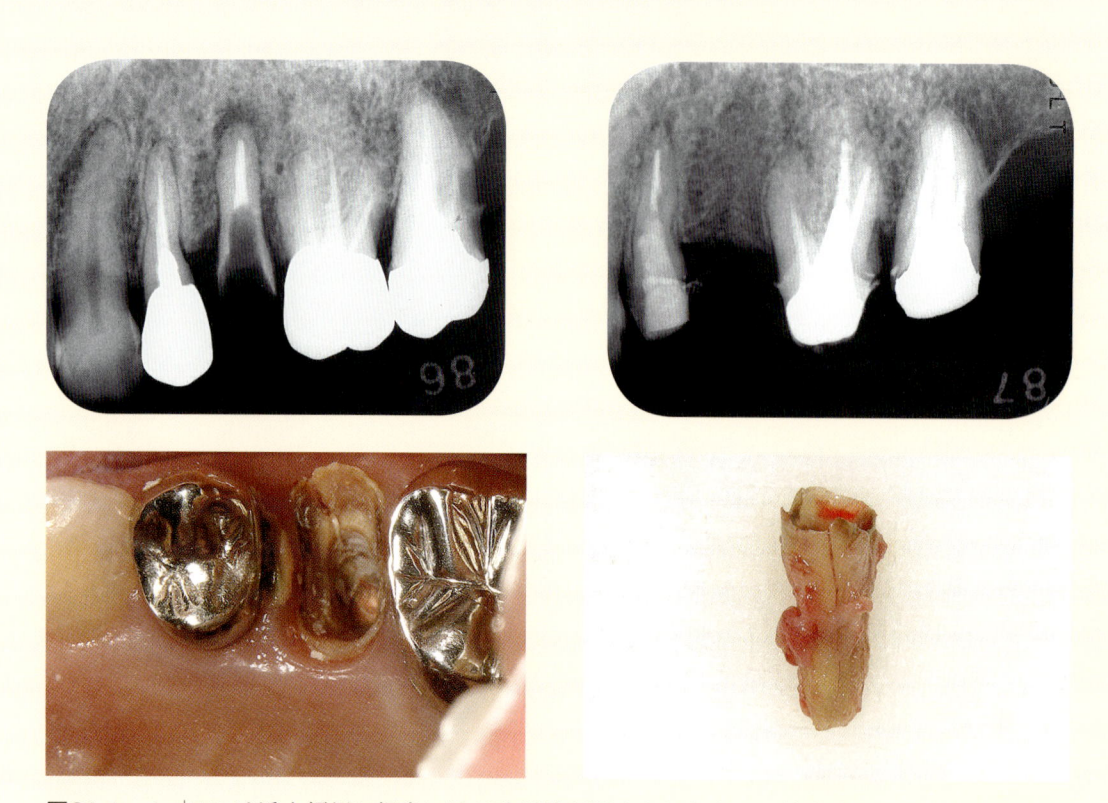

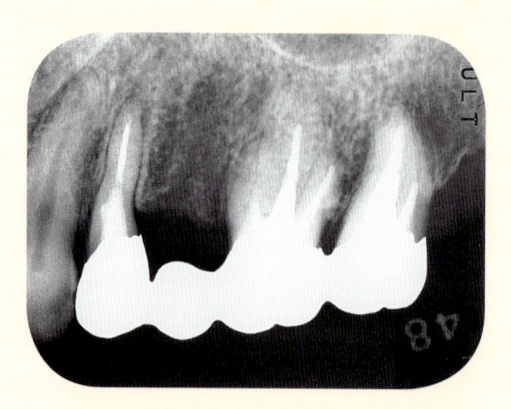

図21-1〜4　5┘には近心頬側に根尖に及ぶ破折線が認められたため、抜歯を行った。抜歯窩の治癒期間に4 6 7┘の根管治療を行い、歯台築造を行った。4┘に関しては、ダウエル・コア除去時に歯質を過剰に削除してしまったため根破折への配慮として、ファイバー・ポストを用いた築造を行っている。

図21-5　4 5 7┘の感染根管処置および歯周基本治療を行った後に、④⑤⑥⑦ブリッジにて最終補綴を行った。

2．歯内療法編

解　説・3 術後評価

経過観察による治療の妥当性は？

＜術　前＞　　　　　　　　　　　　＜術　後＞

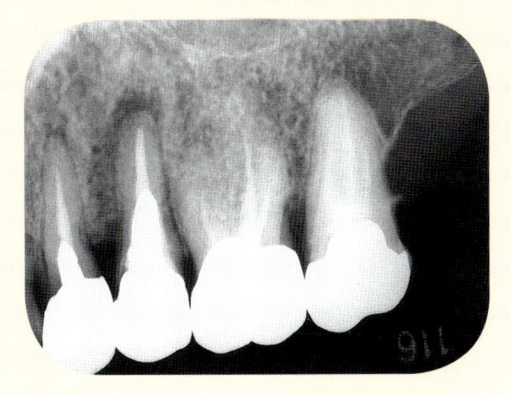

図21-6　術前のエックス線写真。　　図21-7　術後のエックス線写真。

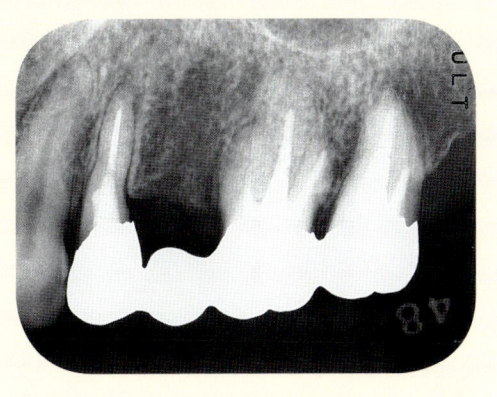

＜6ヵ月経過時＞

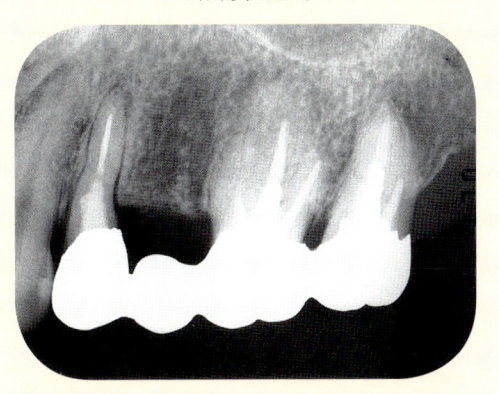

図21-8　|4に多少、歯根膜腔の拡大は認められるが、対合歯がデンチャーということもあり、安定した状態である。|4根尖透過像は今後も咬合調整を含めたメインテナンスで経過観察が必要である。

症例21 診断と治療へのアドバイス

　歯根破折の診断において、エックス線写真は一つの診断基準となるが、初期の破折では破折線が見えないケースも多いため、それを根尖病変と誤らないよう、透過像やダウエル・コアの状態、プロービングなどより総合的な診査、診断をする必要がある。

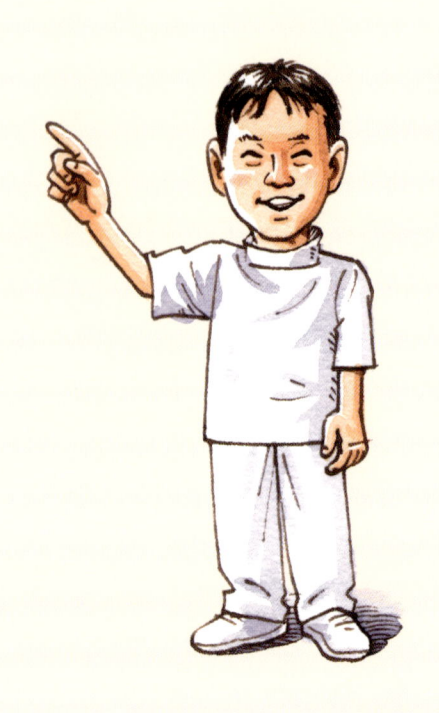

2. 歯内療法編

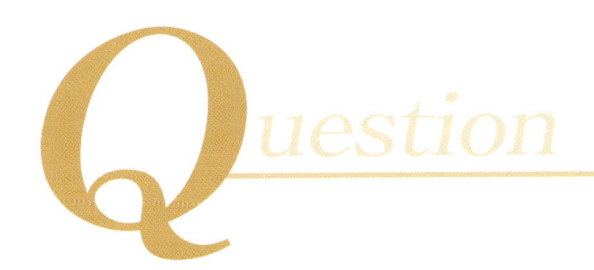

Question

メタルコアの除去

Q1：初診時の主訴とこのエックス線写真から読みとるべき事項は？

Q2：他の資料による追加的参照事項は？

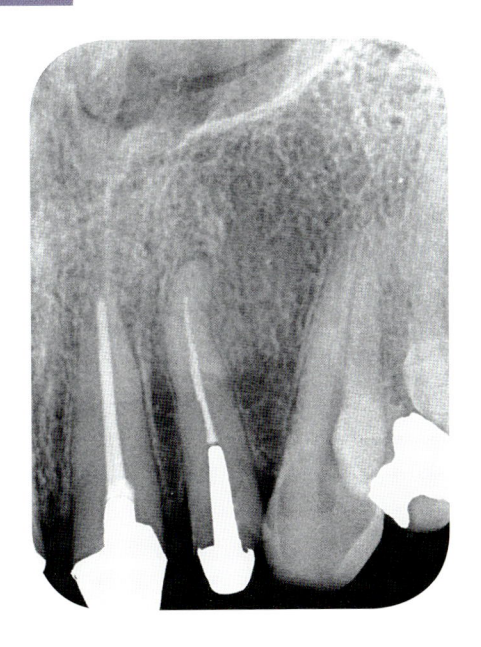

症例 22

Patient Data
- 年　齢：47歳
- 性　別：男性
- 主　訴：前歯部補綴物脱離にて来院

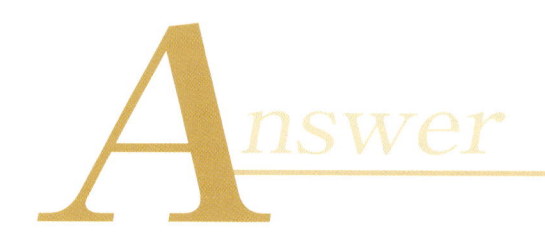

第1章　エックス線情報を治療にどう生かす？

Answer

症例 22
メタルコアの除去

A1：診断上、必要な読影事項

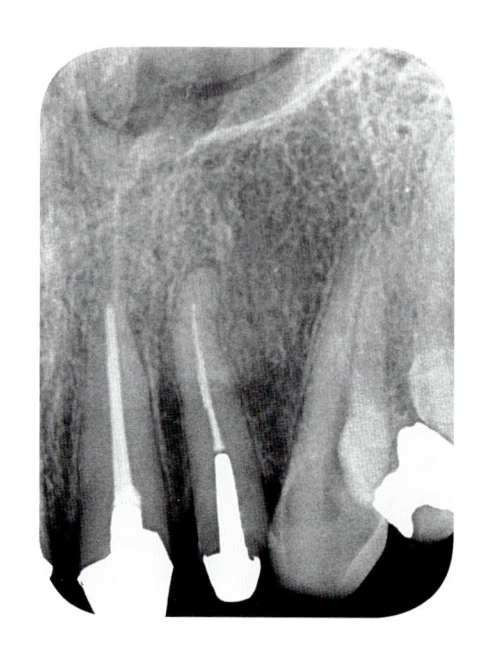

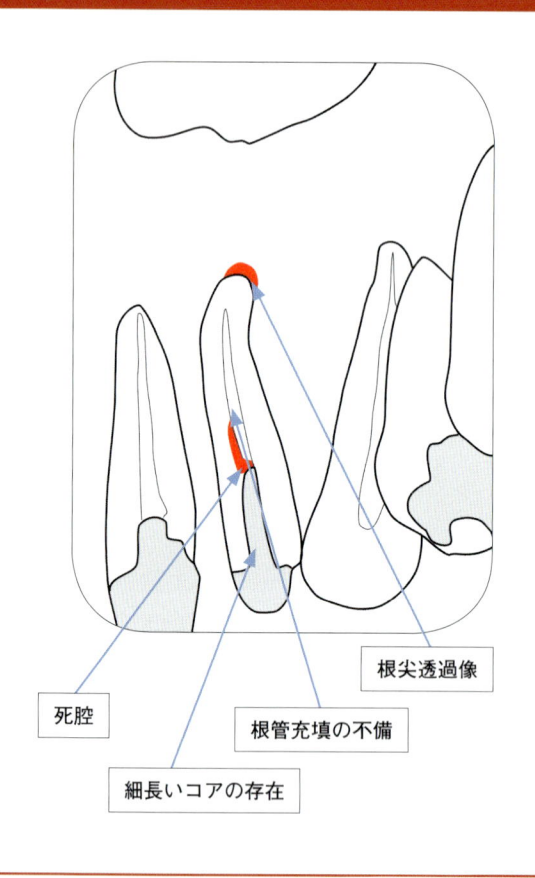

- 死腔
- 根管充填の不備
- 細長いコアの存在
- 根尖透過像

A2：他の資料による追加的参照事項

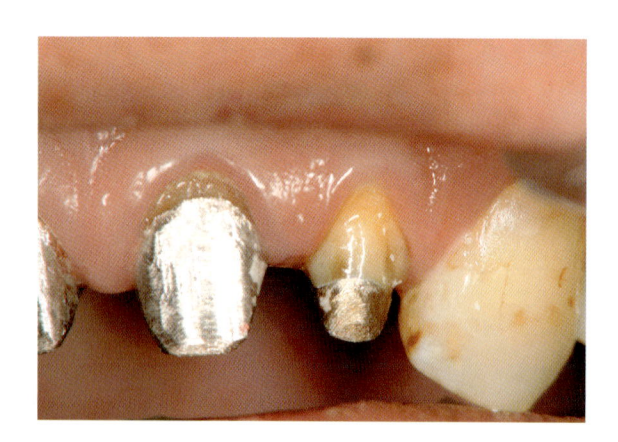

治療前の口腔内写真。|2には歯質が十分残っており、そのうえにダウエル・コアの植立が確認される。|2はコアと歯質の間に二次う蝕の存在も認められる。

解 説・1 総合診断 & 治療計画

エックス線写真と他資料でここまでつかもう

1. このエックス線写真からの読影事項

この症例の場合、|2 の根尖に透過像を認めた。|2 の根管に目を向けると、死腔の存在や根管充填が不十分であることが確認できる。|2 には根管3分の1程度の長さで、太さは歯の幅径の約3分の1程度のダウエル・コアを確認できる。また、十分に根部の歯質が残っていると推測できる。

2. 他の資料からの参照事項

治療途中の状態、エックス線では確認できなかったが、視診により|2 のコアと歯質の境界部に二次う蝕を認める。

3. 問題の緊急度、重篤度と放置した場合の予測

|2 には打診や根尖部の圧痛などの臨床症状はなく、緊急性はない。しかしながら、コアとの境界部に二次う蝕を認め、また根管充填が不十分であることから根管治療を行うべきであると考える。そのためにはコアの除去が必要だが、その際歯質を脆弱にしない配慮も必要である。

4. 治療方針(治療事項、優先順位、効率化)と治療計画(根拠と結論)

|2 において二次カリエスの除去、不良な根管充填の改善が必要である。しかし歯の保存が最優先であり、長いポストコアが装着されている場合には、歯根端切除での対処も一つの治療オプションとなる。

5. 症状や術後に関する患者さんへの事前の説明事項

|2 が二次う蝕になっているため現在装着されているコアを外し、根管治療が必要であることを伝える。またコアを外すときには、歯根破折の可能性があることも説明すべきである。

解　説・2 当該部位への治療

術前情報を治療に生かす

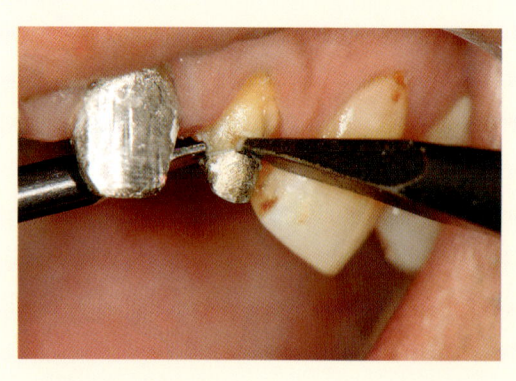

図22-1　コアの除去には、既製の除去具を用いて一塊として除去したり、コアを削るなどのいろいろな方法がある。この症例には細長いダウエル・コアが装着されており、歯質が多く残っているが、コアを削合し除去することで歯質を脆弱にするおそれがあるため、一塊として除去するのが望ましい。

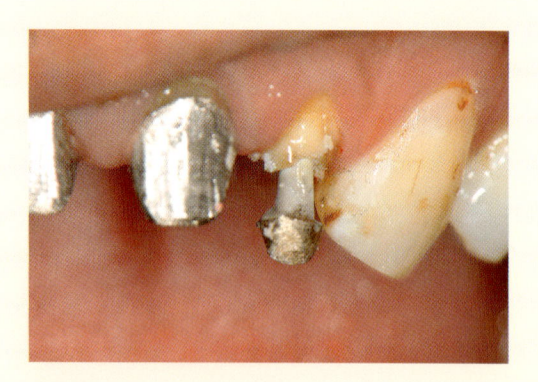

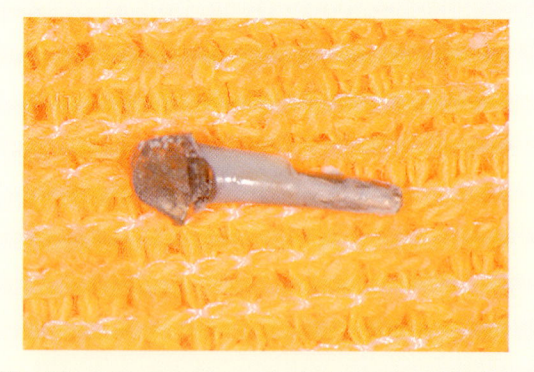

図22-2、3　除去したポストと口腔内の状態。歯質の厚みが十分あることを確認したうえで頬側と舌側からコアと歯質の間にスリットを入れ、マイナス・ドライバーにて逆方向に力をかけ、一塊として除去を行った。コア周囲の歯質が多く残存していることから、除去時にかかる力を歯が許容でき、破折など歯へのダメージを少なくできたものと考えられる。

2. 歯内療法編

解　説・3 術後評価

治療結果とメインテナンスの方針

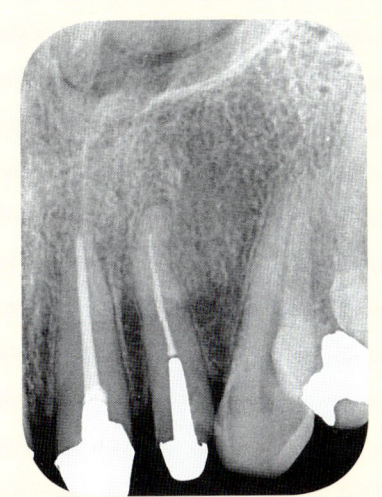

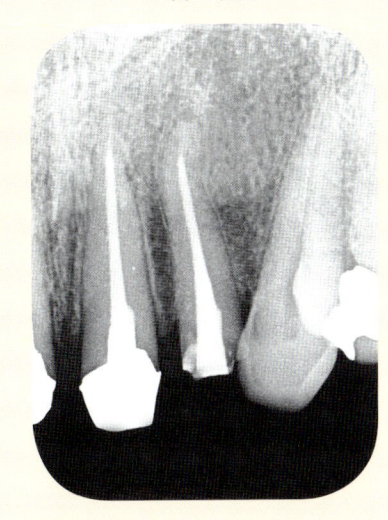

＜術　前＞　　　　＜術　後＞　　　　＜1年経過後＞

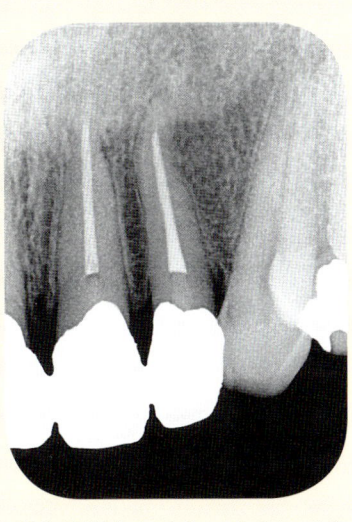

図22-4〜6　初診時のエックス線写真と補綴後のエックス線写真。極力歯質を脆弱化させないようにできたと思われる。歯周病などのリスクは少ない患者さんであるので、二次う蝕などに気をつけ根尖の状態をエックス線写真で経過観察する必要がある。

第1章　エックス線情報を治療にどう生かす？

症例22　診断と治療へのアドバイス

> エックス線写真でコアの状態を読影することで、除去方法、患者への説明が容易になる。

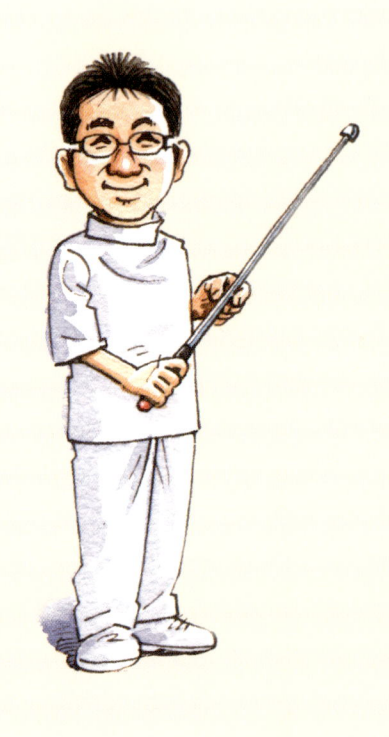

3. 歯周治療編

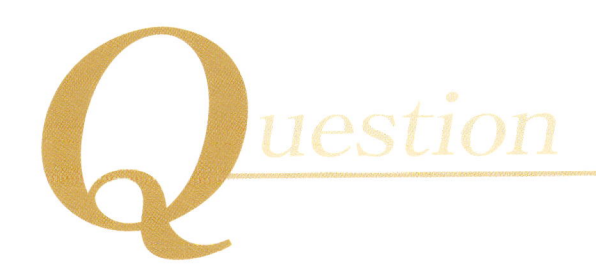

Question

2～3壁性骨欠損

Q1：初診時の主訴とこのエックス線写真から読みとるべき事項は？

Q2：他の資料による追加的参照事項は？

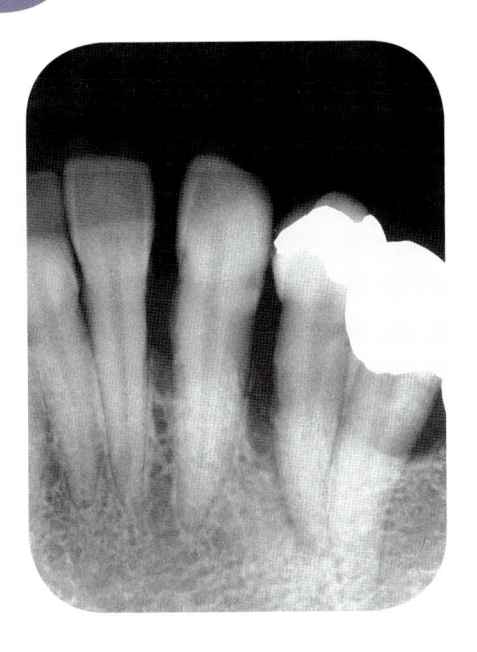

症例 23

Patient Data
年　齢：58歳
性　別：女性
主　訴：左下で硬いものが、咬めない

第1章 エックス線情報を治療にどう生かす？

Answer

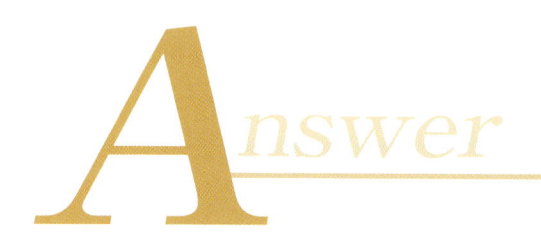

症例 23
2〜3壁性骨欠損

A1：診断上、必要な読影事項

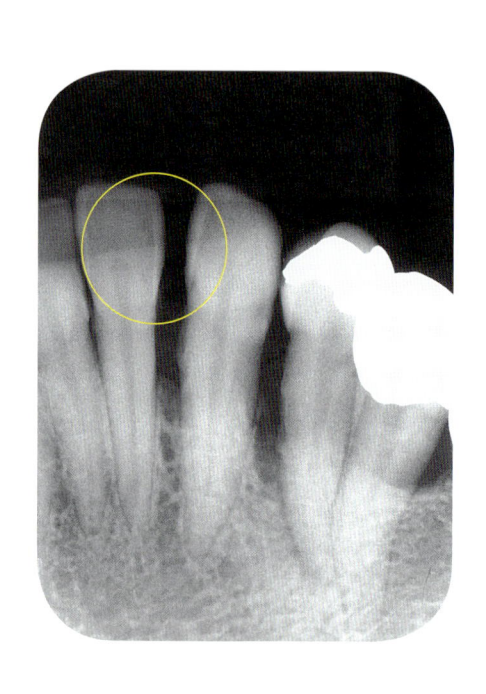

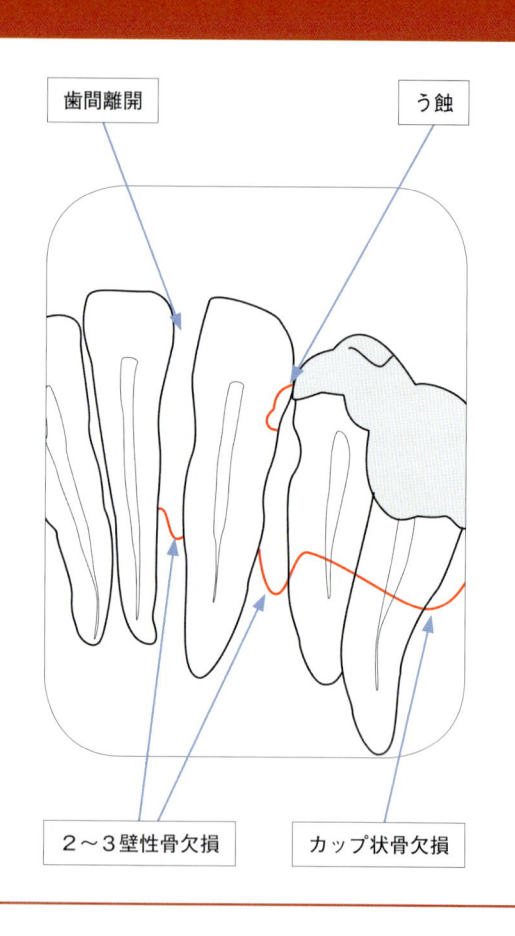

図の注釈：
- 歯間離開
- う蝕
- 2〜3壁性骨欠損
- カップ状骨欠損

A2：他の資料による追加的参照事項

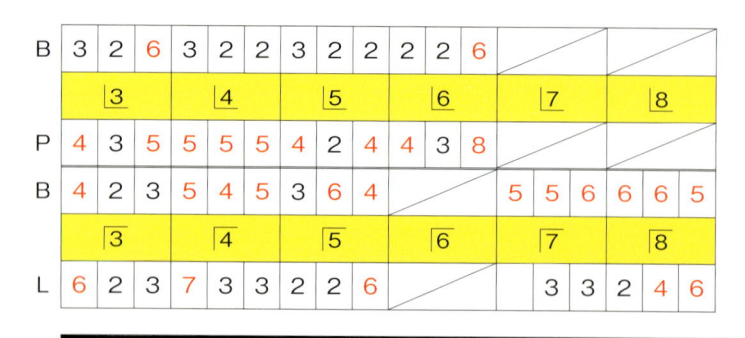

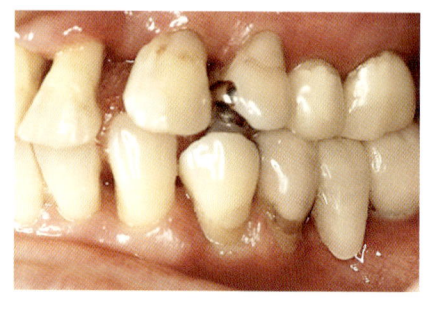

B	3	2	6	3	2	2	3	2	2	2	2	6				
		3		4		5		6		7		8				
P	4	3	5	5	5	5	4	2	4	4	3	8				
B	4	2	3	5	4	5	3	6	4				5	5	6	6	6	5
		3		4		5		6		7		8				
L	6	2	3	7	3	3	2	2	6				3	3	2	4	6

ほぼ治療前の側方面観口腔内写真。4は頬側に傾斜し、2 3/2 3が歯間離開しており咬合運動時の干渉や、咬合高径が低下していたことが推測される。プロービング・チャートでは、5mm以上の深いポケットが存在する部位が多数見られる。

解　説・1 総合診断 & 治療計画

エックス線写真と他資料でここまでつかもう

1. このエックス線写真からの読影事項

　4⏌の近心にある骨欠損の状態は、2壁性～3壁性の垂直性骨欠損であると予測される。また、5⏌にも、ややカップ状を呈した骨欠損が存在することから、過剰な咬合力により骨欠損が生じたのではないかと推測できる。

2. 他の資料からの参照事項

　口腔内写真は初診の状態ではないが、4⏌は頬側に傾斜しており、⏌2 3／2 3⏌が歯間離開しているのが確認できる。このような状態は、咬合高径の低下による前歯部のフレー・アウト、それにともなう偏心運動時のガイド不足による過剰な咬合力が側方歯群にかかったため、骨欠損が生じたと考えられる。4⏌の動揺度は1度であった。

3. 問題の緊急度、重篤度と放置した場合の予測

　偏心運動時の過剰な咬合力によるジグリング・フォースを取り除かない限り骨欠損は改善しない。よってこのまま放置すると骨欠損が進行し、4 5⏌を喪失してしまう結果になりかねない。早期に治療を行う必要がある。

4. 治療方針（治療事項、優先順位、効率化）と治療計画（根拠と結論）

　4⏌は咬合力から開放させて、自然挺出を行うために抜髄を行った。歯周基本治療と自然挺出で歯周組織の反応を見ていった。歯周外科を行う予定だったが、患者さんの既往歴に糖尿病と高血圧があり、コントロールが不良で観血的処置が不可能であったため、自然挺出とルート・プレーニングで対応した。

5. 症状や術後に関する患者さんへの事前の説明事項

　骨欠損の原因が咬合に関与しているため、全顎的治療が必要になることを説明する。また、治療期間が長期になり、治療終了後もメインテナンスを行わないと再発の危険性があることを理解してもらう。

解　説・2　当該部位への治療

術前情報を治療に生かす

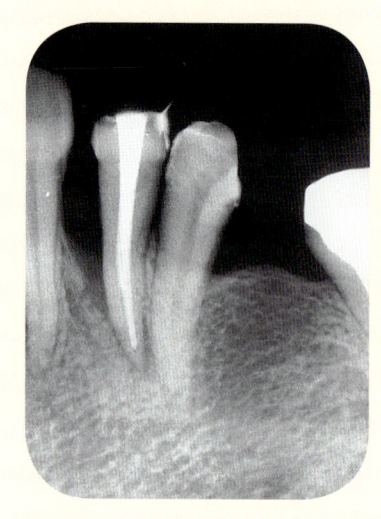

図23-1　根管充填時。

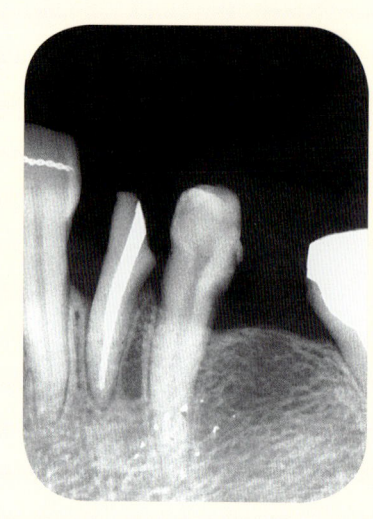

図23-2　1年3ヵ月後。

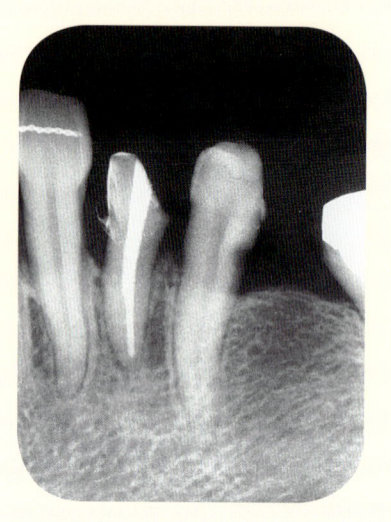

図23-3　1年4ヵ月後。

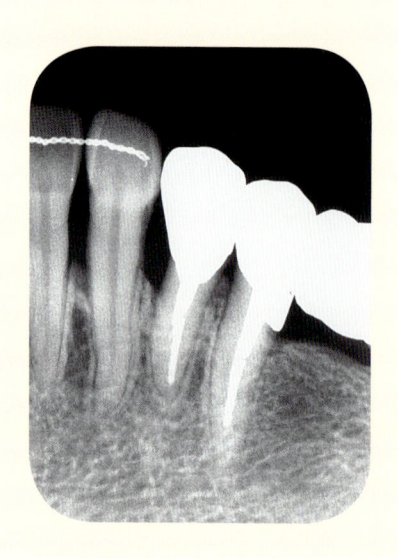

図23-4　患者さんは糖尿病と高血圧の既往があり、コントロール不良で歯周外科が不可能であったため、来院のたびルート・プレーニングを行っていった。咬合力から開放されたこともあり、動揺も収束し、歯周組織の反応は良く、骨欠損は改善していった。自然挺出を行うことにより、歯根が遠心に傾斜してしまったので、モジュールを用い歯軸を修正した。

3. 歯周治療編

解　説・3 術後評価

治療結果とメインテナンスの方針

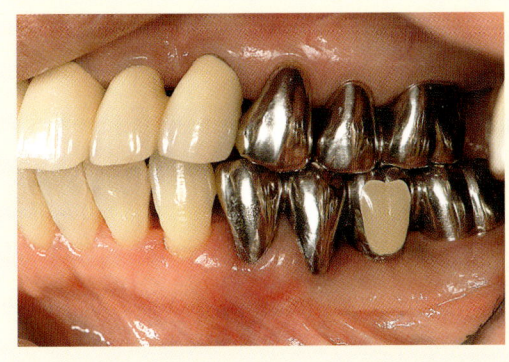

B	3	2	1	2	1	2	2	1	2	2	2	2			
			3		4			5		6			7		
P	3	2	3	2	2	2	2	1	2	2	1	2			
L	1	1	1	2	1	2	2	2	3				2	1	2
			3		4			5		6			7		
B	2	1	2	2	1	1	1	1	2				2	2	1

図23-5、6　術後の口腔内写真。④⑤6⑦のブリッジを作成し、|4に過剰な咬合力が加わらないように、犬歯ガイドを与えた。歯周組織の改善は図れたが、確定的な歯周外科を行っていないので、メインテナンスにより慎重に経過観察を行う必要がある。

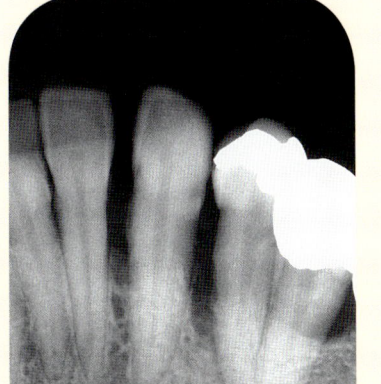

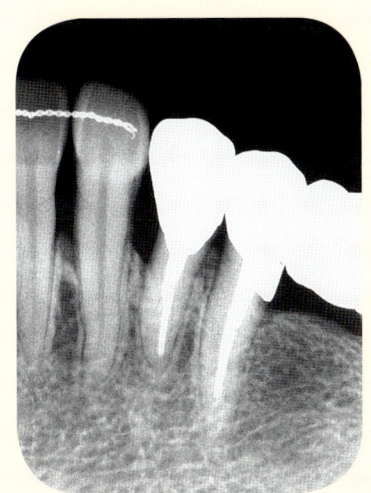

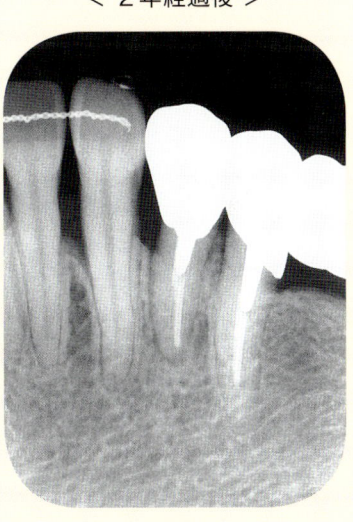

＜術　前＞　　　　　＜術　後＞　　　　＜2年経過後＞

図23-7〜9　術前、術後のエックス線写真。この症例では、患者さんの状態により歯周外科を行えなかったが、歯周基本治療と自然挺出で骨欠損の改善が行えた。このような咬合由来の垂直性骨欠損では、炎症と力のコントロールを行うことにより、ある程度の改善は図れると考えている。また、歯肉縁下のルート・プレーニングを行う時期も重要である。早期に歯肉縁下深くまでルート・プレーニングを行うのではなく、動揺の収束状態や炎症の改善程度を観察しながら、ルート・プレーニングを行う必要がある。

第1章 エックス線情報を治療にどう生かす？

症例23 診断と治療へのアドバイス

骨欠損の原因を的確に診査、診断し、それに応じた対応を行うことで良好な結果が得られる。

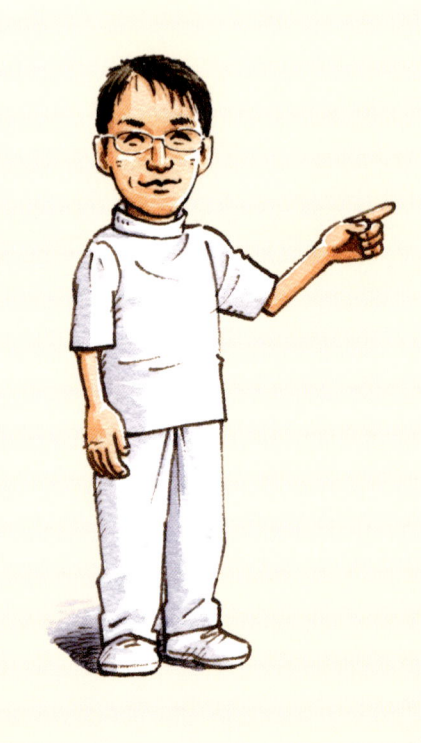

3. 歯周治療編

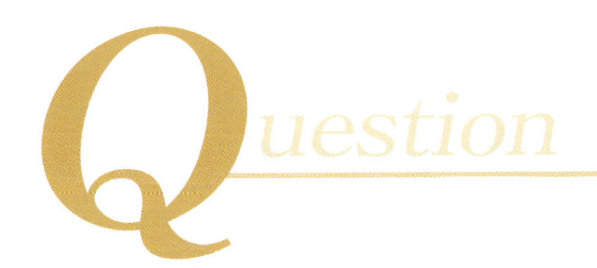

Question

2〜3壁性骨欠損

Q1：初診時の主訴とこのエックス線写真から読みとるべき事項は？

Q2：他の資料による追加的参照事項は？

症例 24

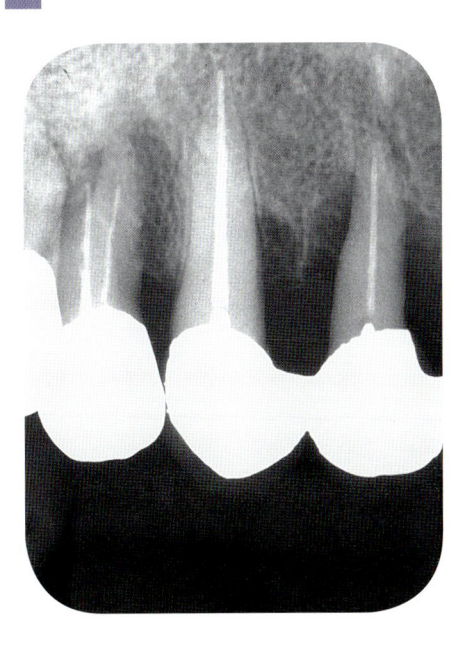

Patient Data
- 年　齢：52歳
- 性　別：男性
- 主　訴：上顎前歯部の腫脹、動揺

第1章　エックス線情報を治療にどう生かす？

Answer

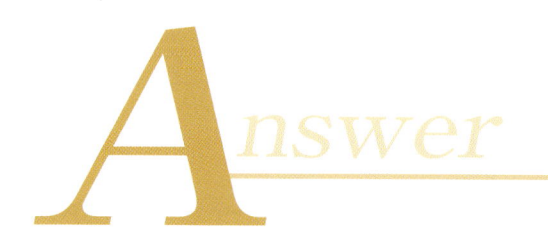

症例 **24**
2～3壁性骨欠損

A1：診断上、必要な読影事項

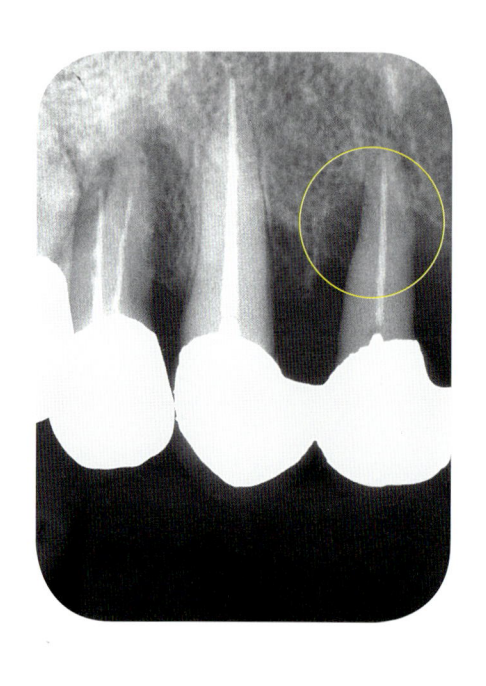

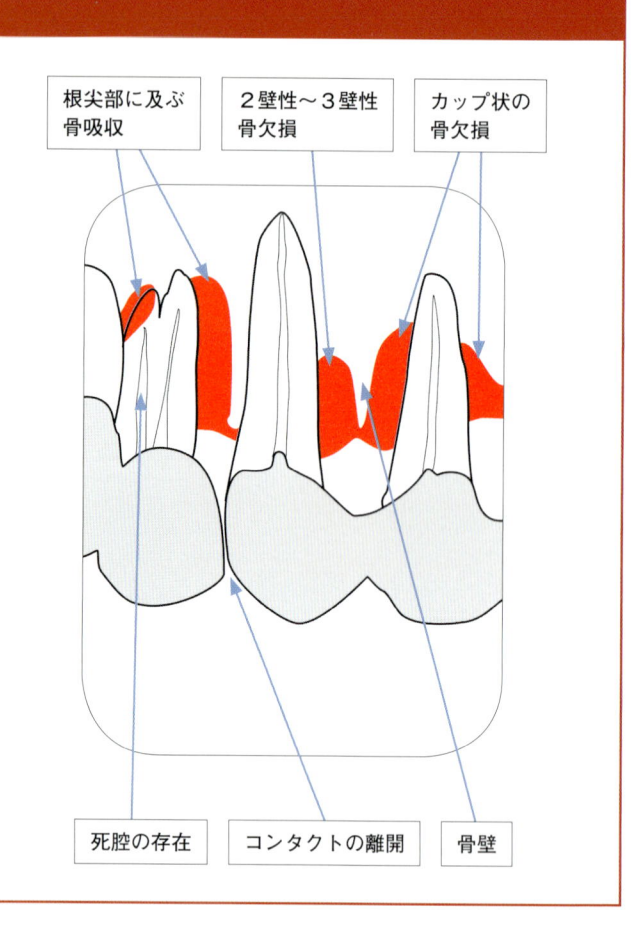

根尖部に及ぶ骨吸収　｜　2壁性～3壁性骨欠損　｜　カップ状の骨欠損

死腔の存在　｜　コンタクトの離開　｜　骨壁

A2：他の資料による追加的参照事項

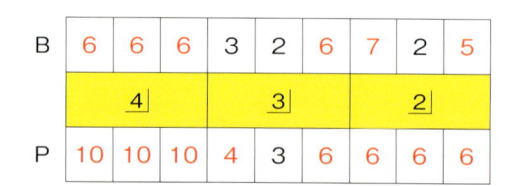

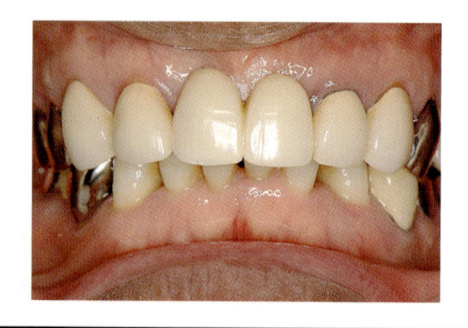

B	6	6	6	3	2	6	7	2	5
		4⟩			3⟩			2⟩	
P	10	10	10	4	3	6	6	6	6

治療前のプロービング・チャートと正面観口腔内写真。口腔内写真より前歯部の被蓋が深く、ガイドが強そうな印象を受ける。犬歯は2級関係である。プロービング・デプスは、2⟩は近心から口蓋側を経て遠心、3⟩は近心に6mm以上の歯周ポケットが存在する。また、4⟩は10mm以上のポケットが存在し保存は困難である。

3. 歯周治療編

解説・1 総合診断 & 治療計画

エックス線写真と他資料でここまでつかもう

1. このエックス線写真からの読影事項

骨縁下欠損の症例では、骨壁がどのような状態かをある程度読影することがポイントとなる。骨壁が存在する場合、エックス線像はやや不透過像として観察でき、欠損部はやや透過性を呈するため、ある程度骨欠損形態を予測することができる。この症例の場合、2|に歯根を取り巻くような骨欠損、3|近心に骨縁下欠損が存在することから、ジグリング・フォースによるものであると推察される。

2. 他の資料からの参照事項

口腔内写真より犬歯の咬合関係は2級であり、前歯部の被蓋が深いことがうかがえる。上顎前歯部の接触距離が長いため、前方および側方運動時に過度の力が加わっていることが予測される。

3. 問題の緊急度、重篤度と放置した場合の予測

この症例では、上顎前歯部が連結固定されており、臨床的には骨縁下欠損が存在しても動揺度が著明でない。だがこれを放置すると上顎前歯全体の骨吸収が進行、さらには上顎前歯の喪失につながると予測される。

4. 治療方針（治療事項、優先順位、効率化）と治療計画（根拠と結論）

補綴物を除去し、1歯単位の動揺度を確認する必要がある。骨欠損が深いため骨補填剤を用いた再生療法を選択した。最終補綴物は極力、前歯部のガイドが強くならないよう配慮が必要である。

5. 症状や術後に関する患者さんへの事前の説明事項

内在している骨縁下欠損を放置することの危険性、全顎的治療が必要なこと、歯周疾患は再発しやすいため、メインテナンスによる継続した管理が必要なことなどを説明する。

第1章　エックス線情報を治療にどう生かす？

解　説・2 当該部位への治療

術前情報を治療に生かす

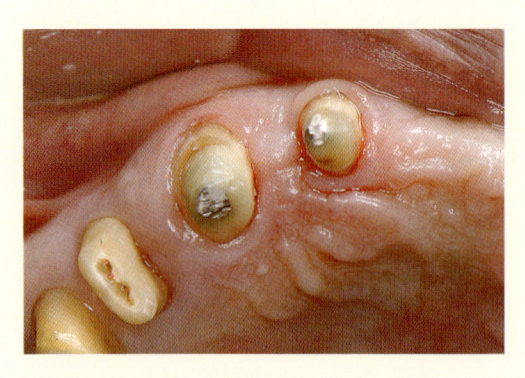

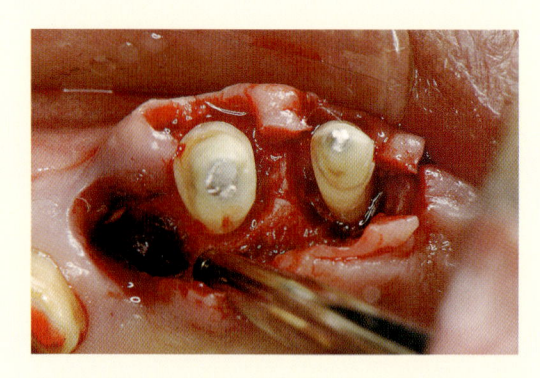

図24-1、2　再生療法を行うため、術前にボーン・サウンディングにて骨欠損形態を把握しておき、骨欠損部に蓋ができるような切開デザインとした。骨欠損形態が明示できるよう徹底的なデブライドメントを行う必要がある。この症例ではエックス線像で予測したように、3|に3壁性骨欠損、2|にカップ状の骨欠損が存在した。

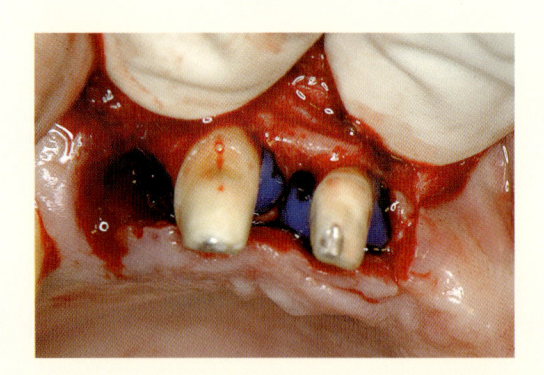

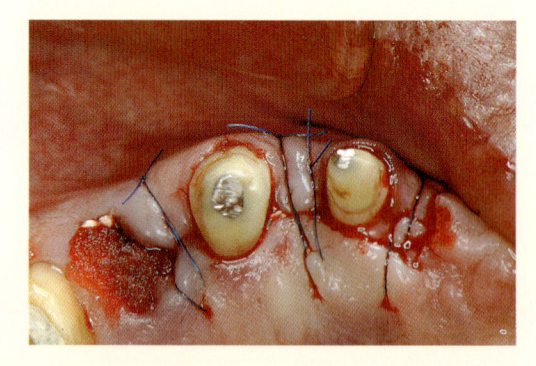

図24-3、4　骨壁に取り囲まれているため再生の条件である場が存在した。根面にエナメルマトリックスタンパク質（エムドゲイン®）を塗布し、その後抜歯窩から採取した自家骨と骨補填剤を骨欠損部に填塞した。垂直マットレス縫合を用いて歯肉弁が過不足なく閉鎖するように心がけた。4|の抜歯窩にも骨補填剤を填塞し、歯槽窩の温存を図った。

3. 歯周治療編

解　説・3 術後評価

治療結果とメインテナンスの方針

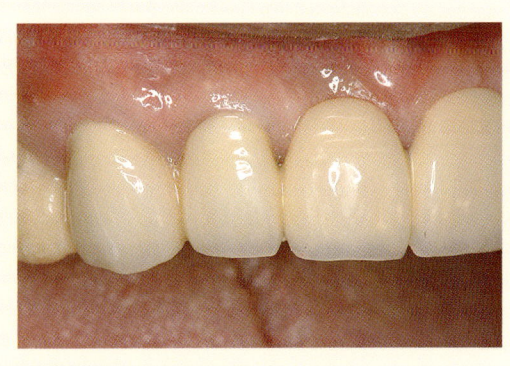

図24-5　術後の口腔内写真。前歯部は極力ガイドが強くならないように、前歯部切縁の長さに注意した。

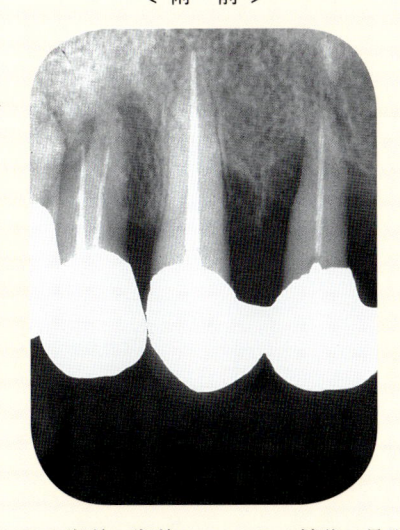

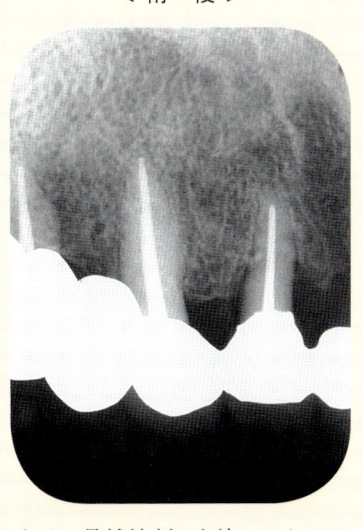

＜術　前＞　　　　　　　　　＜術　後＞

図24-6、7　術前、術後のエックス線像。骨壁が存在するため、骨補填剤、血液、エナメルマトリックスタンパク質などが貯留する場が確保できたことが、再生療法に都合のよい条件であったと考えられる。エックス線診断によりある程度骨欠損形態を把握することで、治療後の結果を推測するのに役立つのではないかと考える。

　メインテナンスにおいては、歯周疾患の再発防止のためのプラークコントロールの強化および、来院時のルートプレーニングを定期的に行う必要がある。さらに咬合のチェックを行い、揺さぶりの力が加わっていないのかのチェック・調整が重要である。

第1章　エックス線情報を治療にどう生かす？

症例 24
診断と治療へのアドバイス

エックス線像から骨縁下欠損を読影することで患者さんへの説明が容易になると思われる。

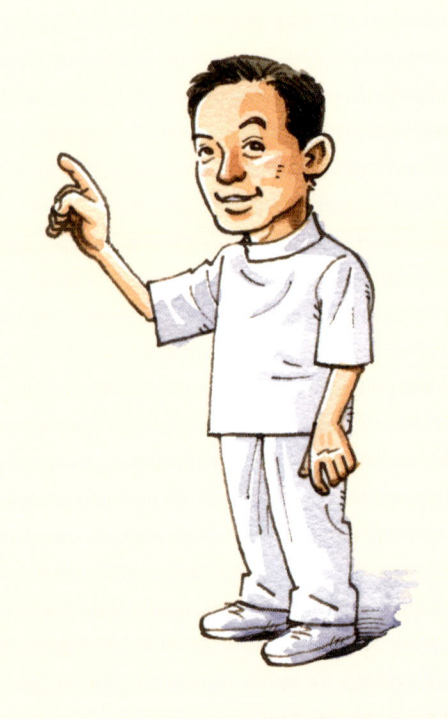

3. 歯周治療編

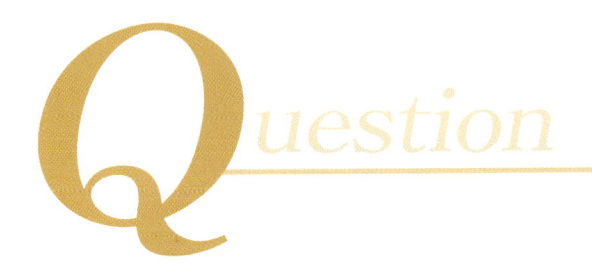

Question

1 壁性骨欠損

Q1：初診時の主訴とこのエックス線写真から読みとるべき事項は？

Q2：他の資料による追加的参照事項は？

症例 25

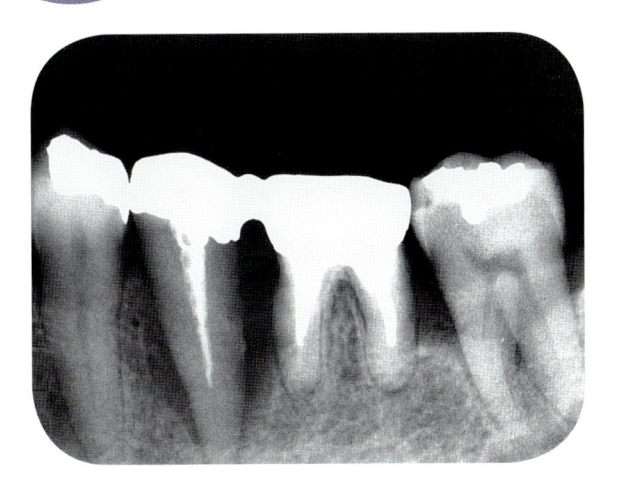

Patient Data
- 年　齢：53歳
- 性　別：女性
- 主　訴：5⏋の歯肉の腫脹

第1章 エックス線情報を治療にどう生かす？

Answer

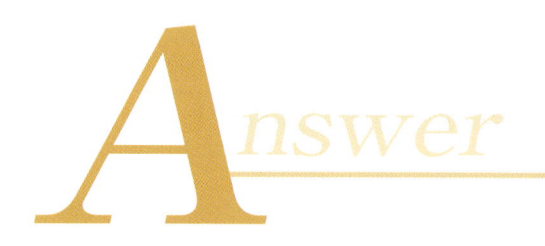

症例 **25**
1壁性骨欠損

A1：診断上、必要な読影事項

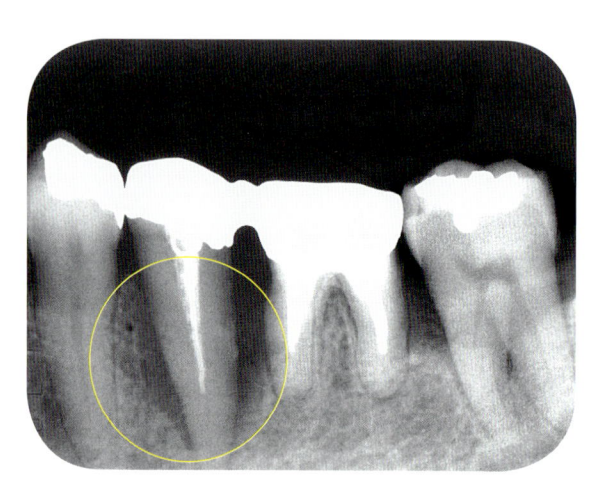

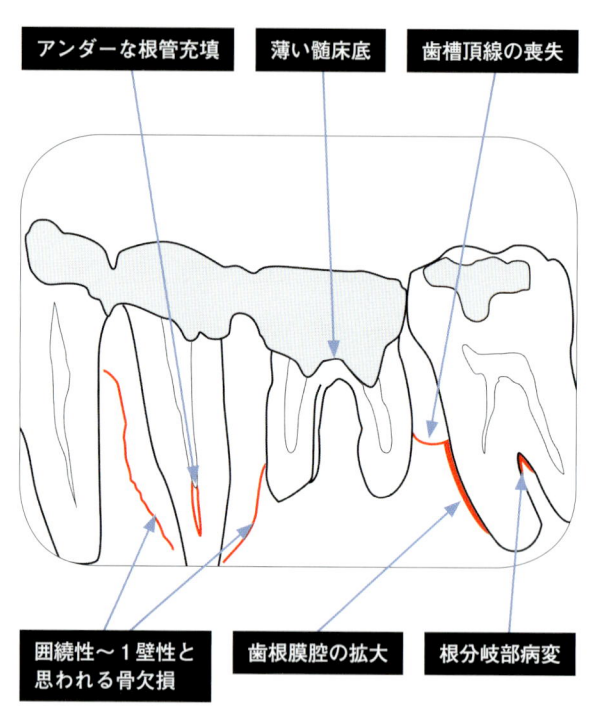

- アンダーな根管充填
- 薄い髄床底
- 歯槽頂線の喪失
- 囲繞性～1壁性と思われる骨欠損
- 歯根膜腔の拡大
- 根分岐部病変

A2：他の資料による追加的参照事項

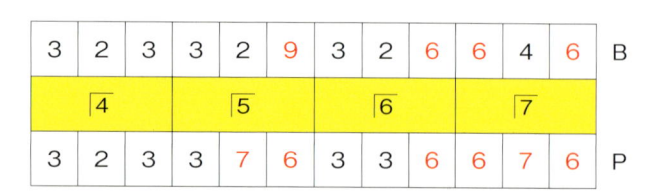

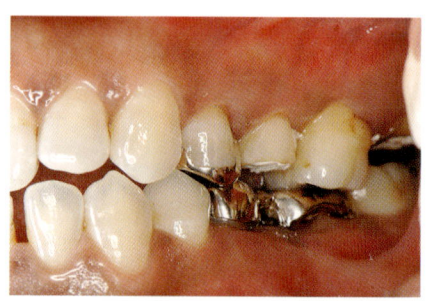

3	2	3	3	2	9	3	2	6	6	4	6	B
	4̅			5̅			6̅			7̅		
3	2	3	3	7	6	3	3	6	6	7	6	P

治療前のプロービング・チャートと正面観口腔内写真。6̅は挺出しており、7̅と干渉した状態となっている。5̅6̅には歯冠長の短い補綴物が装着されており、この部位も挺出していることがうかがえる。前歯部は咬合接触がなく、側方歯群がガイドに関与していると考えられる。

138

3. 歯周治療編

解　説・1 総合診断 & 治療計画

エックス線写真と他資料でここまでつかもう

1. このエックス線写真からの読影事項

　5の遠心に存在する骨欠損には薄い骨梁などが写し出されていないことから、頬舌的に歯槽骨が存在しないことがわかる。一方、近心にはわずかに歯槽骨梁が観察されることから、骨壁が存在する可能性がある。注目すべき点は、5の骨欠損が著明であるのに対して、6の支持骨の喪失は5に由来する近心を除いてわずかであるという点である。

2. 他の資料からの参照事項

　エックス線写真より、5には囲繞性から1壁性と思われる骨欠損が認められるが、6には骨欠損がそれほど著明ではないことが分かる。口腔内写真を観察してみると、6の挺出、および5 6の歯冠長が短いことが分かる。これは挺出した歯をそのまま補綴したことによるものと考えられる。つまり、5の骨欠損は5 6が補綴される以前にすでに存在し、そのまま連結で動揺を固定していたことが推察できる。このような症例では、歯周治療と同時に咬合関係の改善を含んだ治療が必要である。

3. 問題の緊急度、重篤度と放置した場合の予測

　5 6が連結固定されており、骨縁下欠損が存在しても動揺が顕著に現れない。これを放置することにより5だけでなく6の支持骨の喪失のさらなる進行が懸念され、ひいては5 6の双方、さらには7も抜歯に至る可能性がある。

4. 治療方針（治療事項、優先順位、効率化）と治療計画（根拠と結論）

　5には重度の骨吸収が存在するが、囲繞性骨欠損に近い形態である。このような症例においては、自然挺出と歯周外科を組み合わせることで、保存が可能な場合がある。仮に抜歯となっても、残存歯根膜によって初診の状態よりも骨のレベリングがある程度起こるため、その後の処置に対しても有利となることがある。この症例では、まず保存の方向からアプローチを行った。

5. 症状や術後に関する患者さんへの事前の説明事項

　内在している骨縁下欠損を放置することの危険性、全顎的治療が必要なこと。歯周疾患は再発しやすいため、メインテナンスによる継続した管理が必要なことなどを説明する。5は抜歯の可能性が高いが保存可能な時もあること、その場合のメインテナンスの重要性などの説明も合せて行い、患者さん自身に保存か抜歯かを選択してもらう必要がある。

第1章 エックス線情報を治療にどう生かす？

解　説・2 当該部位への治療

術前情報を治療に生かす

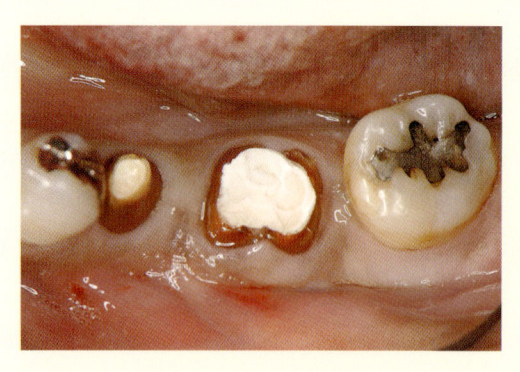

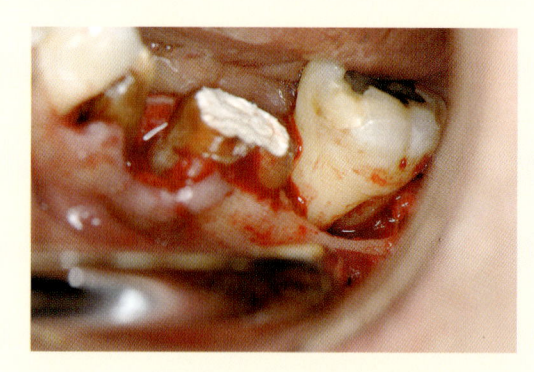

図25-1、2　約6ヵ月間自然挺出を行い、骨欠損の改善を図った。動揺がある程度収束したため、保存することとした。弁を展開し徹底したデブライドメントを行い骨欠損形態を明示すると、5 6間に大きな骨の段差、7には近心から頬側、遠心にかけてカップ状の骨縁下欠損が存在した。エックス線写真で分岐部に見られた透過像はこの部位に相当する。

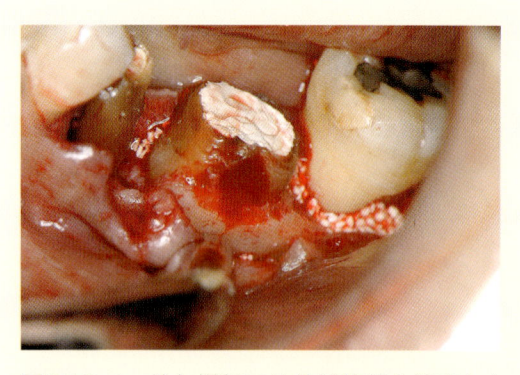

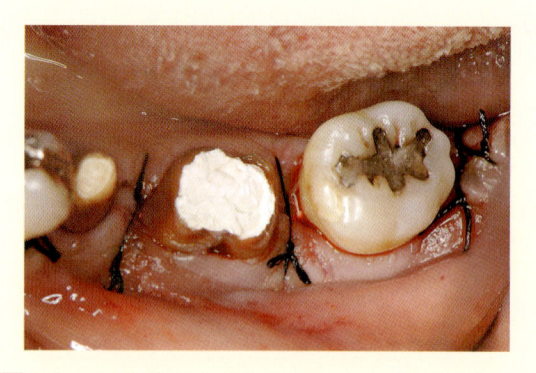

図25-3、4　骨欠損部には骨補填剤を適応した。5遠心には骨壁が存在しなかったため、極めて骨再生の可能性は低いが、念のため骨補填剤を填塞した。再生療法を行うため、できる限り骨補填剤が漏出しないように欠損部に蓋ができるような切開デザインとした。縫合は歯肉弁が密着するように垂直マットレス縫合とした。

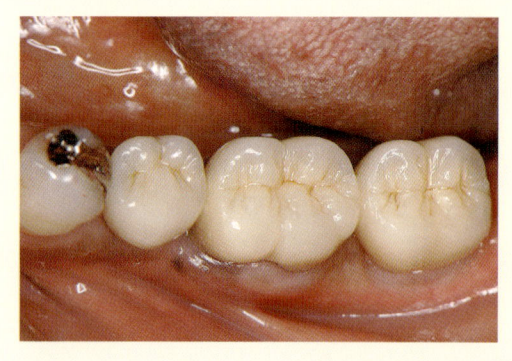

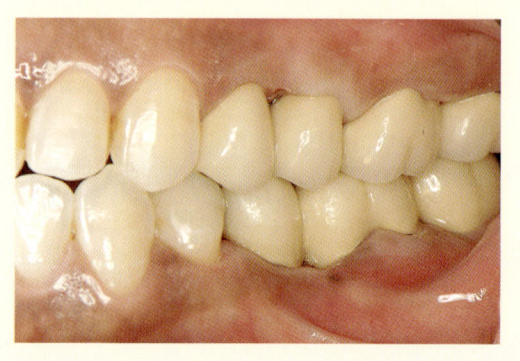

図25-5、6　術後の口腔内写真。5 6 7の連結固定による咬合圧の分散を図った。

解　説・3 術後評価

治療結果とメインテナンスの方針

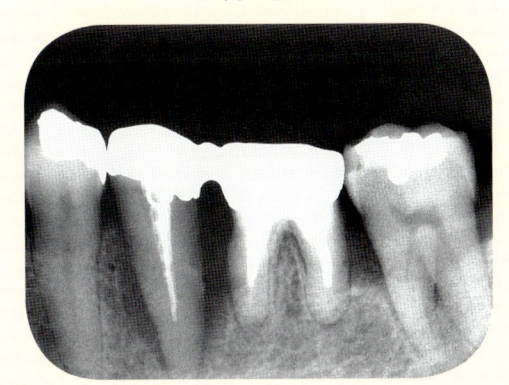

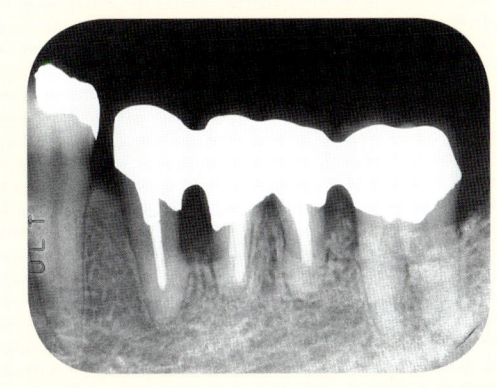

＜術　前＞　　　　　　　　　＜術　後＞

＜1年経過後＞

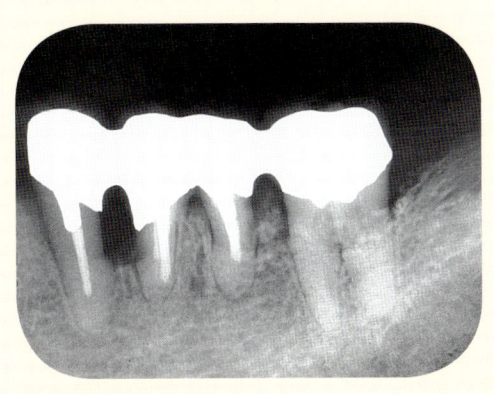

図25-7〜9　術前、術後、1年経過後のエックス線写真。自然挺出と歯周外科により、骨縁下欠損はかろうじて改善したが、骨壁が存在しない1壁性骨欠損は再生の場が存在しないため、再生療法による骨欠損の改善が困難であると考えられる。また骨レベルが平坦になりにくいため、メインテナンスが煩雑になる可能性がある。図25-9は1年経過後の状態。何とか安定していると思われる。メインテナンス時には必ずルートプレーニングと薬物局所療法を行うようにしている。

第1章　エックス線情報を治療にどう生かす？

症例 25　診断と治療へのアドバイス

> 骨縁下欠損の形態をエックス線写真である程度読影することで、骨欠損改善のための治療計画や、患者さんへの説明、処置の選択肢などの目標をある程度考えることができる。

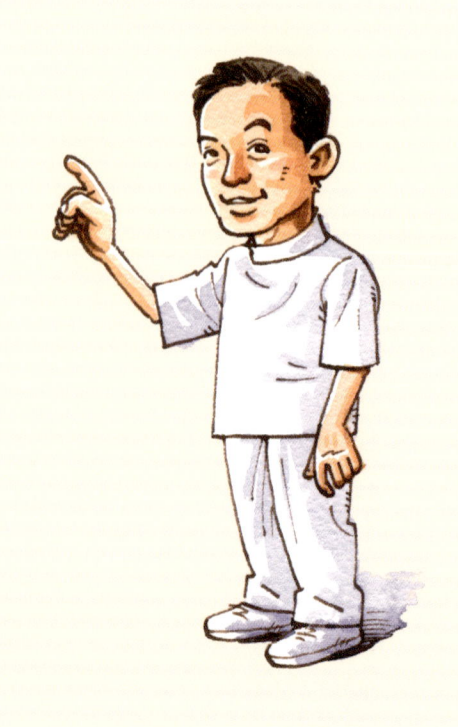

3．歯周治療編

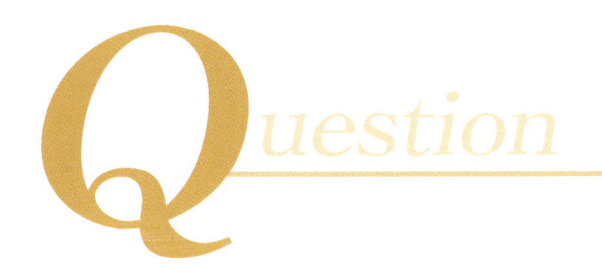

Question

囲繞性骨欠損

Q1：初診時の主訴とこのエックス線写真から読みとるべき事項は？

Q2：他の資料による追加的参照事項は？

症例 26

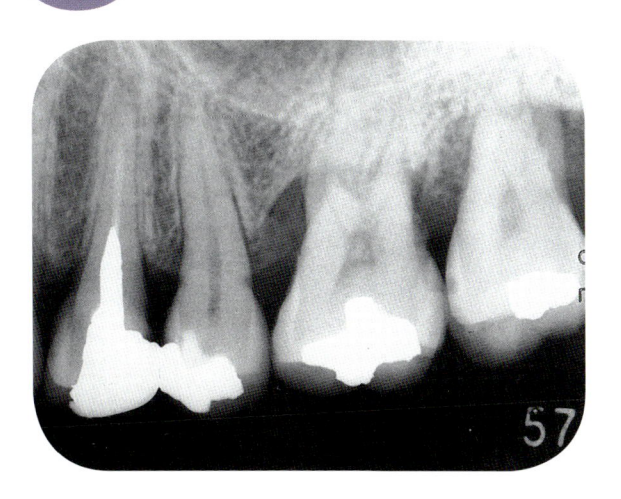

Patient Data
年　　齢：54歳
性　　別：女性
主　　訴：左上大臼歯部がぐらぐら動いて
　　　　　痛くて噛めない
　　　　　冷たいものがしみる、熱いもの
　　　　　もしみる
　　　　　抜いてほしい

第1章 エックス線情報を治療にどう生かす？

Answer

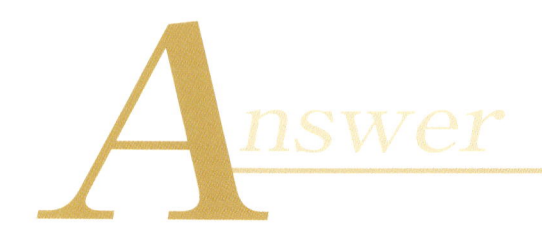

症例 26
囲繞性骨欠損

A1：診断上、必要な読影事項

ラベル：根尖病変／歯根膜腔の拡大／歯石／囲繞性骨欠損／根管充填の不備／二次う蝕／隣接面う蝕

A2：他の資料による追加的参照事項

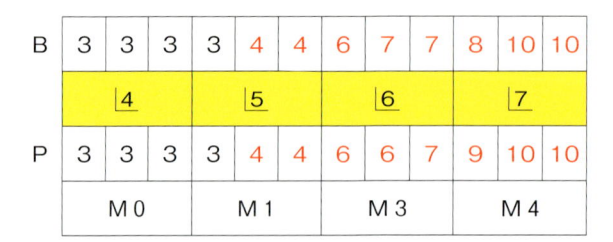

B	3	3	3	3	4	4	6	7	7	8	10	10
			4				5				6				7	
P	3	3	3	3	4	4	6	6	7	9	10	10
	M0				M1			M3			M4	

左上奥歯2本がぐらぐら動き痛くて噛めないということであったが、|6 7 は動揺度3、4で上下的にも動く状態であった。ポケットは最深|6 で7mm、|7 で10mmであり、根面に多量の歯石の沈着が見られた。

3. 歯周治療編

解　説・1　総合診断 & 治療計画

エックス線写真と他資料でここまでつかもう

1. このエックス線写真からの読影事項

　6 7 周囲には重度の骨縁下欠損が存在するが、欠損形態が囲繞性(すり鉢状)であることに注意したい。この形態は自然挺出と初期治療によってある程度の回復がみこめる。また、5 の歯根膜腔が拡大していることは6 7 の咬合支持が十分でないため、すでに5 に無理な力がかかっていることを意味する。したがって6 7 だけではなく4 5 も含めた範囲での診断、治療が必要となる。

2. 他の資料からの参照事項

　6 7 には長期の過重負担(垂直、水平、斜方向の混合)の存在が推察できる。口腔内では対合関係を含め、なぜ6 7 に過度の過重負担が生じたか、現在どのような咬合支持、ガイドであるのかを確認しておく必要がある。

3. 問題の緊急度、重篤度と放置した場合の予測

　先にもふれたようにすでに5 に咬合性外傷の兆候が出ている。放置することにより6 7 の増悪と5 の骨吸収が進行し、次に4 の過重負担を惹起することが容易に予想できる。6 7 保存の可能性を考えれば処置は急を要する。

4. 治療方針(治療事項、優先順位、効率化)と治療計画(根拠と結論)

　プロービング・デプスは最深部で10mmを超え動揺も著しいことから抜歯を選択したくなるところであるが、現状での抜歯は術後に大きな骨欠損を惹起する。まずは患歯の安静を図り消炎を最優先する。その後自然挺出を行いながら初期治療を施す。これにより最終的に抜歯になったとしても骨吸収を最小限に抑えることができる。主訴のしみるという症状に関しては、挺出量との兼ね合いもあって便宜抜髄を行った。

5. 症状や術後に関する患者さんへの事前の説明事項

　6 7 の周りの骨が大きく溶けていること、極めて進行した歯周病であり、通常なら抜歯の適応であること、今すぐには抜けず、抜く準備のために時間がほしいこと。まずは痛みを止め、応急処置をして最終的に抜歯に至るかもしれないがその準備として歯周治療をすること、6 7 の神経は取るかもしれないこと、6 7 は時間をかけてここまで悪くなっており、すでに5 に悪影響が出ていること、治すには根気が必要であること。対合歯を含め全体で扱う歯が出てくること、抜いた場合の補綴について、定期健診をしないと健康な状態が維持できないことなどを説明しておく。治療内容が複雑なため、繰り返し安易な言葉で説明する。

145

第1章　エックス線情報を治療にどう生かす？

解　説・2　当該部位への治療

術前情報を治療に生かす

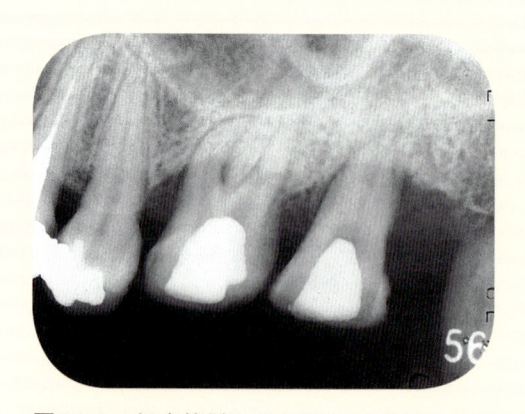

図26-1　便宜抜髄。オーバー・インスツルメンテーションにより歯周ポケットからの病変と根尖病変が合併する危険を回避するためにかなりアンダーで処置を行った。特に|6 近心根は湾曲点手前で止めている。貼薬にはたっぷりのFC綿栓を貼薬している。

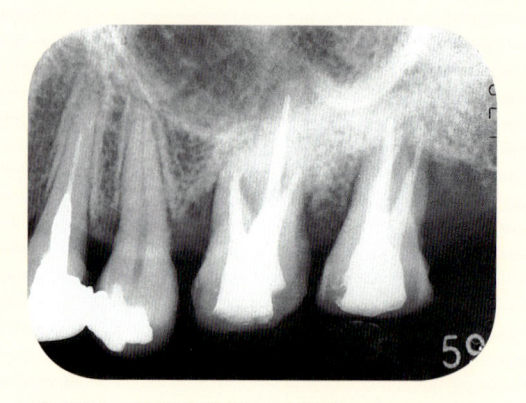

図26-2　根管充填時。前根管についてアンダー根管充填であることがわかる。残存する歯髄を固定し、最終的には骨性瘢痕治癒を期待して根管充填時にはまず少量のN2ペーストをおき、その上から通法にしたがってAH26とGPで側方加圧根充を行った。それと並行し、自然挺出をさせながら初期治療を行っていった。

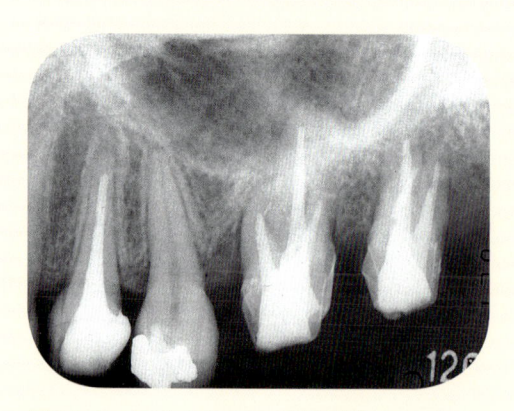

図26-3　初診から7ヵ月経過時。レジン・テンポラリー・クラウンを装着してある。臨床症状も消え、動揺は生理的範囲内に収束し、エックス線上の骨欠損にも回復が著しい。ここでアクセス・フラップを行い、骨欠損が残存していれば骨移植材料を補填しようと考えていたが、自然挺出により骨欠損はほとんどなくなっていた。

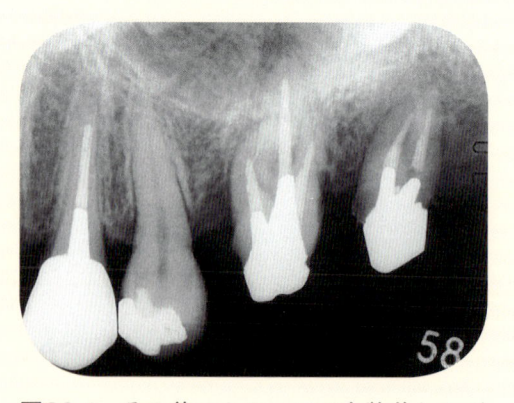

図26-4　その後メタル・コアを装着しレジン・テンポラリーで咬合を付与し最終補綴物の形態を模索していった。この時点では病的ポケットはなくなり、動揺度も収束している。

3. 歯周治療編

解 説・3 術後評価

治療結果とメインテナンスの方針

＜1年経過後＞

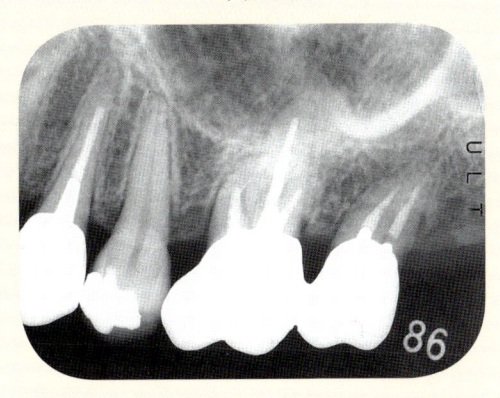

図26-5 初診から1年3ヵ月経過、最終補綴物装着時。補綴物は連結冠にし、咬合力をコントロールした。

＜9年経過後＞

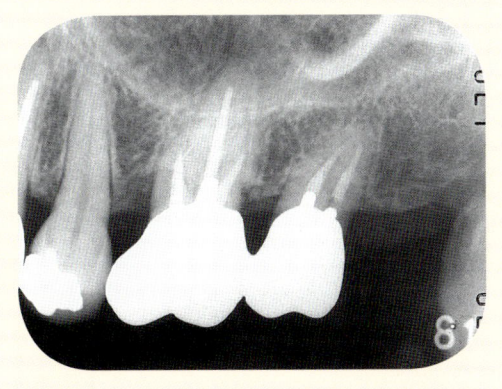

図26-6 初診より9年1ヵ月、補綴物装着より7年10ヵ月経過時。歯周組織は安定している。便宜抜髄後の根尖部には骨性瘢痕治癒(セメント質封鎖)が生じている。

＜9年経過後＞

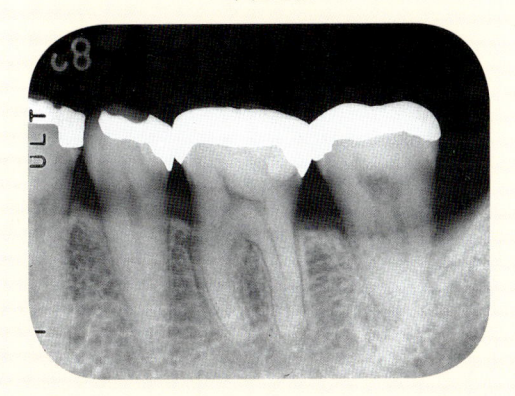

図26-7 初診より9年1ヵ月。治療終了より7年10ヵ月経過時の対合歯の状態。6 7もアンレー修復により過大な側方力がかからないよう配慮してある。この症例のように咬合力によるジグリングフォースが骨欠損の一原因となっていることが推察される場合は、積極的に修復・補綴を施して機能時の過度な力をコントロールすることが大切であると考えている。

症例26 診断と治療へのアドバイス

　囲繞性骨欠損には自然挺出が極めて有効である。安易に抜歯する前にまずは歯周治療を行ってみるべきである。またFCとN2を利用したアンダー根管充填は高い確率での骨性瘢痕治癒を導く。強い湾曲根管では極めて有効である。

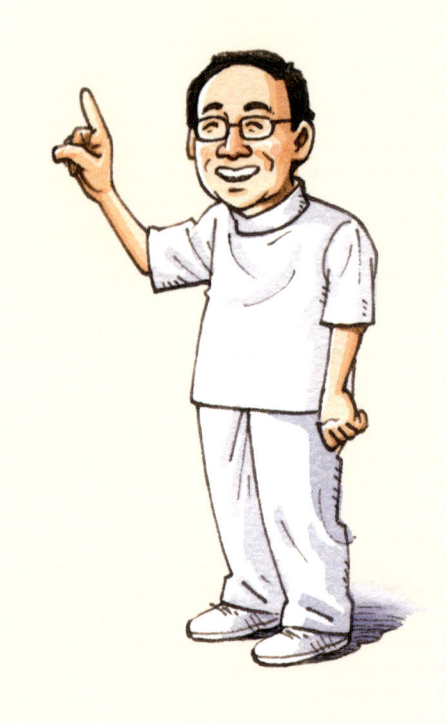

3. 歯周治療編

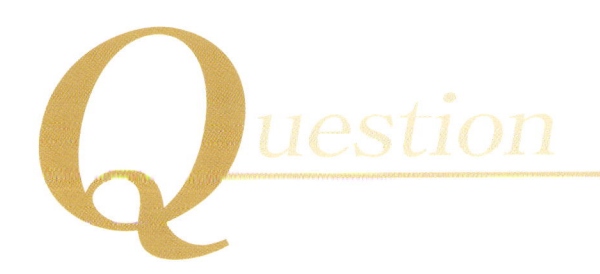

Question

エンド・ペリオ、2～3壁性骨欠損

Q1：初診時の主訴とこのエックス線写真から読みとるべき事項は？

Q2：他の資料による追加的参照事項は？

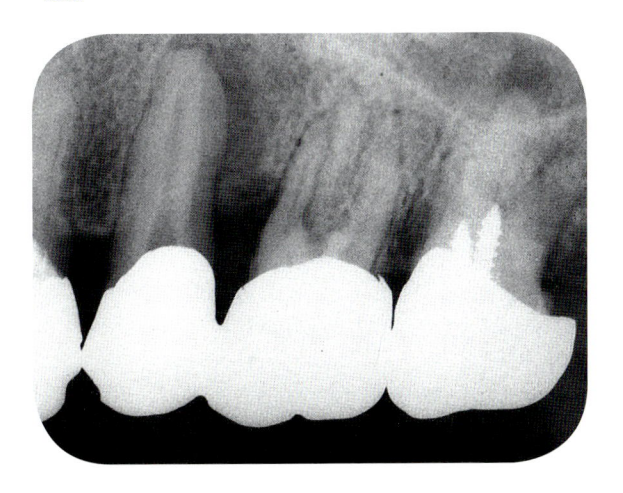

症例 27

Patient Data
- 年　齢：48歳
- 性　別：女性
- 主　訴：下顎右側ブリッジの動揺
　　　　　上顎左側の腫脹と咬合痛

149

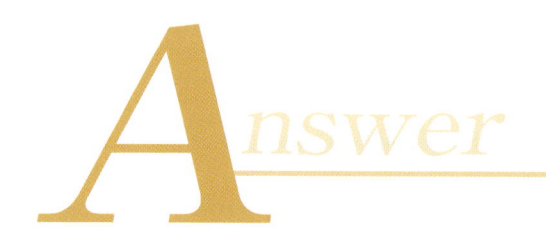

第1章 エックス線情報を治療にどう生かす？

Answer

症例 **27**

エンド・ペリオ、2～3壁性骨欠損

A1：診断上、必要な読影事項

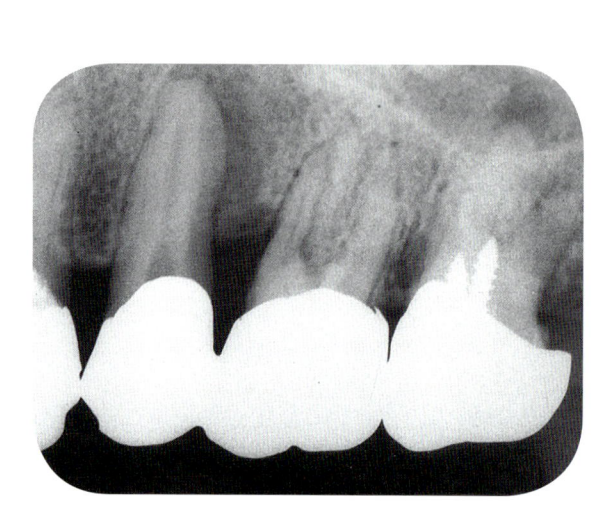

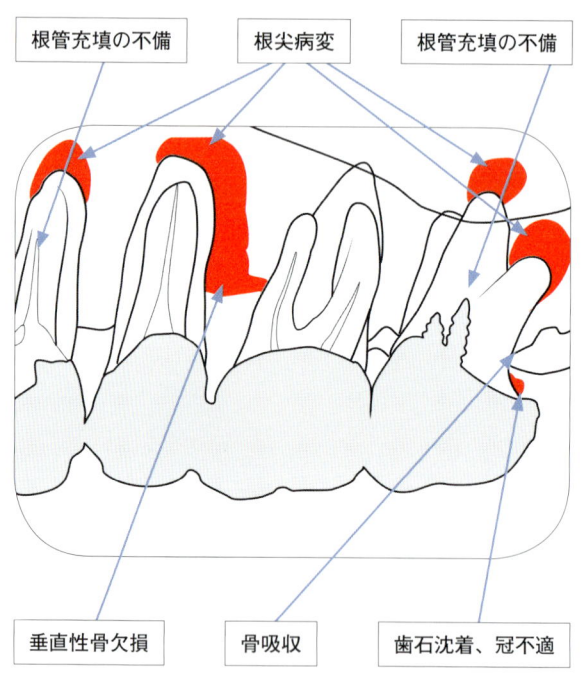

根管充填の不備　根尖病変　根管充填の不備

垂直性骨欠損　骨吸収　歯石沈着、冠不適

A2：他の資料による追加的参照事項

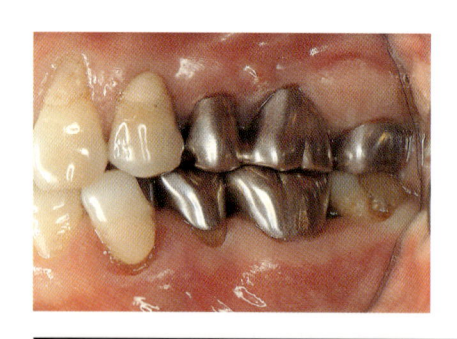

B	3	2	3	3	4	7	6	3	3	4	3	6
			4			5			6			7
P	3	2	3	3	3	5	6	4	4	5	4	6

初診時の口腔内写真とプロービング・デプス。不適合な補綴物が入っており辺縁歯肉の発赤・腫脹が認められる。また、5～7mmのポケットが存在している。

3．歯周治療編

解　説・1 総合診断 & 治療計画

エックス線写真と他資料でここまでつかもう

1. このエックス線写真からの読影事項

4〜7は不完全な歯内療法が施こされており根尖病変が認められる。5は遠心側から根尖部にかけての骨吸収像を呈しておりエンド・ペリオ病変が認められる。6の近心頬側根は細く劣形である。すべての補綴物マージンは不適合でありプラーク・コントロール困難な環境にある。また、咬合面は平坦となっている為、過重負担が疑われる。

2. 他の資料からの参照事項

全顎的に歯周病が進行しているので口腔内写真撮影、エックス線も10枚法撮影を行い、歯周ポケット測定により歯周病の進行度を確認することが必須である。

3. 問題の緊急度、重篤度と放置した場合の予測

もともとの主訴は右下ブリッジの動揺が主訴であった。症状こそなかったが、10枚法写真を見ると中等度〜重度の歯周病であり、失活歯にはほぼ根尖病変が認められた。全顎的な治療が必要である。このまま放置しておくことで、咬合崩壊が起こることが予想される。

4. 治療方針（治療事項、優先順位、効率化）と治療計画（根拠と結論）

まずは歯周初期治療を徹底的に行い、その間歯内療法を同時に進めていく。このようなエンド・ペリオ病変の症例では歯内療法を先に行っていく。あとは初期治療の再評価を行い、必要部位に歯周外科処置を施す。

5. 症状や術後に関する患者さんへの事前の説明事項

主訴部のみの治療ではやがて咬合崩壊につながる旨を説明し、全顎的な処置および歯周外科処置が必要であることも説明しておく。治療終了後のメインテナンスの必要性もしっかり説明しておかなければならない。

第1章　エックス線情報を治療にどう生かす？

解　説・2　当該部位への治療

術前情報を治療に生かす

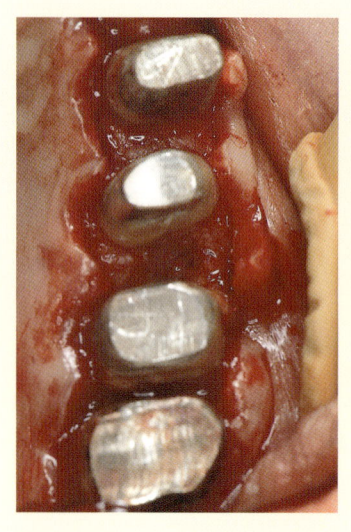

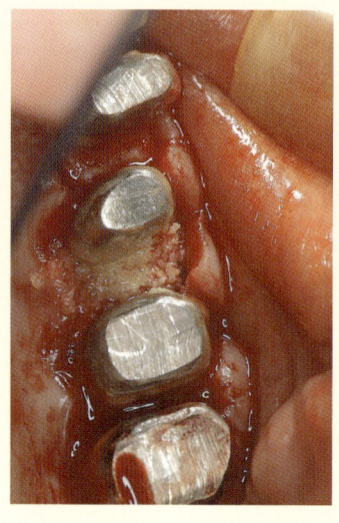

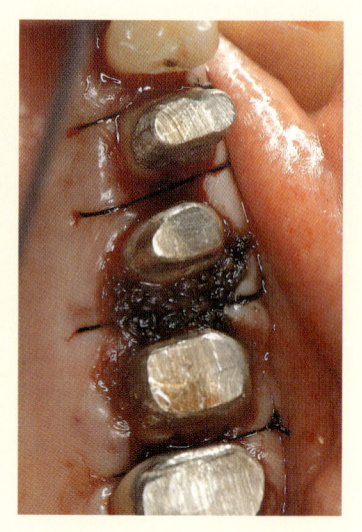

図27-1〜3　左側上顎歯周外科。歯内療法が終了し歯周外科を施す。全層弁にて歯肉弁を翻転し、郭清後骨欠損部に骨補填材を填入し縫合した。この当時は再生療法の術式は確立しておらず、一次閉鎖困難な部位は可及的に吸収性止血剤サージセルにて被覆した。

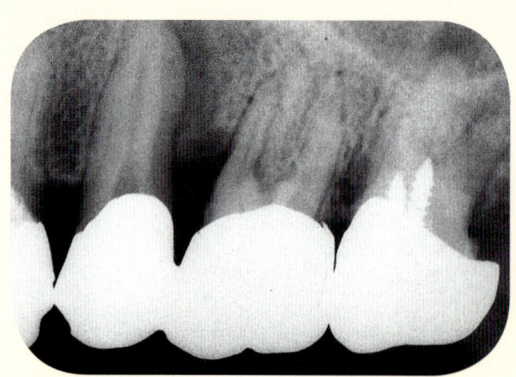

図27-4　初診時。

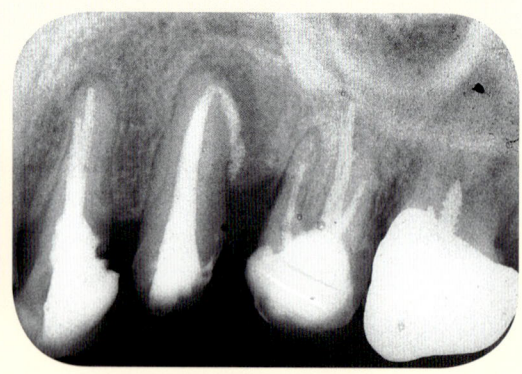

図27-5　ビタペックス（水酸化カルシウム製剤）にて仮根管充填。

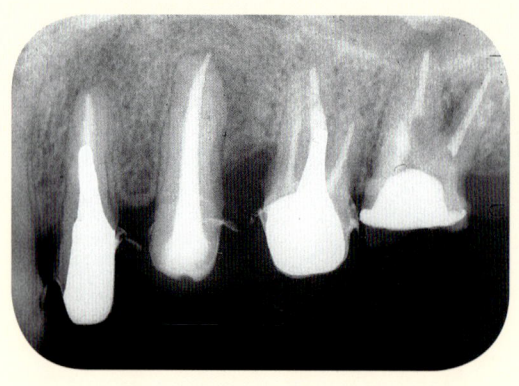

図27-6　3ヵ月半経過時。|5 根管充填。

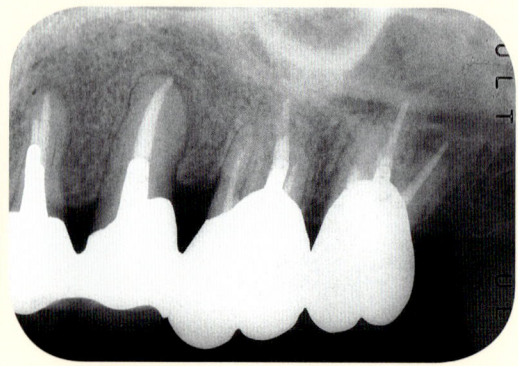

図27-7　術直後。

152

3．歯周治療編

解　説・3 術後評価

治療結果とメインテナンスの方針

＜6年経過時＞　　　　　　　　　　　＜11年経過時＞

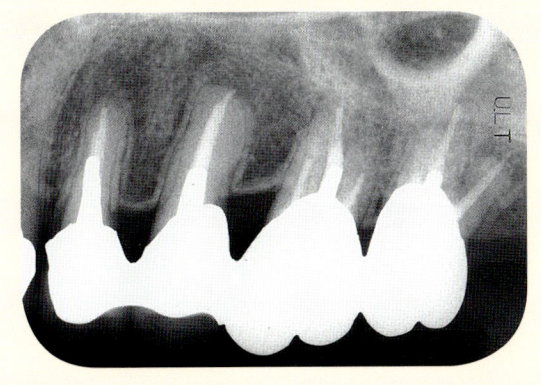

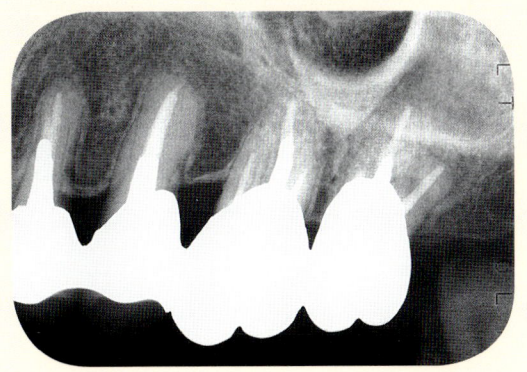

図27-8、9　初診から6年および11年経過のメインテナンス時。根尖部に若干の骨透過像が見られるものの、垂直性骨欠損の改善が見られ歯槽骨頂の平坦化が図れている。症状もなく安定してはいるが、このような場合は定期的にエックス線写真撮影を行い、患者への説明と経過を見ることが重要である。

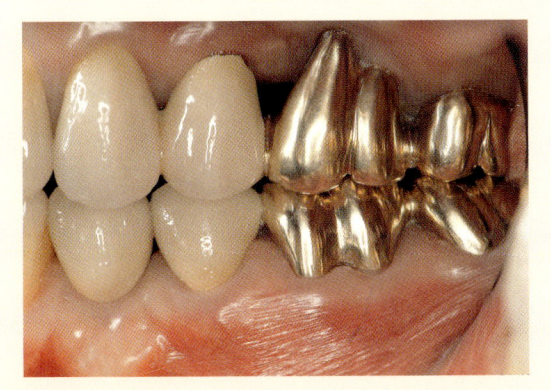

B	3	2	3	3	3	3	3	3	3	3	3	3
		4			5			6			7	
P	3	2	3	3	2	3	3	2	3	3	2	3

図27-10、11　メインテナンス時口腔内とプロービング・デプス。歯周辺縁の発赤腫脹は認められず、プロービング・デプスも3mm未満と安定している。

153

第1章　エックス線情報を治療にどう生かす？

症例 27　診断と治療へのアドバイス

エンド・ペリオの症例では歯内療法を先に行うことが必須である。

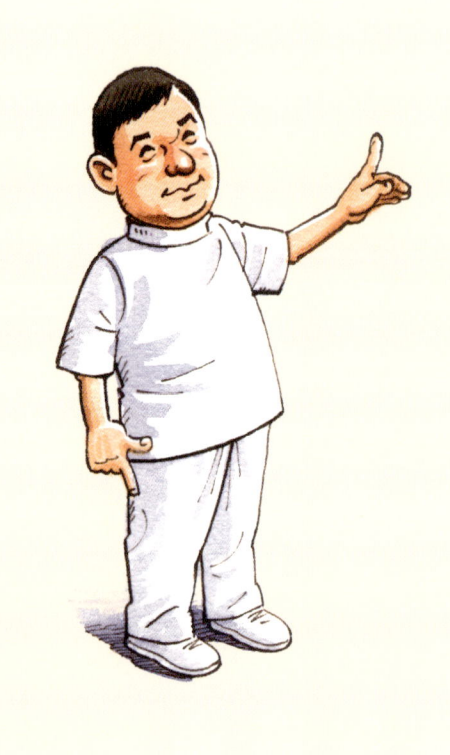

4. 根分岐部病変治療編

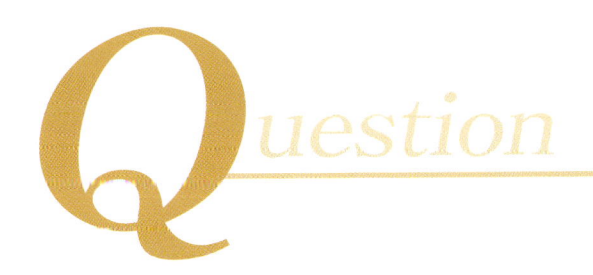

Question

咬合由来の根分岐部病変

Q1：初診時の主訴とこのエックス線写真から読みとるべき事項は？

Q2：他の資料による追加的参照事項は？

症例 28

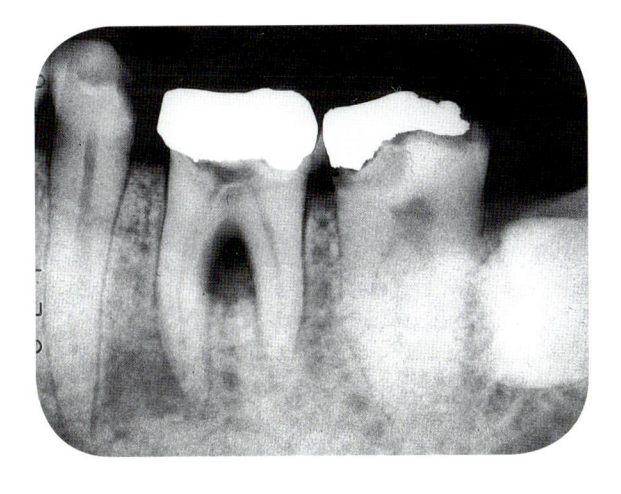

Patient Data
- 年　齢：60歳
- 性　別：男性
- 主　訴：左側下顎臼歯部の腫脹

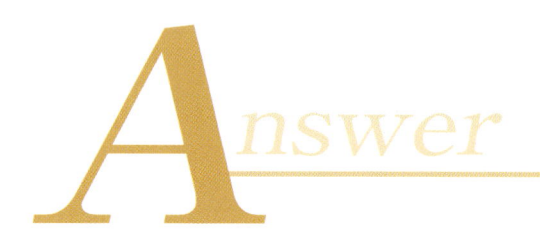

第1章 エックス線情報を治療にどう生かす？

Answer

症例 **28**
咬合由来の根分岐部病変

A1：診断上、必要な読影事項

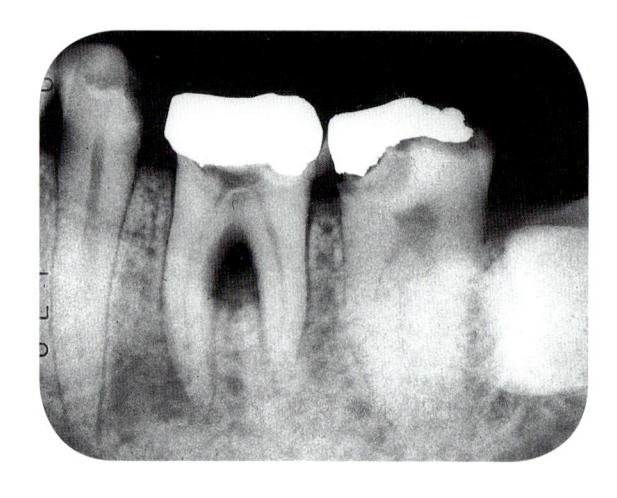

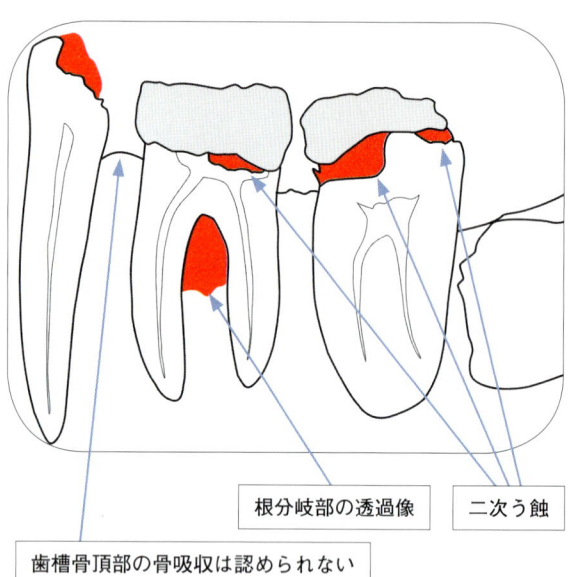

- 根分岐部の透過像
- 二次う蝕
- 歯槽骨頂部の骨吸収は認められない

A2：他の資料による追加的参照事項

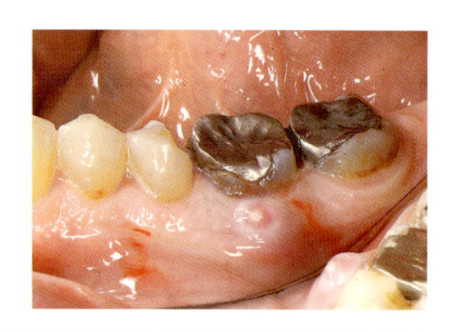

L	3	3	3	3	2	3	3	3	2
			5̅		6̅		7̅		
B	3	3	3	3	7	3	3	2	2

治療前の口腔内写真とプロービング・チャート。根分岐部由来と考えられる排膿が認められる。歯髄には生活反応があり、根分岐部病変は咬合由来と診断。

156

4. 根分岐部病変治療編

解 説・1 総合診断 & 治療計画

エックス線写真と他資料でここまでつかもう

1. このエックス線写真からの読影事項

　歯槽骨頂部の骨吸収像は認められないために、歯周病由来の根分岐部病変ではないと考えられる。根分岐部病変の原因が他の歯肉病変由来か、咬合由来かどうかは、このエックス線写真のみからは不明である。

2. 他の資料からの参照事項

　口腔内写真から臼歯部の咬耗が進んでいることがわかり、咬合力が強いことが推察される。また歯髄には生活反応があった。このことにより、この根分岐部病変の原因は歯内病変由来ではなく、過度な咬合力によるものであると考えた。

3. 問題の緊急度、重篤度と放置した場合の予測

　初診時はⅡ度の根分岐部病変であったが、そのまま放置した場合は根分岐部病変が拡大すると思われる。根分岐部病変がⅢ度になってしまった場合は、再生療法が非常に困難になると予測されるため、早期の治療が望ましい。

4. 治療方針（治療事項、優先順位、効率化）と治療計画（根拠と結論）

　6̄の抜髄を行い咬合力からの開放をして自然挺出を図る。また全顎的な治療を行うことによって、咬合力の適正な分散をする。この症例においては既存の補綴物をすべて除去後に再治療を行い、臼歯部をディスクルージョンさせることによって咬合力の軽減を図った。

5. 症状や術後に関する患者さんへの事前の説明事項

　歯周組織や咬合の管理ができていないと症状の再発を招きやすいため、メインテナンスでそれらのチェックやナイトガードの装着の必要性について説明を行う。

第1章　エックス線情報を治療にどう生かす？

解　説・2　当該部位への治療

術前情報を治療に生かす

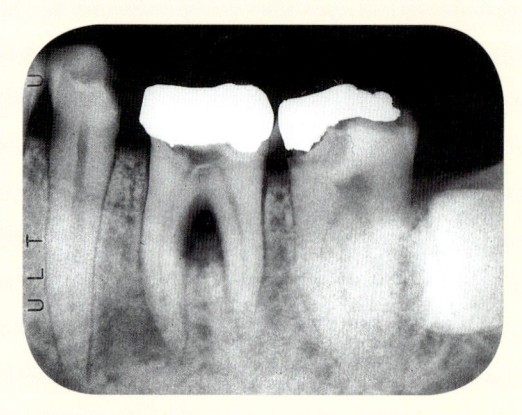

図28-1　初診時。

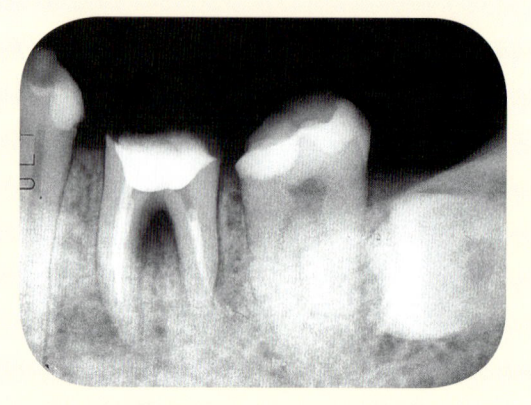

図28-2　抜髄後、咬合力からの開放のため、自然挺出。5 7は歯髄覆罩後、テンポラリー・クラウンを装着している。

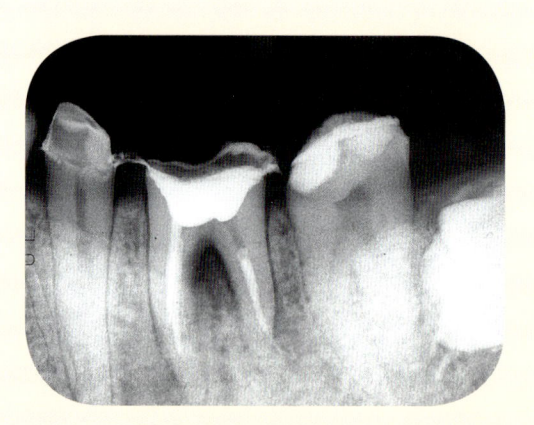

図28-3　3ヵ月後。根分岐部病変が消退傾向であることが観察できる。

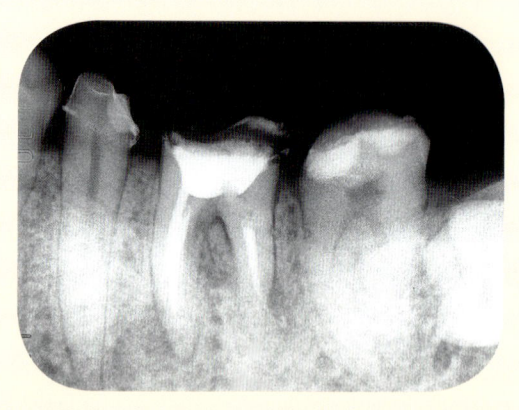

図28-4　6ヵ月後。ほぼ根分岐部病変は消退した。

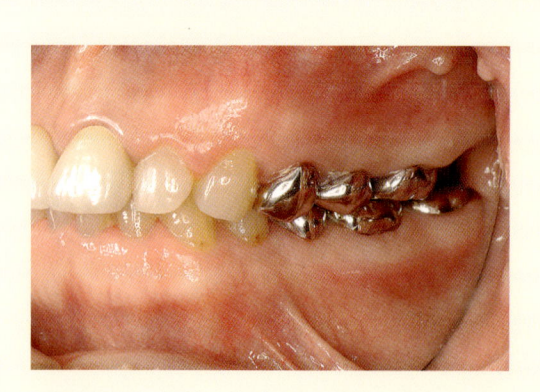

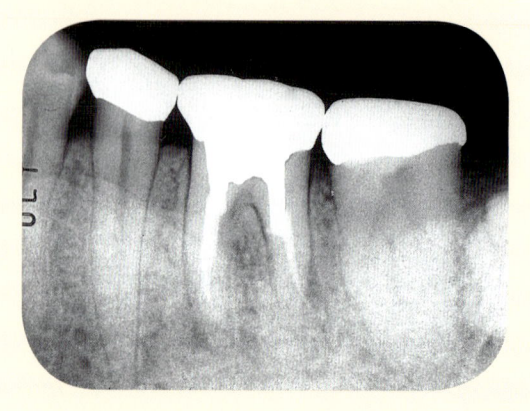

図28-5、6　術後。臼歯部に過剰な咬合力が加わらないようにするために、臼歯部補綴物の咬頭傾斜角を緩くし、犬歯ガイドを与えてディスクルージョンさせている。

4. 根分岐部病変治療編

解　説・3 術後評価

治療結果とメインテナンスの方針

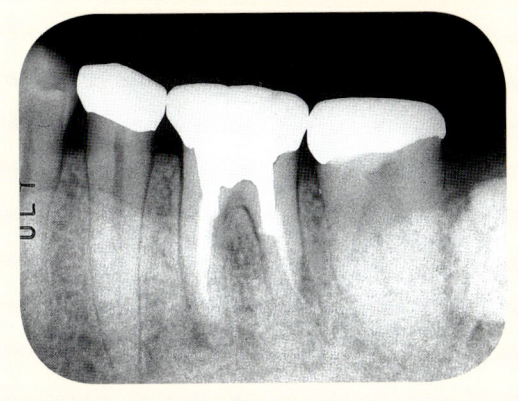

＜術　後＞

L	2	2	2	2	2	2	2	2	2
		5̲			6̲			7̲	
B	2	2	2	2	2	2	2	2	2

図28-7、8　術直後のデンタルエックス線。根分岐部の透過像は消退している。プロービング・デプスも正常になった。

＜1年経過時＞

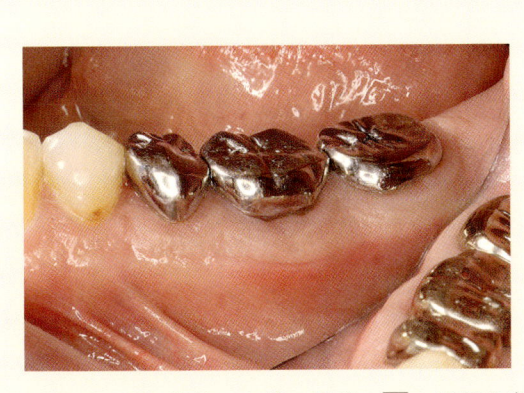

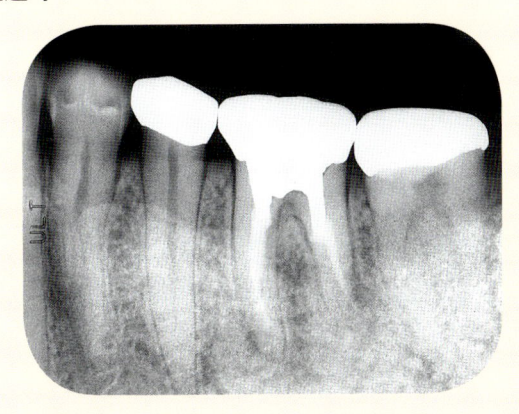

図28-9、10　術後1年後の状態。6̲の頬側歯肉の退縮が認められたために、咬合調整を行っている。デンタルエックス線では6̲の根分岐部の状態は安定傾向にある。

症例 28 診断と治療へのアドバイス

根分岐部病変の原因を的確に診断することによって、Ⅱ度以下の病変であれば、咬合力の管理のみで根分岐部病変の改善を得ることができる場合もある。

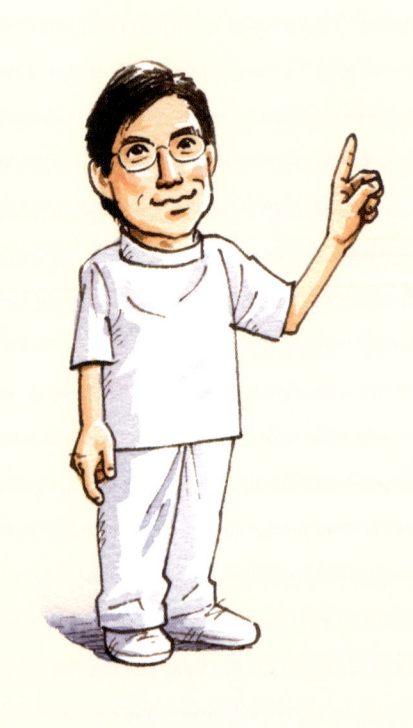

4. 根分岐部病変治療編

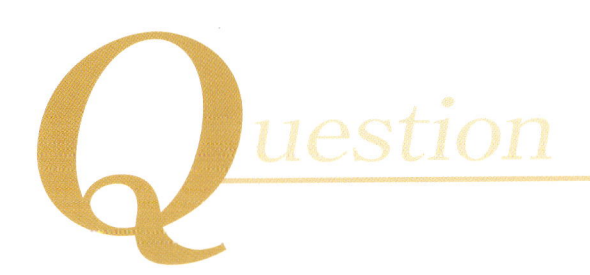

Question

エンド由来の根分岐部病変

Q1：初診時の主訴とこのエックス線写真から読みとるべき事項は？

Q2：他の資料による追加的参照事項は？

症例 29

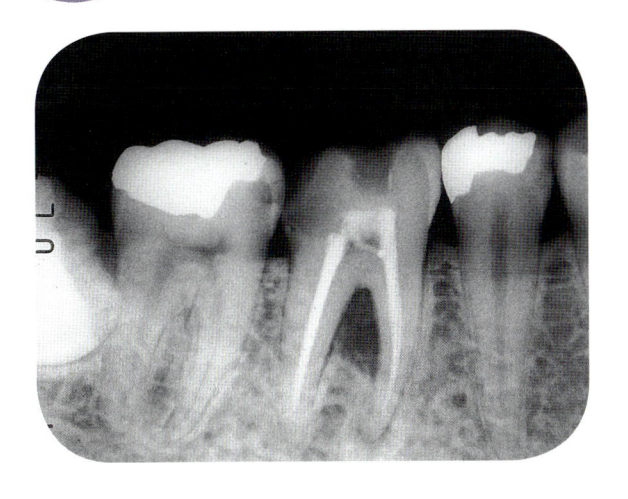

Patient Data
- 年　齢：27歳
- 性　別：女性
- 主　訴：右側下顎臼歯部の腫脹、拍動性の自発痛、咬合痛

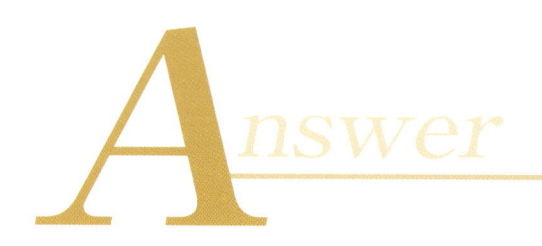

第1章　エックス線情報を治療にどう生かす？

Answer

症例 29
エンド由来の根分岐部病変

A1：診断上、必要な読影事項

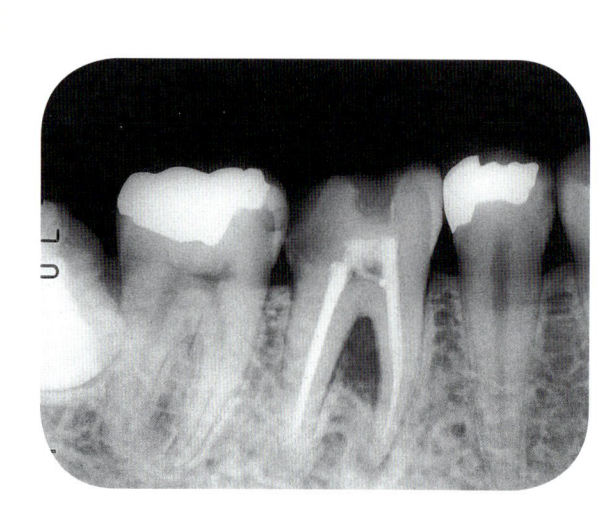

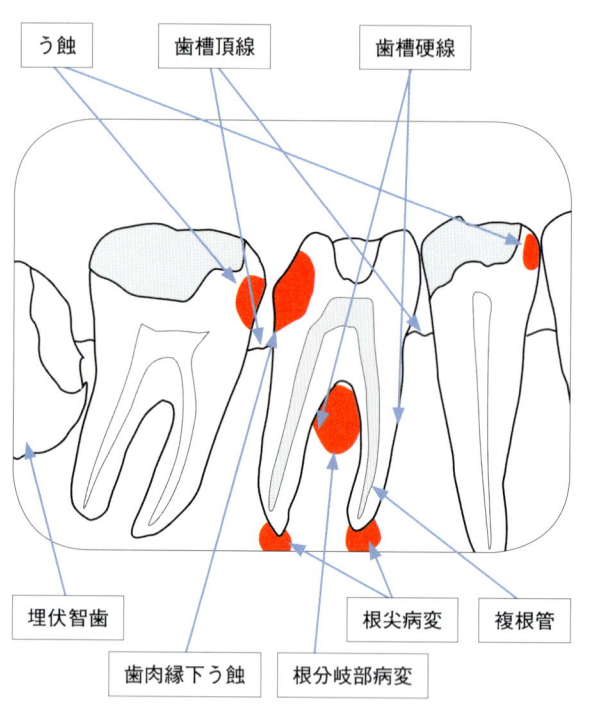

ラベル：う蝕、歯槽頂線、歯槽硬線、埋伏智歯、歯肉縁下う蝕、根尖病変、根分岐部病変、複根管

A2：他の資料による追加的参照事項

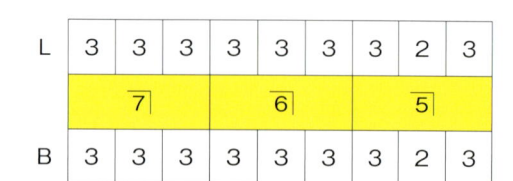

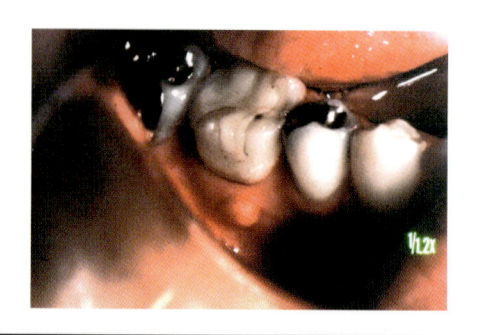

L	3	3	3	3	3	3	3	2	3
		7̄			6̄			5̄	
B	3	3	3	3	3	3	3	2	3

治療前のプロービング・チャートと右下臼歯部口腔内写真。6̄番歯頸部直下に瘻孔を認める。プロービング・デプスは、すべて3mm以内で病的な歯周ポケットは認められなかった。

162

4．根分岐部病変治療編

解　説・1 総合診断 & 治療計画

エックス線写真と他資料でここまでつかもう

1. このエックス線写真からの読影事項

　根分岐部病変が存在する場合、その病変が歯周病変由来なのか、歯内病変由来（髄床底付近のパーフォレーションを含む）なのか、またはそれらが複合しているのかを診断する必要がある。この症例の場合、6⏋の近心根に根尖病変が認められ、根尖から根分岐部に向かう歯槽硬線が消失している。根分岐部にエナメル・パールが存在していないかどうかの診断も重要である。6⏋近遠心の歯槽頂線が明瞭であることから、歯周病変由来ではない可能性が高いといえる。

2. 他の資料からの参照事項

　確定診断のためにはプロービング・デプスを参考にしなければならない。この症例では6⏋に病的な歯周ポケットは存在しておらず、歯周病変由来、歯根破折の可能性は否定された。また、根分岐部には応力が集中しやすいと考えられるため、咬合性外傷が加わっていないかどうか咬合状態の診断も必要である。

3. 問題の緊急度、重篤度と放置した場合の予測

　この時点では、根分岐部に存在する骨欠損は歯周ポケットと交通していないと考えられる。つまり、歯根表面は汚染されていない可能性が高い。これを放置し歯周ポケットと交通してしまった場合には歯周・歯内病変となり、その予後に不安を残す結果となることが予測される。

4. 治療方針（治療事項、優先順位、効率化）と治療計画（根拠と結論）

　まずは急性症状の緩解を図るために補綴物を除去し対合歯との接触をなくして、根管を開放し減圧を図る必要がある。その際、非感染根管まで開放してしまうと無用な感染を招くことになるため、あらかじめエックス線にて原因根を予測しておかねばならない。症状が緩解した後に仮封をし原因根と推測される根管から根管治療を行う。

5. 症状や術後に関する患者さんへの事前の説明事項

　根管治療にはある程度時間がかかること。遠心に歯肉縁下に及ぶ大きなう蝕があり、最終的には冠を装着することが予想されること。いったん病変が縮小傾向に向かっても再燃する可能性があり、長期的な経過観察が必要となることなどを伝えておく。

解　説・2 当該部位への治療

術前情報を治療に生かす

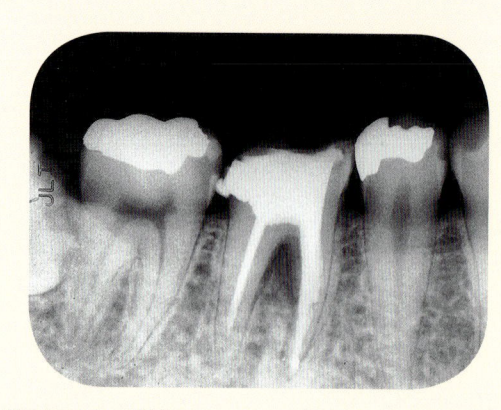

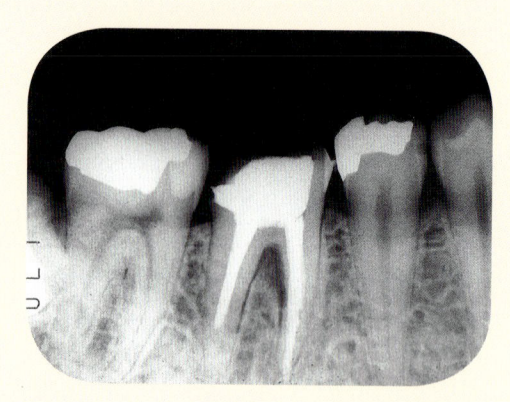

図29-1、2 術前のエックス線より原因根は近心2根のどちらかと推察した。補綴物を除去し、近心頰側根のガッタパーチャを除去したところ、根尖部より多量の排膿を認めた。急性症状が消失するまでは、ほぼ毎日来院してもらい、根管内の洗浄を行いながら拡大していった。根尖部からの排膿が落ち着き、仮封をしながら根管治療を行った。遠心根は非感染根管と診断し近心根のみ先に拡大、根管充填を行った。根分岐部の骨梁が明瞭になっていき、近心根の透過像が縮小傾向にあることを確認し、残りの遠心根に根管充填を行った。歯周病に関しては、歯周基本治療のみの対応とした。プロビジョナル・レストレーションにて、しばらく経過観察を行い咬合痛などの症状がないことを確認し、最終補綴物へと移行した。その際に6|に咬合性外傷が加わらぬよう、咬合面形態には細心の注意を払った。

4. 根分岐部病変治療編

解 説・3 術後評価

治療結果とメインテナンスの方針

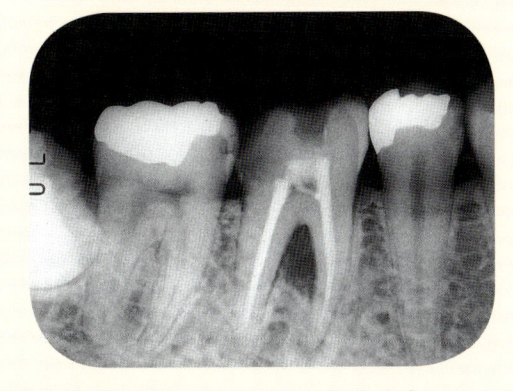

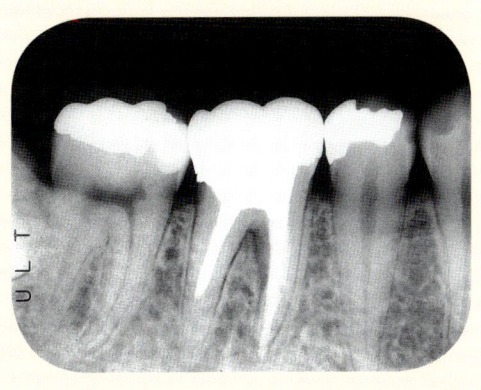

＜術　前＞　　　　　　　＜術　後＞

図29-3、4　このような歯では根尖病変のみならず、咬合性外傷によって歯根膜が緩んでいる可能性がある。このため、補綴物の作製にあたっては、咬合関係に細心の注意が必要となる。また、本症例ではある程度の期間根尖病変の治癒を経過観察したことで、不用意に歯肉にメスを入れずに済んだ。

＜1年経過時＞

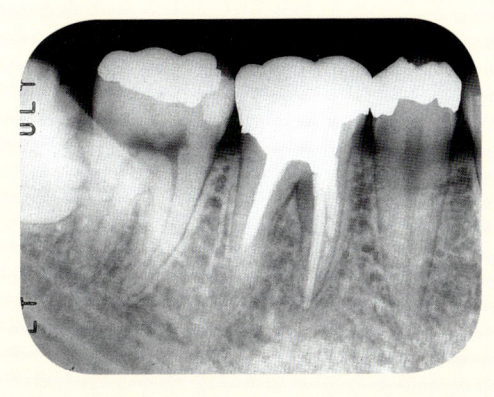

図29-5　術前と比較して根分岐部の透過像は消失し、良好な経過が得られている。

第1章　エックス線情報を治療にどう生かす？

症例29　診断と治療へのアドバイス

根分岐部病変には、歯内病変由来のものがあり、その場合は、歯周外科の必要はない。しかし、咬合に関する十分な配慮を行わねばならない。

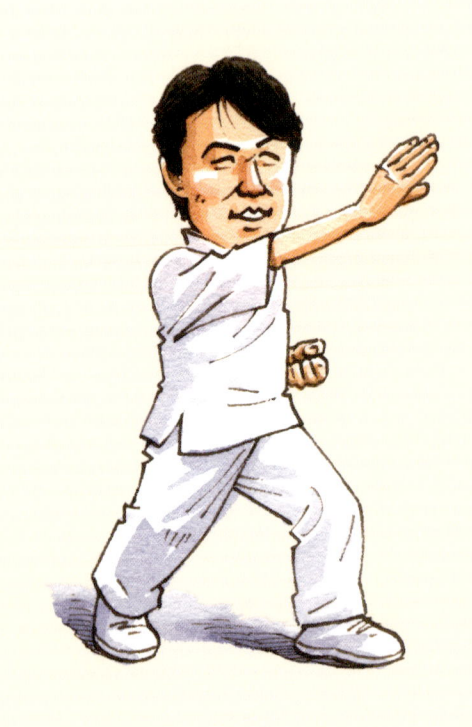

4. 根分岐部病変治療編

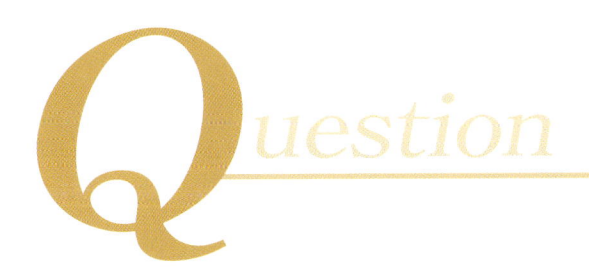

Question

ペリオ由来の根分岐部病変

Q1：初診時の主訴とこのエックス線写真から読みとるべき事項は？

Q2：他の資料による追加的参照事項は？

症例 30

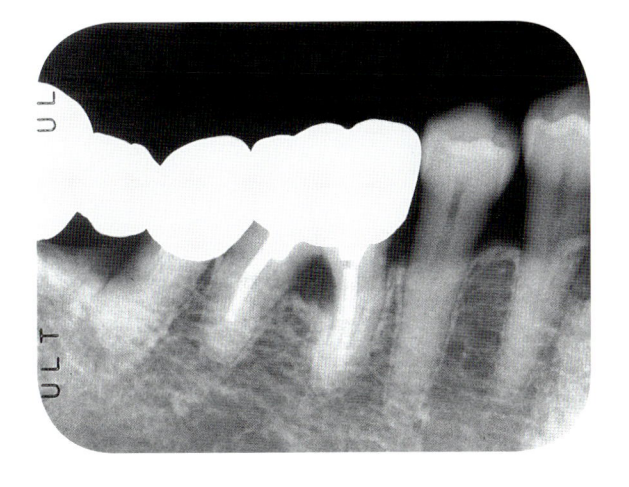

Patient Data
- 年　齢：61歳
- 性　別：女性
- 主　訴：右下臼歯部の咬合痛

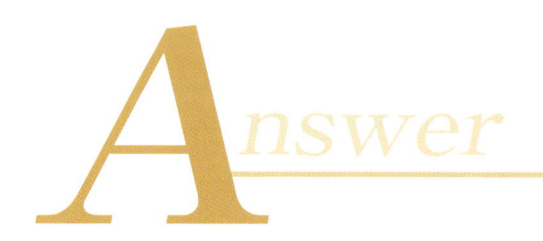

第1章 エックス線情報を治療にどう生かす？

Answer

症例 **30**
ペリオ由来の根分岐部病変

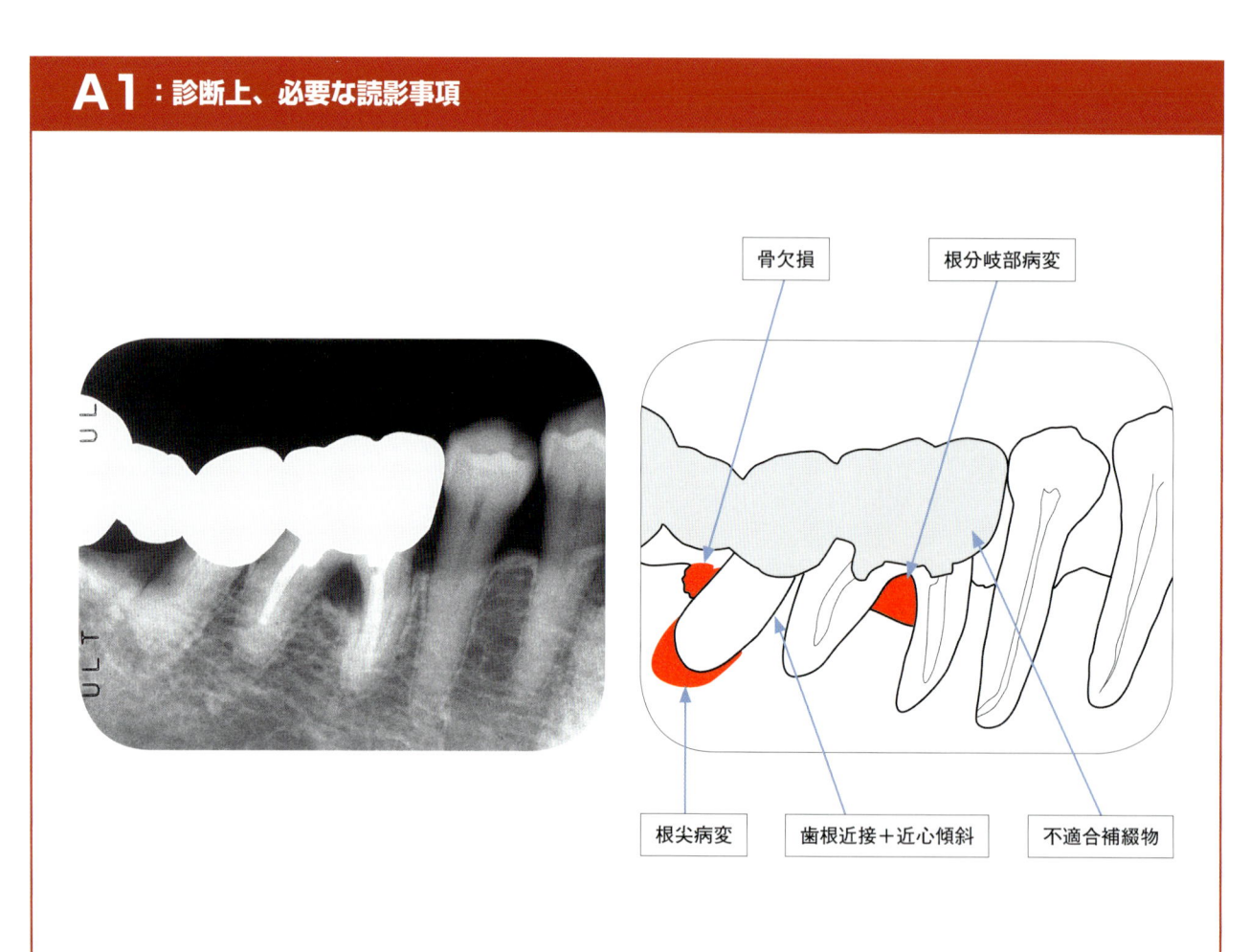

A1：診断上、必要な読影事項

骨欠損　　根分岐部病変

根尖病変　　歯根近接＋近心傾斜　　不適合補綴物

A2：他の資料による追加的参照事項

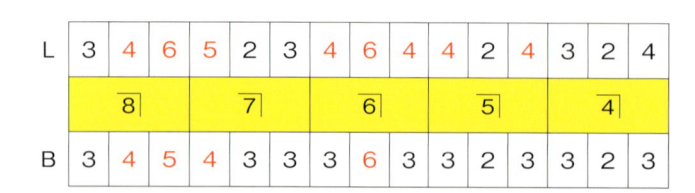

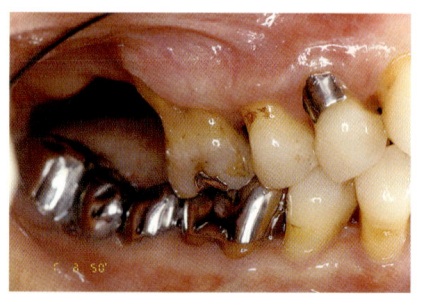

L	3	4	6	5	2	3	4	6	4	4	2	4	3	2	4
		8̲			7̲			6̲			5̲			4̲	
B	3	4	5	4	3	3	3	6	3	3	2	3	3	2	3

治療前のプロービング・チャートと側方面観口腔内写真。歯根露出、歯の近心傾斜、咬合平面の乱れ、6̲根分岐部入口の露出を認める。

168

4. 根分岐部病変治療編

解　説・1 総合診断 & 治療計画

エックス線写真と他資料でここまでつかもう

1. このエックス線写真からの読影事項

6̅はルート・トランクが短く、歯根離開度が大きいため分割しやすい。分岐部病変は through & through（Ⅲ度）にまで進行しているが、骨吸収は軽度であることから保存しやすいと思われる。

2. 他の資料からの参照事項

本症例では上顎大臼歯部に6̅のみしかないため、そこに負担がかかって過剰な力によると思われる破壊が生じている。プロービングとファーケーション・プローブによる分岐部の診断が必要である。プロービング・デプスは唇舌側中央が6mmと深い。

3. 問題の緊急度、重篤度と放置した場合の予測

この症例では7̅欠損のため、6̅/6̅はキー・トゥースである。6̅のⅢ度の根分岐部病変を放置した場合、根分岐部病変の進行やう蝕に罹患するリスクがあり、抜歯につながる可能性がある。

4. 治療方針（治療事項、優先順位、効率化）と治療計画（根拠と結論）

6̅の根分岐部病変はⅢ度であり骨吸収も水平的であったために、再生療法は不適当と判断した。根分岐部病変に対する切除療法には歯肉切除、ファーケーション・プラスティ（歯冠形態修正、骨整形）、トンネリング、歯根切断（分離、切除）、抜歯がある。本症例では6̅は歯根分離、対合歯は歯根切除を選択した。

5. 症状や術後に関する患者さんへの事前の説明事項

患者には治療を行った歯の歯根破折や二次う蝕の可能性を説明し、継続したメインテナンス、管理が重要であることを伝える。また、将来、抜歯に至った場合の選択肢も話しておくべきだろう。

第1章　エックス線情報を治療にどう生かす？

解　説・2 当該部位への治療

術前情報を治療に生かす

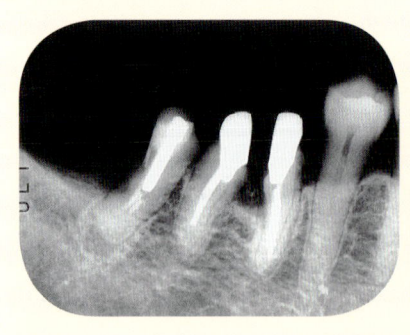

図30-1　メタル・タトゥー予防のためにあらかじめ歯根を分割した。

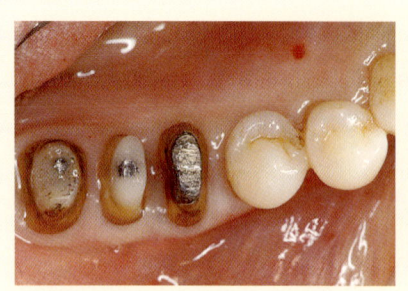

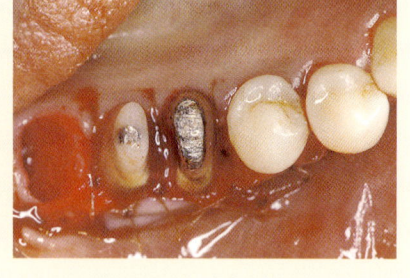

図30-2、3　根分岐部のデブライドメントと切断部の仕上げを目的とした歯周外科と同時に $\overline{7|}$ 近心根抜根を行った。

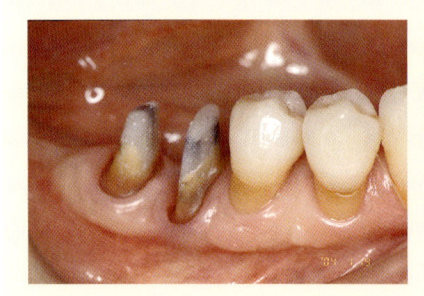

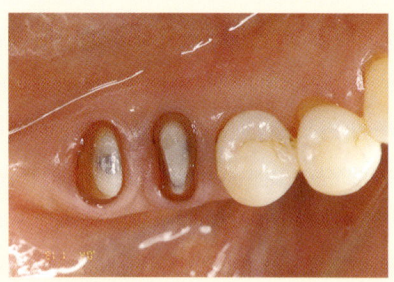

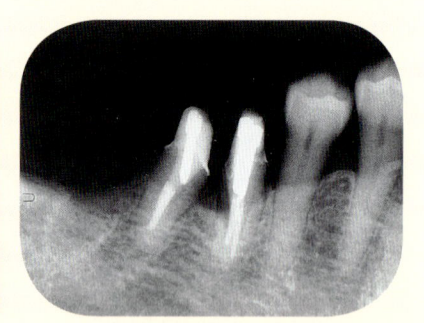

図30-4〜6　モジュールを用いて歯根間距離を確保し、プラーク・コントロールしやすい環境を整えた。

170

4. 根分岐部病変治療編

解 説・3 術後評価

治療結果とメインテナンスの方針

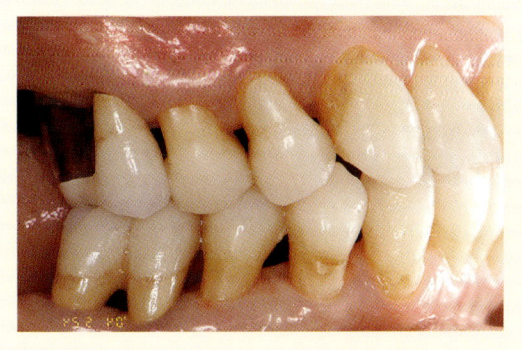

L	3	3	3	3	2	3	3	2	3
		6̄			5̄			4̄	
B	3	2	3	3	2	3	3	2	3

図30-7　術後の口腔内写真。補綴装置はプラーク・コントロールしやすい形態をとるよう配慮する。
図30-8　術後のプロービング・チャート。プロービング・デプスは3mm以下で安定している。

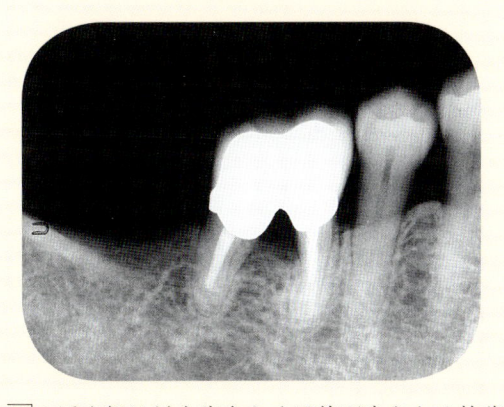

＜術前＞　　　　　＜術後＞

図30-9、10　術前、術後のエックス線写真。8̄ と 7̄ の近心根は対合歯もなく予後不良なため抜歯した。歯槽硬線が確認でき、安定していることがうかがえる。また辺縁骨がほぼ水平的で、メインテナンスにより歯周病の再発を予防しやすいと考える。

＜6年6ヵ月経過後＞

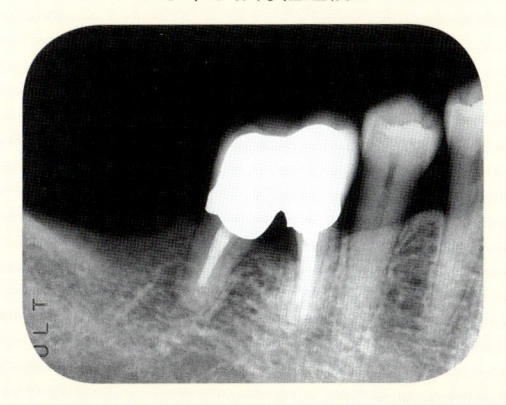

図30-11　骨吸収の進行を認めず、歯槽骨が安定している様子がうかがえる。歯根破折や二次う蝕もなく、良好な経過を示している。今後もプラーク・コントロールと咬合のチェックが重要である。

症例 30 診断と治療へのアドバイス

> 根分岐部病変に対する処置法は複数ある。患者と病状に応じた処置法選択には、その適応症に関する正しい知識とエックス線読影が不可欠となる。

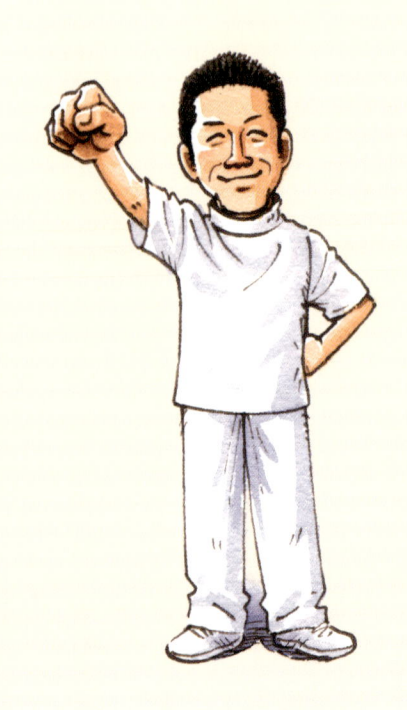

第2章

+α症例で学ぶ

初期病変の察知力を高めよう

う蝕①……………………174	歯周病編①……………………182
う蝕②……………………176	歯周病編②……………………184
根尖病変編①……………………178	根分岐部病変編①……………………186
根尖病変編②……………………180	根分岐部病変編②……………………188

第2章　初期病変の察知力を高めよう

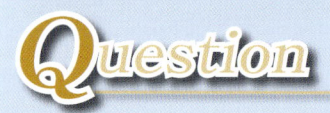

う蝕編 ①

Question

このエックス線に見られるう蝕の初期病変は？

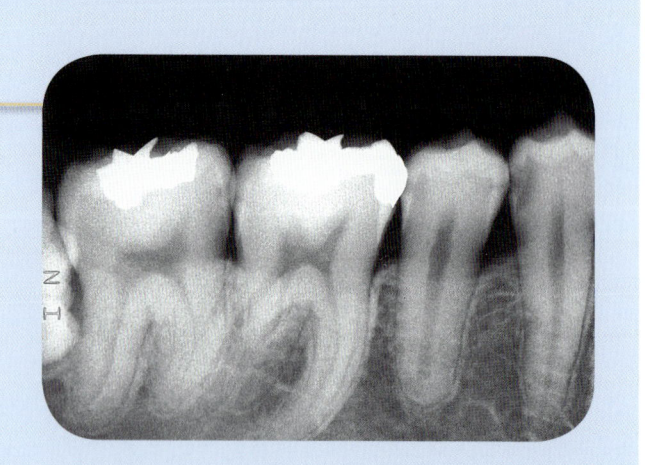

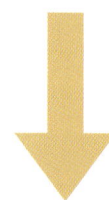

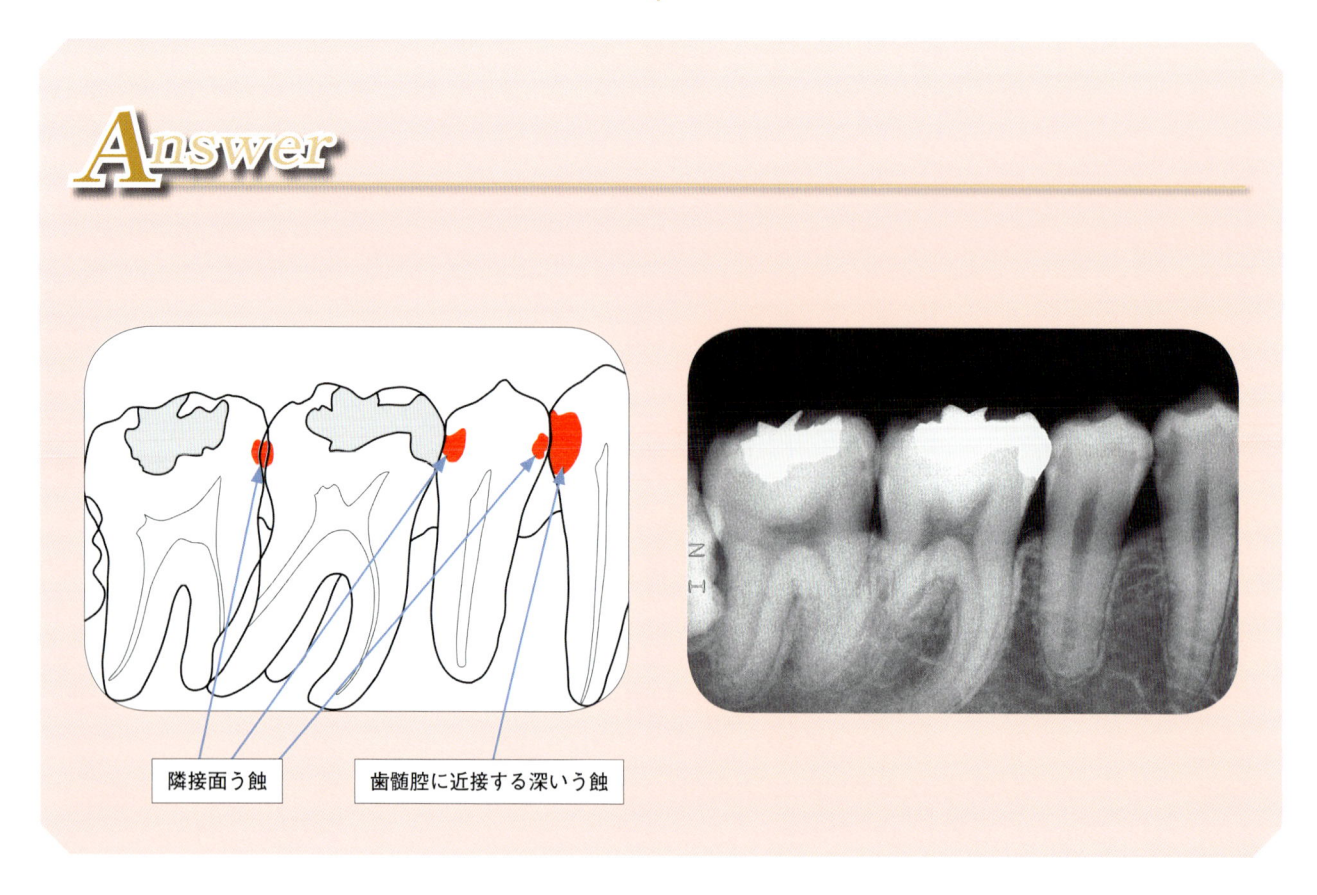

Answer

隣接面う蝕　　歯髄腔に近接する深いう蝕

174

解説：
この病変の読み方と治療方針

　本症例は、口腔内からでは一見う蝕が確認しにくく、見落とす危険性がある。エックス線写真によって初めて確認が可能なう蝕である。よって、まずは的確なエックス線撮影をし、診断を行うことが重要である。
　$\overline{5\,4}$の近遠心にあるう蝕を見落とし、このまま放置してしまうと、う蝕がさらに進行して歯髄炎を起こし、抜髄を余儀なくされる可能性が高い。また、現時点でもエナメル・象牙境に沿ってう蝕が拡大しているのが口腔内のエナメル質の変色範囲や、エックス線により推測できる。この状態のう蝕は処置を施さない限り進行を止めることはできない。そのため見落としてしまうと抜髄に至るだけでなく、歯冠崩壊や歯肉縁下う蝕となり、術後のリスクも高くなってしまう。極力、健全歯質や歯髄を温存することが修復物の長期安定には必要であり、そのためにもう蝕の早期発見、早期治療が重要といえる。

術中の考慮点

　う蝕により感染した象牙質を取り除くことが、う蝕治療の第一歩である。そのため、まず感染象牙質の徹底除去が必要となる。しかし、必要以上に歯質を除去してしまうと、露髄の危険性や術後に不快症状（疼痛、冷温痛等）を与える結果になりかねない。そこで、除去すべき感染象牙質を的確に見分けることが重要となってくる。感染象牙質除去の臨床的目安である硬さや着色程度を、手指感覚と目視にて判断した後、う蝕検知液を用い、う蝕象牙質の外層が除去できているかを確認する必要がある。本症例のようなう蝕の場合、エナメル・象牙境に沿ってう蝕が拡大していることが多く、注意が必要である。確認後、象牙質、歯髄を保護する目的で覆罩を行った。覆罩材料は象牙質面に樹脂含浸層を形成し、象牙細管を封鎖し細菌の侵入や物理的な刺激から象牙質、歯髄を保護すると考えられている接着性レジンのスーパーボンドを用いると予後が良いと感じている。

治療結果から

図①-1　$\overline{5\,4}$の隣接面に、エナメル質の変色が見られ、う蝕が疑われる。
図①-2　う蝕は、歯髄腔に近接する程深く進行しており、エナメル・象牙境に沿って広範囲に拡大していた。感染象牙質の取り残しがないよう細心の注意を払う必要がある。

図①-3　ハイブリッド・セラミックスにて、修復処置を行った。修復物の精度を高めることが、術後の長期安定のために重要である。
図①-4　$\overline{4}$遠心のう蝕は、歯髄腔に近接していたが、感染象牙質の除去と覆罩処置を的確に行うことにより、術後の経過は良好であった。

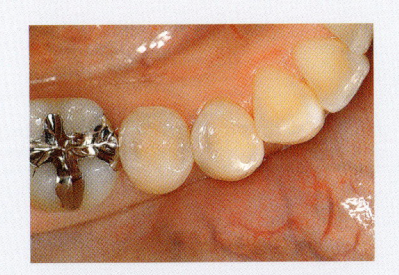

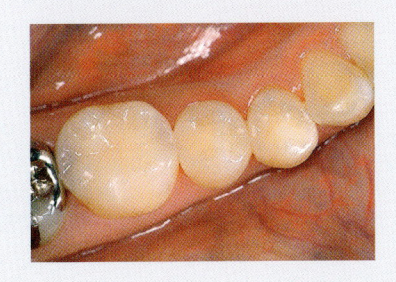

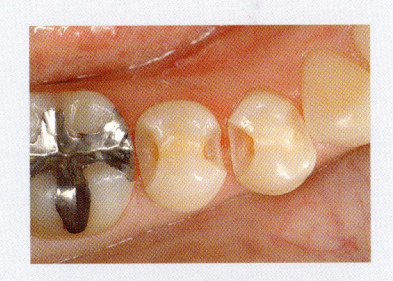

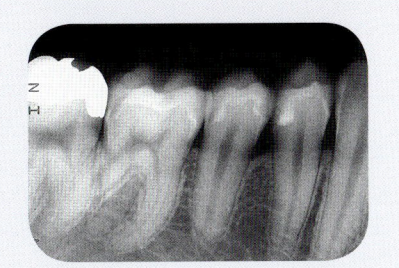

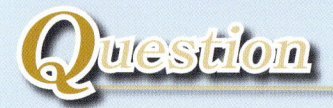

第2章 初期病変の察知力を高めよう

う蝕編 ②

Question

このエックス線に見られるう蝕の初期病変は？

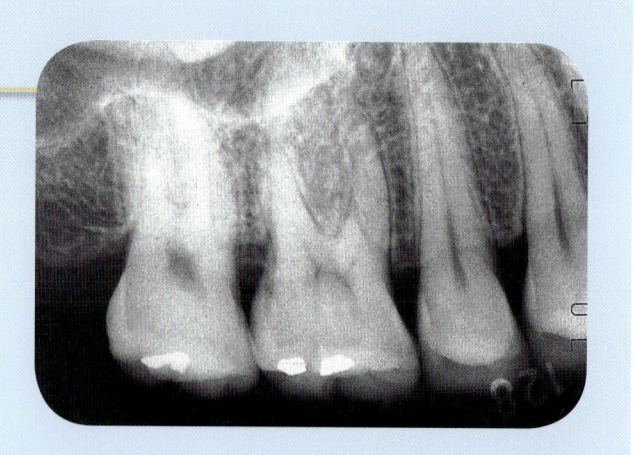

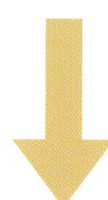

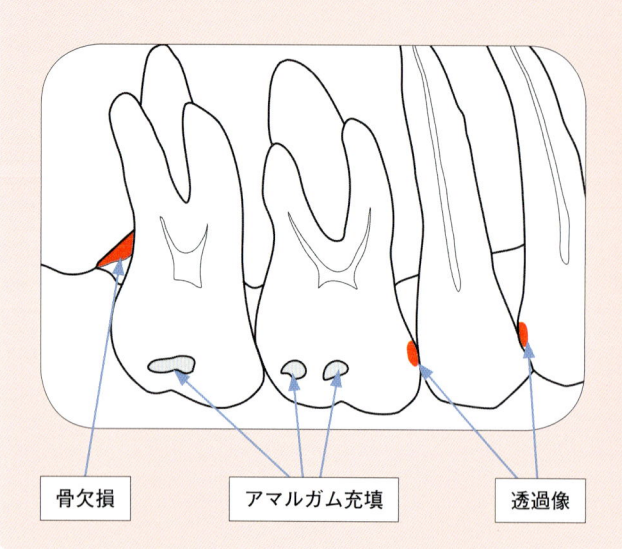

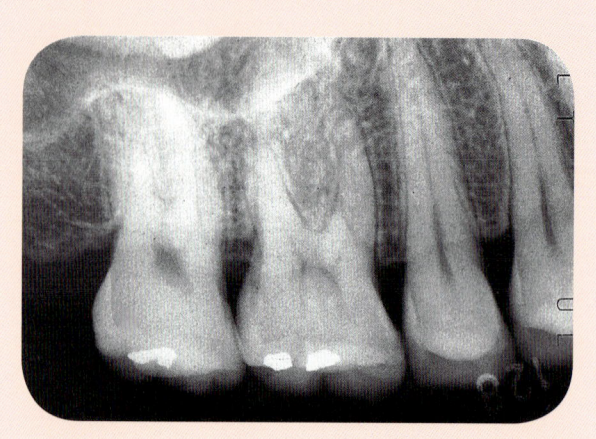

Answer

骨欠損　アマルガム充填　透過像

解説：
この病変の読み方と治療方針

　一見すると、エックス線写真上ではう蝕は認められないように見える。しかし、5┘の遠心と└6の近心にはごく小さな透過像が認められる。このような初期う蝕では、エックス線写真でははっきりと病変が確認できないことが多くある。よってエックス線診査のみで診断がはっきりつかない場合は、口腔内における視診やデンタルフロスによる診査等が重要となってくる。

　このような初期のう蝕であっても、病変を見落とし治療の時期が遅れてしまうと、最小限の治療にとどめることができず、歯質を必要以上に削合する必要性が生じたり、その後の経過によっては抜髄に至る可能性もある。

　初期の段階では自覚症状がないことが多いが、その後、冷痛、温熱痛、自発痛といった症状を伴い病変は変化していく。特に進行性のう蝕であれば、短い期間でそのような経過をたどる可能性が高くなる。また、その歯のみの問題ではなく、患者との信頼関係をも崩してしまう可能性がある。

術中の考慮点

　このような初期の病変においては、自覚症状がないことが多いため、エックス線写真による診査に加え、口腔内の視診やデンタル・フロスによる診査等を確実に行うことが重要となる。

　治療においては、歯質の削除量を必要最小限にとどめることが望ましい。病変部が明示される範囲でエナメル質の削除を行い、確実に感染象牙質の除去を行う。とくにエナメル・象牙境に沿ってう蝕が進行している場合が多いため、見逃さないように注意をする。

　またエナメル質の削除量の決定には、咬合関係にも留意する必要がある。咬頭嵌合位や側方移動時に強い咬合力のかかる部位であれば、メタルによる修復を選択する必要もある。

　本症例において、コンポジット・レジン修復を選択した理由としては、歯質の削除量が少なくて済むこと、また咬合関係においても咬頭嵌合位や側方移動時において、咬合力が過度にかからない部位であったことなどが挙げられる。

治療結果から

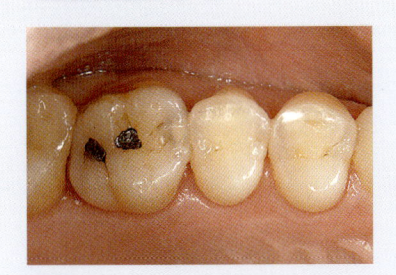

図②-1　5┘遠心└6近心にう蝕と思われる黒色の透過像が認められる。

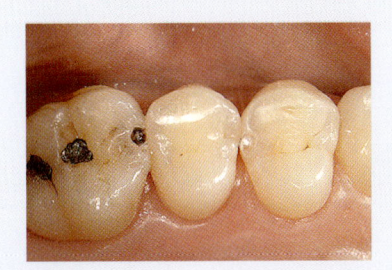

図②-2　エナメル質を削合するとう蝕病変が認められた。

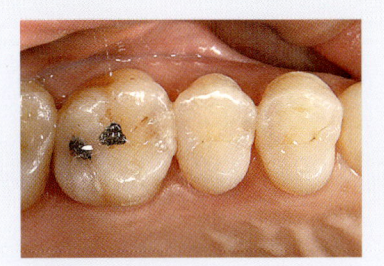

図②-3　コンポジット・レジンにより修復を行った。

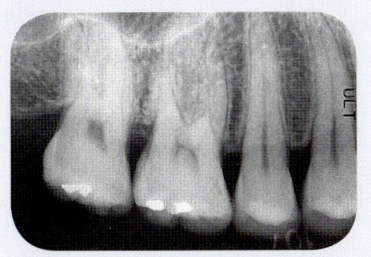

図②-4,5　術後のデンタルエックス線写真。

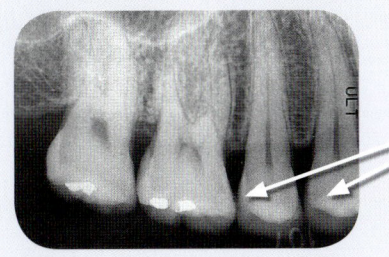

コンポジット・レジン充填

第2章 初期病変の察知力を高めよう

根尖病変編 ①

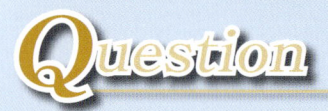

Question

このエックス線に見られる初期の根尖病変は？

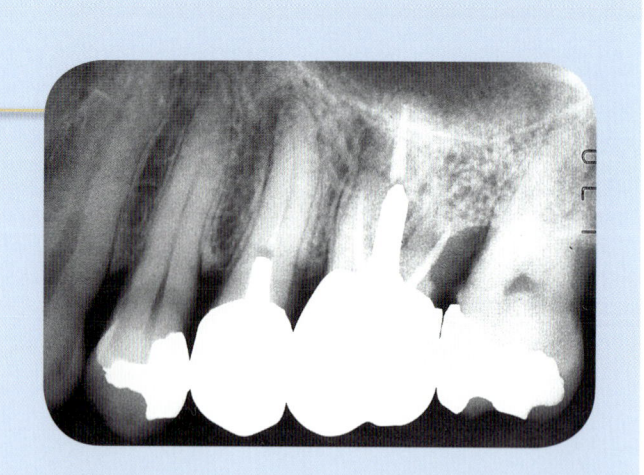

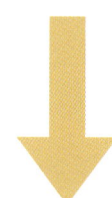

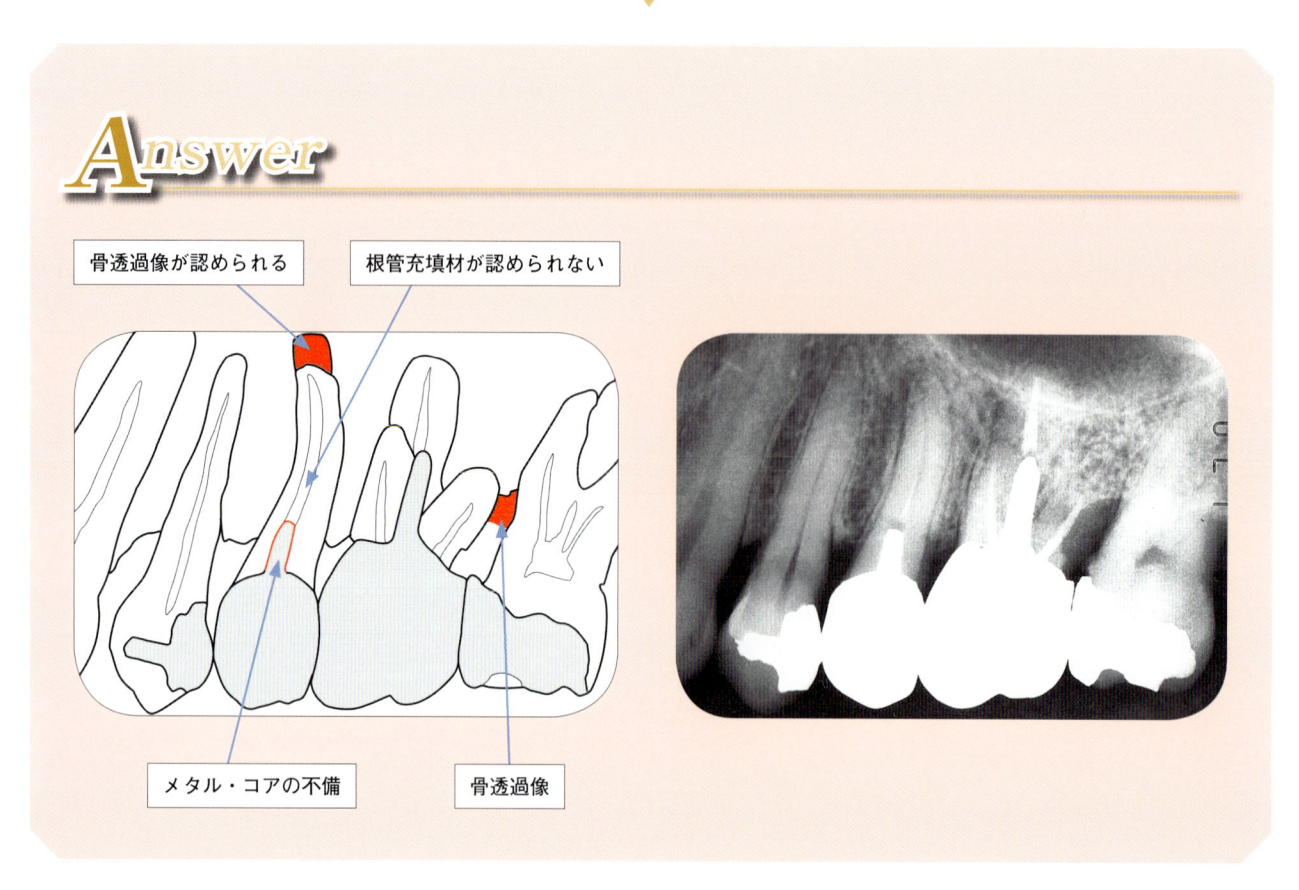

Answer

- 骨透過像が認められる
- 根管充填材が認められない
- メタル・コアの不備
- 骨透過像

178

解説：
この病変の読み方と治療方針

　本症例の場合、|5には補綴物およびメタル・コアが装着されているが、根管内にはわずかな根管充填材しか認められない。また根尖部周囲に炎症像と思われる骨透過像が存在している。そのため病変を見落とすことは少ないと考えられるが、病変が比較的大きくないため臨床的症状がなく、異変に気づかないこともある。この病変を見落とした場合には、そのまま推移するか、もしくは症状としてまずは咬合痛が現れるだろう。しかし、急性の歯根膜炎を起こした場合には、腫脹や強い自発痛が起こることも考えられる。その際にはすぐに補綴物やメタル・コアを除去すべきだが、患者さんの疼痛があるため非常に苦慮することが予想される。

術中の考慮点

　既存のメタル・コアが根管に沿った形態ではなく近心方向に削られているため、できるかぎり近心側の根管内歯質を削ってはならない。また上顎の小臼歯であるため２根管であるが、汚染度の高い根管はどちらであるかを考慮して取りかかる必要がある。若干近心側に湾曲があるため、最初は細いファイルを用いて歯根長測定器を使用しながら、急性症状を惹起しないように根尖の手前で止めておく必要がある。その際、根管内の内容物の汚染度を確かめて可及的に清掃を行い、けして根尖孔外に押し出さないようにする必要がある。

　次回治療時に症状がなければ、測定長を参考にして解剖学的根尖孔まで拡大、清掃を行っていく。拡大のサイズは、手指感覚による抵抗感およびファイルに白い切削粉がついてくるのを目安に決めていく。しかし、ファイルの形態に沿った拡大を行うと円形に広がっていくため根管壁の穿孔を起こしやすいことから、根管の解剖学的形態をイメージしながら行う必要がある。拡大が終了したら、症状がないことと、浸出液の有無を確認して根管充填を行う。

治療結果から

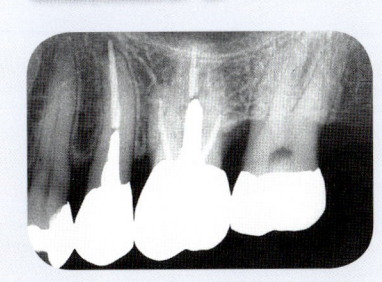

図③-1　根管充填より約６ヵ月。改善傾向にはあるが、若干の骨透過像が認められる。

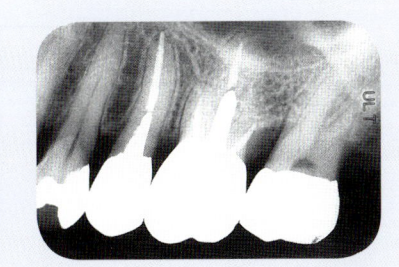

図③-2　術後約３年。透過像はほぼ消失しつつある。

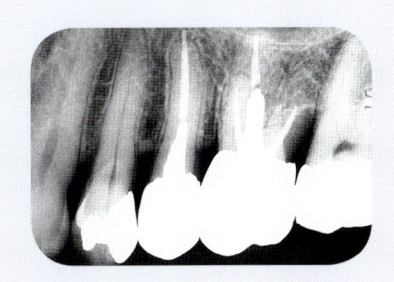

図③-3　術後約５年、歯根膜腔および、歯槽白線様の像が認められる。

第2章 初期病変の察知力を高めよう

根尖病変編 ②

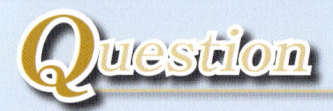

Question

このエックス線に見られる初期の根尖病変は？

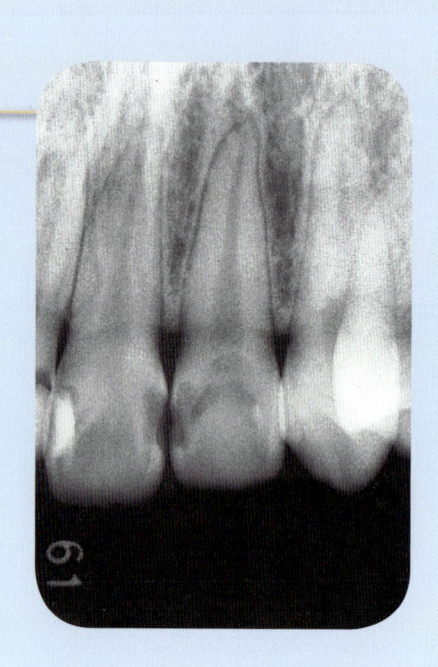

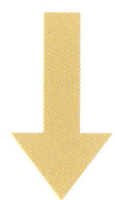

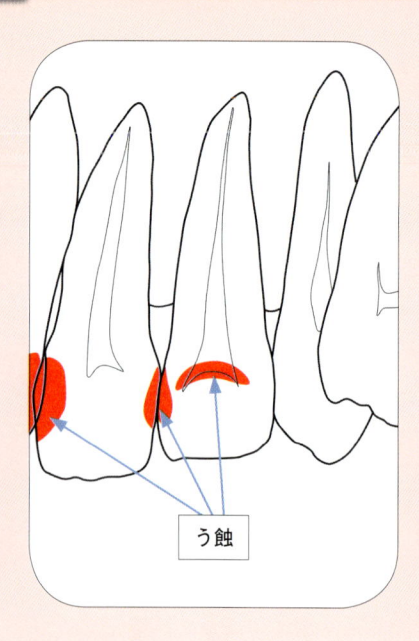

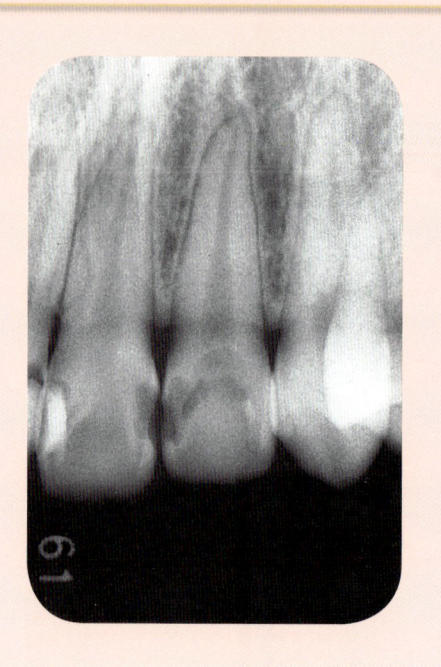

Answer

う蝕

解説：
この病変の読み方と治療方針

　初診時、患者は|2の打診痛を主訴に来院した。エックス線上にて|2の近心にう蝕を認めるものの、明らかな根尖部の透過像は認められなかった。そのためともすると、生活歯と診断し麻酔を行ってう蝕処置を行いがちである。しかしながら、問診により冷温痛がないことが確認できたことや、術前の電気歯髄診断により|2には生活反応を認めず失活歯であることがわかった。よって、|2は根尖性歯周炎であるとの診断を行った。

術中の考慮点

　|2には根尖病変は認められないが感染根管であると診断し、通法通り感染根管治療を行った。根管内における起炎因子をできるだけ除去し、根管の形態に沿って拡大を進めたが、患者が若かったこともあり、根管が唇舌的に大きく切縁からの拡大を余儀なくされた。その後、根尖部を可及的に封鎖する目的で根管充填を行ったが、患者の年齢を考慮し、性急な補綴物の装着を避け、コンポジットレジン修復にて経過観察を行う予定である。

治療結果から

図④-1、2　初診時。患者の症状に冷温痛がなく、打診痛が主な症状であった。生活歯か失活歯かでこの後の処置が異なってくるため、歯髄診断器により確認する必要がある（図④-1は別ケース写真）。
図④-3　根管充填後のエックス線写真。根尖部に透過像を認めないため、生活歯と判断しがちであるが、電気歯髄診断により、生活反応を認めなかった。よって根尖性歯周炎と診断し、感染根管治療を行った。根管充填後は、患者の年齢を考慮し、コンポジット・レジン充填を行う予定である。

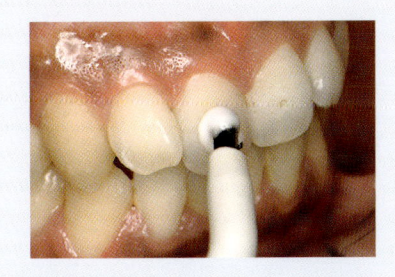

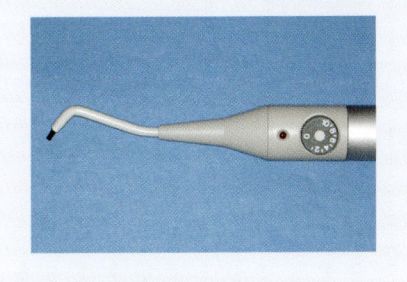

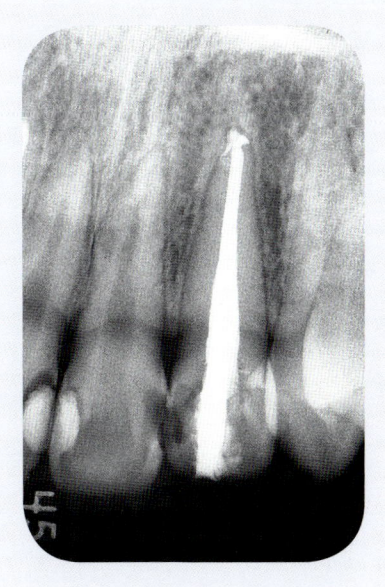

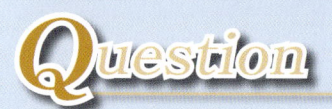

第2章 初期病変の察知力を高めよう

歯周病編 ①

Question

このエックス線に見られる初期の歯周病変は？

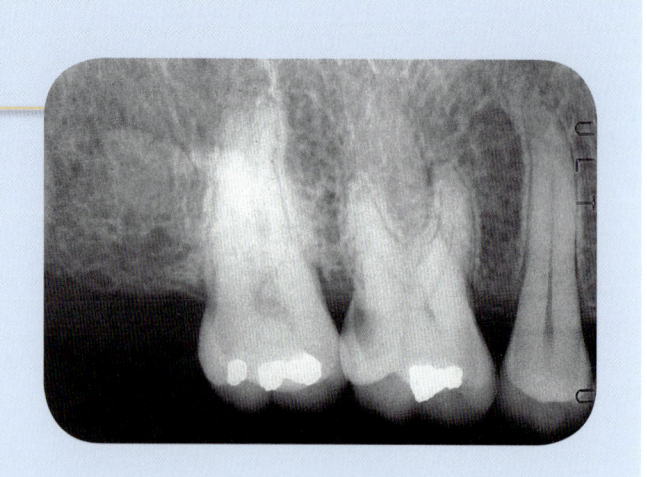

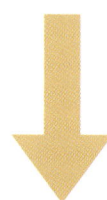

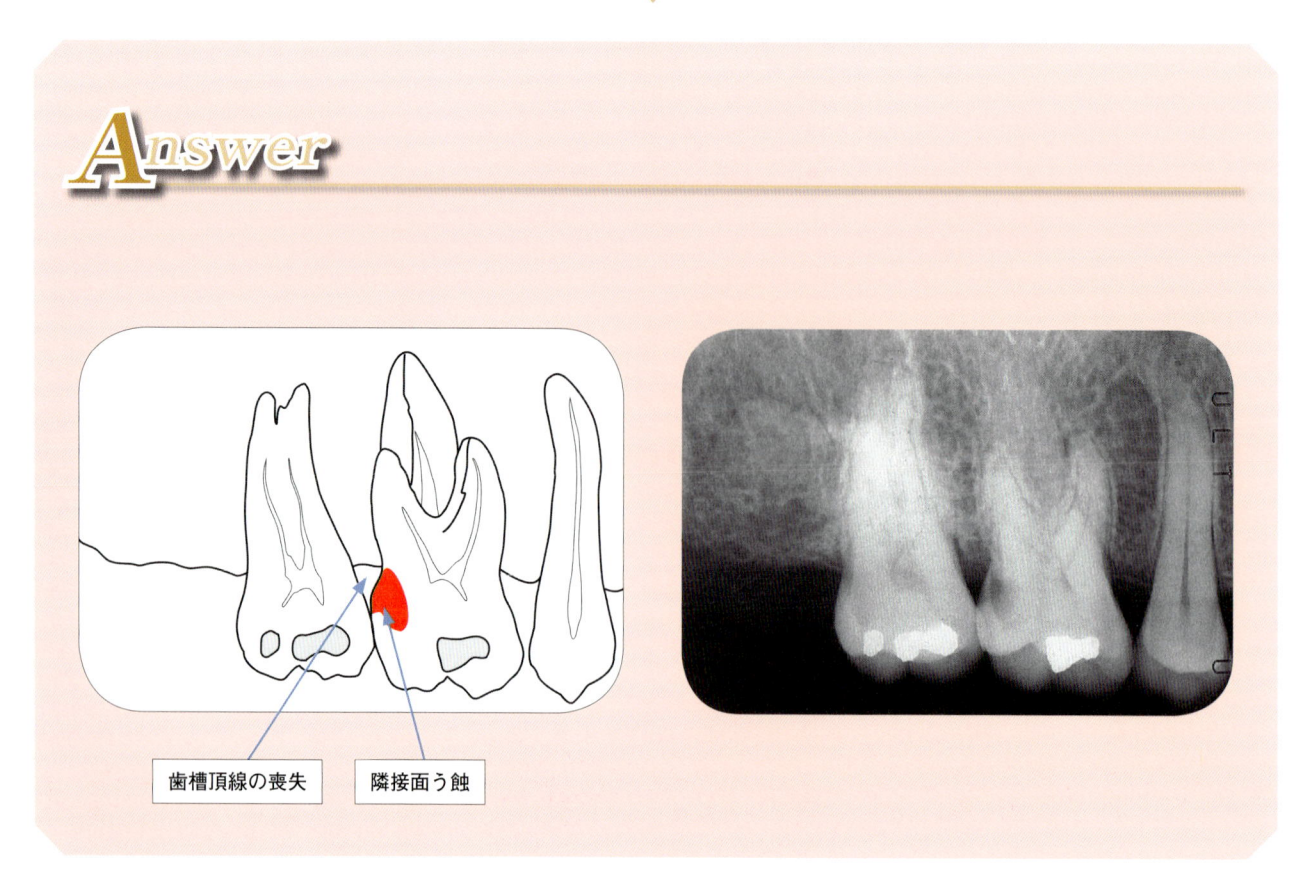

Answer

歯槽頂線の喪失　隣接面う蝕

解説:
この病変の読み方と治療方針

　歯肉炎は健全な状態までの治癒が可能であるが、骨吸収をともなった歯周炎では、進行すればするほど回復は困難で、症状を停止させることすら難しくなることも日常臨床で体験する。そのため、歯周病を未然に防ぐことや発症後であってもできる限り早期に発見することが、患者さんの歯の健康を長期にわたって維持するために重要である。しかし軽度の歯周病は自覚症状に乏しいため、よほど意識の高い患者さんでない限り自身で病気に気づくことは困難である。そのため、初期病変の確実な発見は歯科医療従事者の責務といえる。

　歯周病の初期症状としては歯肉の出血、発赤、腫脹が認められる。また、それらが軽度であっても3mm以下のプロービング・デプス、I度の根分岐部病変、エックス線写真での歯根膜腔の拡大、歯槽硬線の消失を見逃さないことが重要である。発見が遅れると骨吸収が進行し、歯の病的移動や咬合性外傷が併発することにより病態を複雑化し、治癒が困難となる。とくに複根歯である臼歯、ことさら上顎大臼歯においては早期に発見し対応することが重要である。

術中の考慮点

　上顎大臼歯はプラーク・コントロールが困難なだけでなく、根形態が複雑で歯周病の好発部位であり、しかも治療の予後は不確実である。根面のデブライドメントが困難であることに加え、切除療法を行った場合は術後に複雑な根形態や根分岐部が露出しやすい。一方、保存療法の場合は陥凹部に歯周ポケットの再発をきたしやすい。また、根分岐部病変の再生療法は歯根面に囲まれているため血液供給が乏しく、完全な再生は困難をきわめる。これらのことから、エックス線写真診査とファーケーション・プローブを用いた根分岐部形態の把握により、治療予後の確実性が高い初期での発見と対応が強く望まれる。

　対応としては、歯肉弁を形成しない浸潤麻酔下での徹底的なデブライドメントや、アクセス・フラップなどの組織付着療法と、より確実なポケット除去を目指す歯肉弁根尖側移動術などの切除療法がある。歯肉弁を形成した場合は、骨整形や骨移植を行うことも可能である。エムドゲイン®やGTRなどの再生療法は中等度以上の垂直性骨欠損に有効なことから、初期病変では費用対効果の観点からも適用されない。

　本症例では歯肉剥離掻爬術を行った。治癒後のエックス線写真では歯槽頂線の明瞭化を認める。

治療結果から

図⑤-1　全層弁剥離後、不良肉芽の除去と根面のデブライドメント。プラーク・コントロールしやすい治癒形態を目的に歯槽骨整形も行った。
図⑤-2　手指による圧迫後。単純縫合による連続縫合を行い、一次閉鎖した。

図⑤-3　術後側方面観。炎症がなく、生理的な辺縁歯肉形態での治癒を認める。
図⑤-4　術後のエックス線写真。インレーの適合と明瞭化した歯槽頂線を認める。

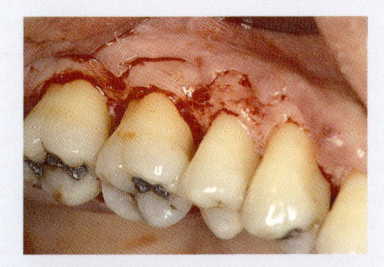

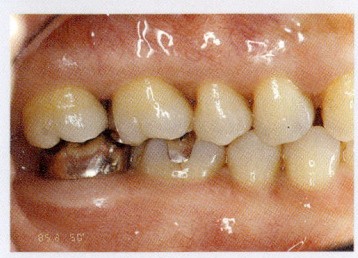

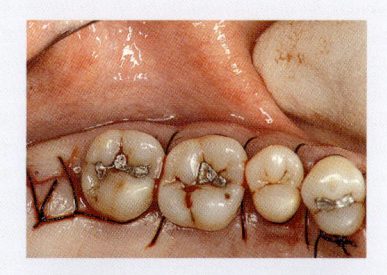

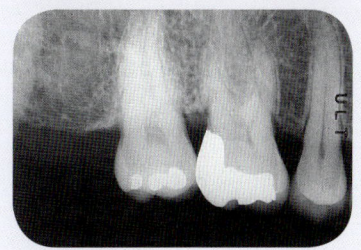

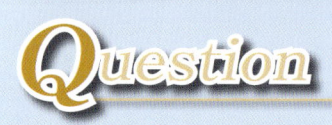

第2章 初期病変の察知力を高めよう

歯周病編 ②

Question

このエックス線に見られる初期の歯周病変は？

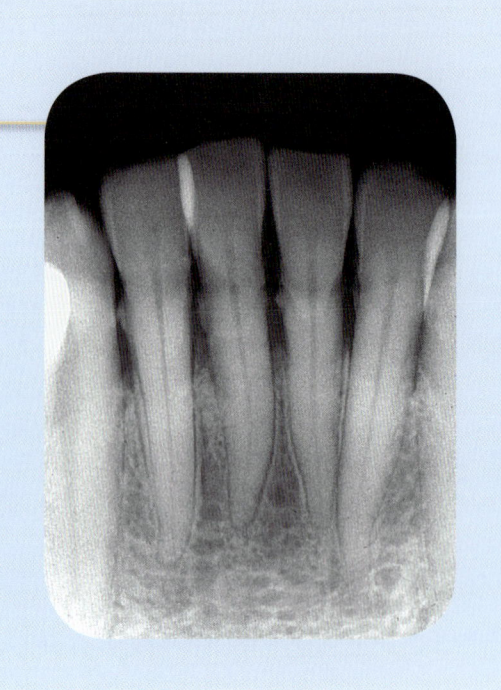

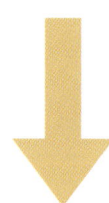

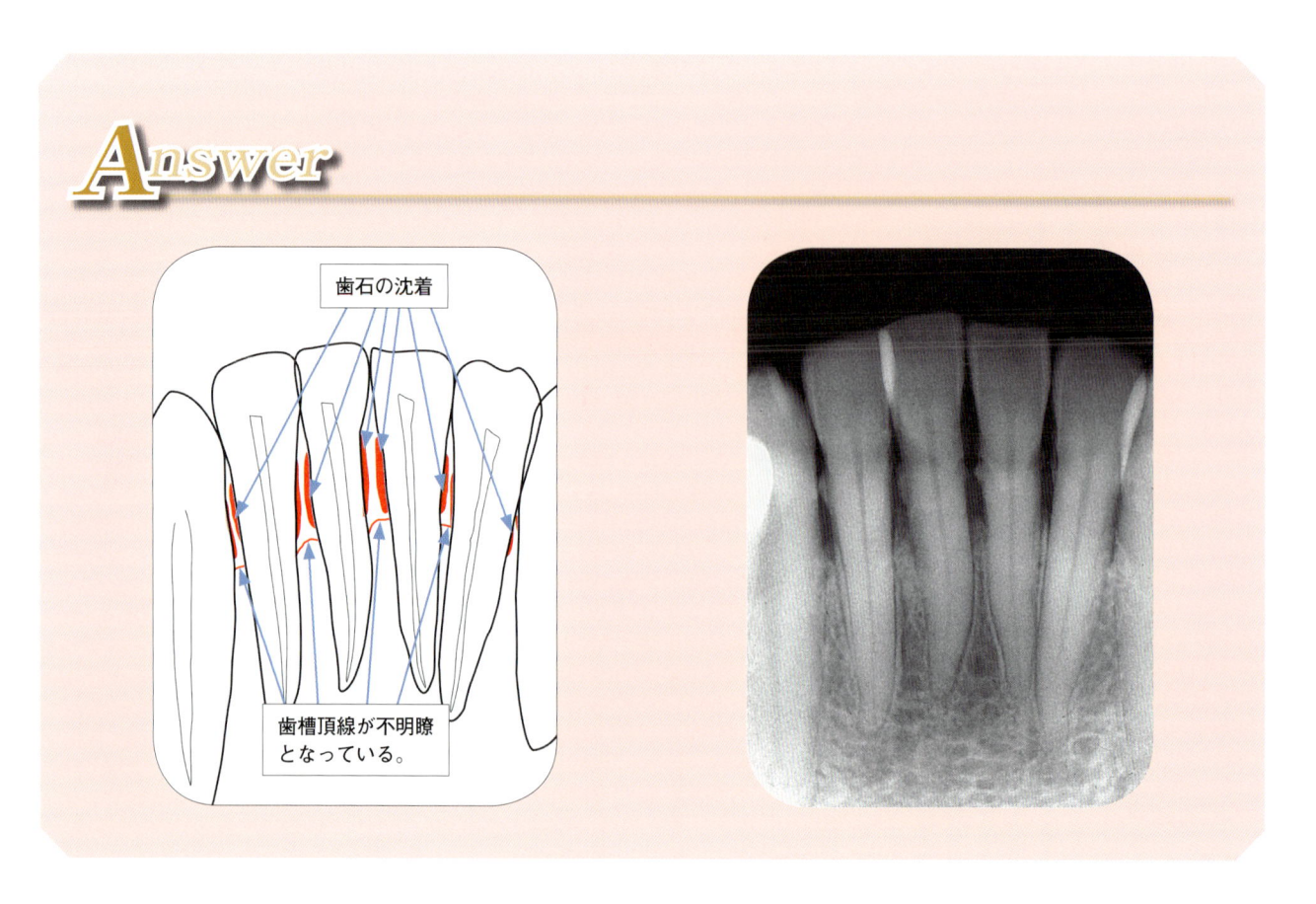

Answer

歯石の沈着

歯槽頂線が不明瞭となっている。

184

解説：
この病変の読み方と治療方針

　歯周疾患の診断に用いられる診査は、プロービングとエックス線診査が一般的であるが、歯肉炎から歯周炎に移行している初期の病変には診断しにくいケースがある。そのためエックス線診査にて歯周組織の状態をよく確認する必要がある。その際の診査のポイントとして歯槽骨の吸収はもちろんであるが、歯槽頂線、歯槽硬線の消失などを確認しておくとよい。

　歯槽骨の吸収像は透過像として確認しやすいが、歯槽頂線の消失は歯槽頂付近に均一な不透過像を認めない。また、歯槽硬線は歯根膜の拡大像として確認できる。いずれにおいても歯周組織の炎症像であるが、力の関与も疑うことを忘れてはいけない。

　本症例では歯肉縁下に歯石の沈着を認めた。歯周ポケットも最深部で5mmあり、歯槽頂線の消失などが確認できる。そのため初期の歯周炎と診断し、治療を行うこととした。

　この病変を見落とすと骨吸収を増長させ、歯周病の悪化を招いてしまうことになるため、注意が必要である。

術中の考慮点

　この下顎前歯部の歯周炎に対して、まず炎症のコントロールとしてブラッシング指導とスケーリング・ルートプレーニングを行った。初診時、歯周ポケットは最深部で5mmを認めたが、幸い初期の歯周炎であったため初期治療後のプロービング・デプスは2～3mmで安定してきた。炎症のコントロールは比較的容易に行うことができたが、歯槽頂線の消失は力の関与も疑う必要があり、早期接触などの咬合の診査をし、若干の咬合調整を行った。

　また治療後は3ヵ月に1度来院してもらいメンテナンスを行っている。術後（初診より5年後）のエックス線写真では、初診時に比較して歯石の付着などは認めず、歯槽頂線も明瞭となってきている。初期の病変であっても問題点がこの部位に限局していないこともあるため、口腔内全体を見ていく目を養うことも、歯周治療を行うにあたり重要な事項である。

治療結果から

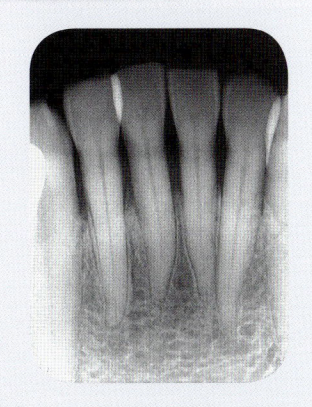

図⑥-1　SRP後。歯石の付着などは認めない。

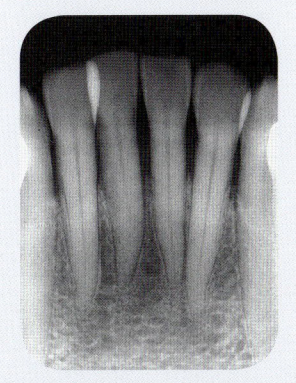

図⑥-2　3年後、骨の状態も安定傾向となってきている。

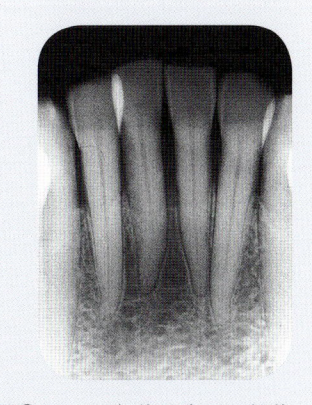

図⑥-3　5年後、歯石の付着・骨の吸収などは認めない。

第2章 初期病変の察知力を高めよう

根分岐部病変編 ①

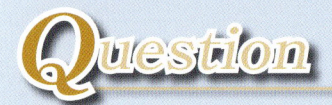

Question

このエックス線に見られる根分岐部の初期病変は？

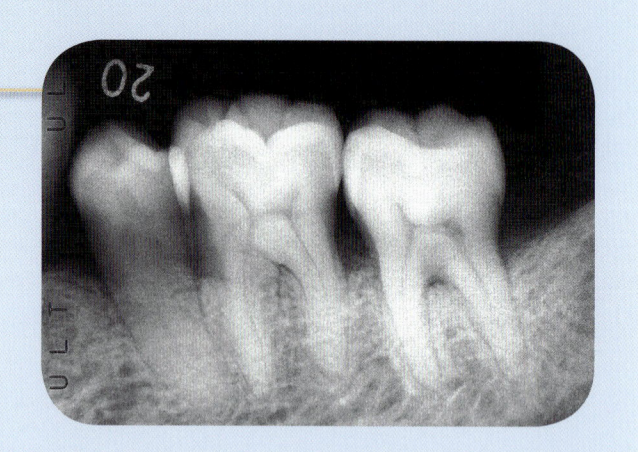

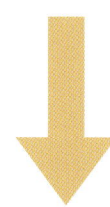

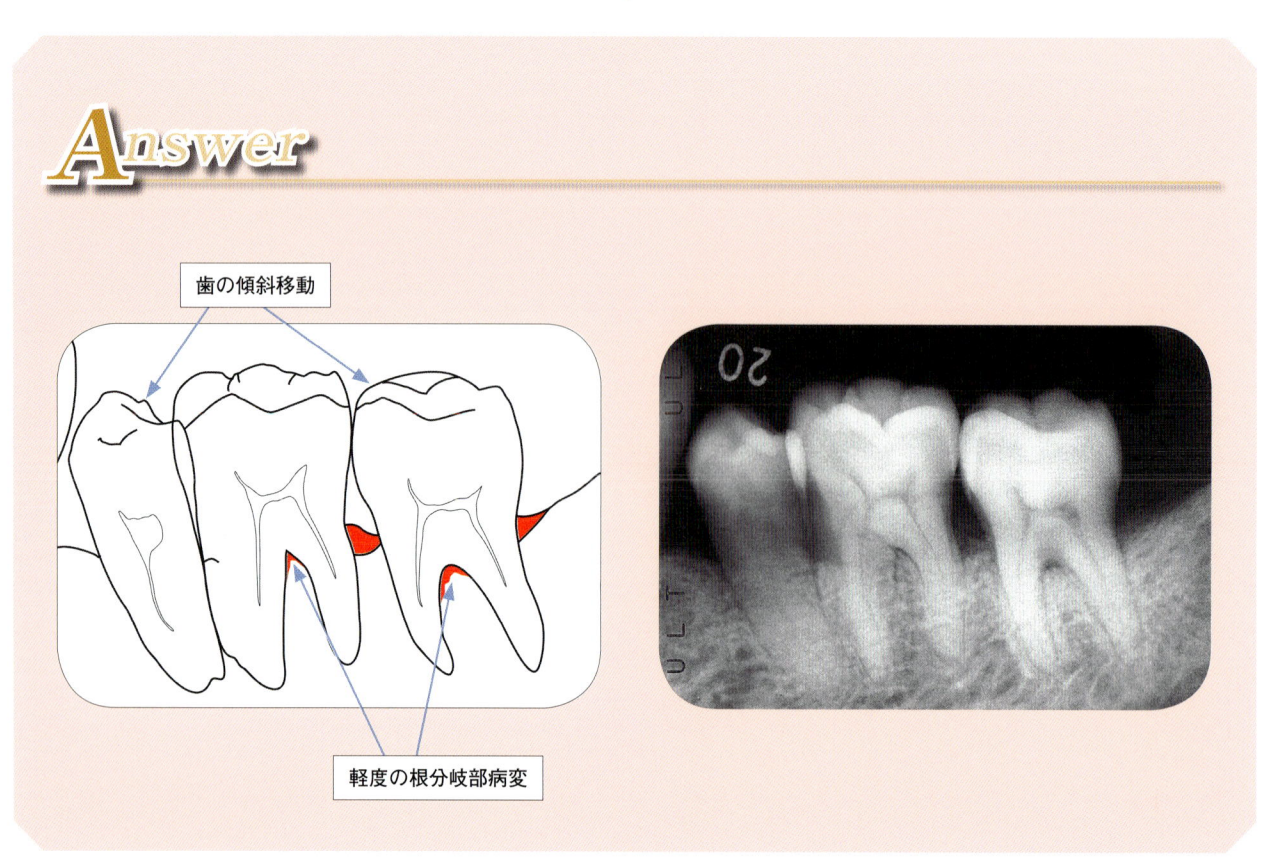

Answer

歯の傾斜移動

軽度の根分岐部病変

解説：
この病変の読み方と治療方針

　6̄7̄には、根分岐部用プローブにてⅠ度の根分岐部病変が確認され、エックス線上においてもわずかな透過像が認められる。また、6̄7̄にわずかな動揺を認め、咬合性外傷が疑われた。

　歯周基本治療後、歯肉剥離掻爬術によりデブライドメントを行った。歯周疾患の進行を加速する修飾因子としての咬合性外傷は臨床的に大きな影響を与えるものと考え、歯牙移動による咬合力の垂直化を試みた。歯牙移動やデブライドメントを行わず本症例を放置すれば、6̄7̄への咬合圧の影響や、歯周ポケットの残存、歯列不正による清掃性の困難さは改善されず、歯周病の進行が危惧される。

術中の考慮点

　歯肉剥離掻爬術において、根分岐部に対するデブライドメントは器具のアクセスが困難で処置が確実に行えたかどうかの判断が難しい。ハーシュフェルド・ファイルや先端を小さく加工した器具を用いてアクセスすることも重要だが、周囲の歯槽骨の形態修正やエナメル・プロジェクションなどの切除を行うことにより、視野とアクセスが改善されることが多い。

　歯牙移動においては、5̄を咬合に参加させることにより、6̄7̄の分岐部に加わる外傷性咬合力の減少を試みた。

治療結果から

図⑦-1　歯肉剥離掻爬術を行った。6̄7̄にはⅠ度の根分岐部病変が認められた。分岐部の歯槽骨の形態修正もあわせて行うことにより器具のアクセスを得ることができた。

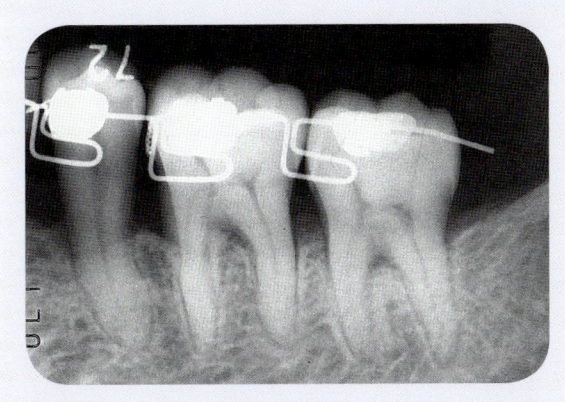

図⑦-2　力の対応が必要と考え、MTMにより歯の整直化を試みた。

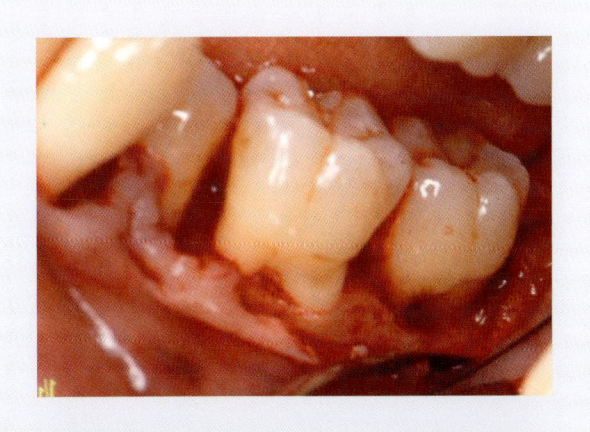

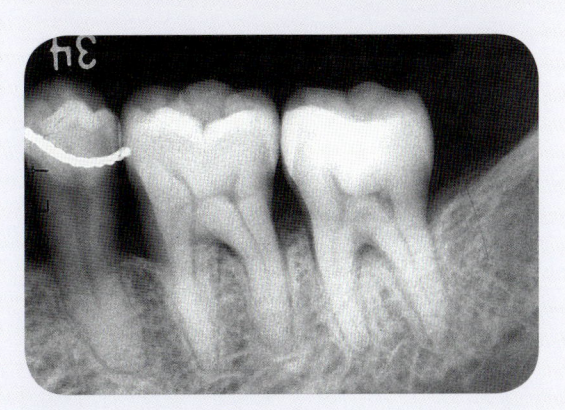

図⑦-3　術後の状態。若干の透過像を認めるものの、安定傾向にあると考えている。

187

第2章　初期病変の察知力を高めよう

根分岐部病変編　②

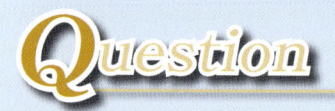

Question

このエックス線に見られる根分岐部の初期病変は？

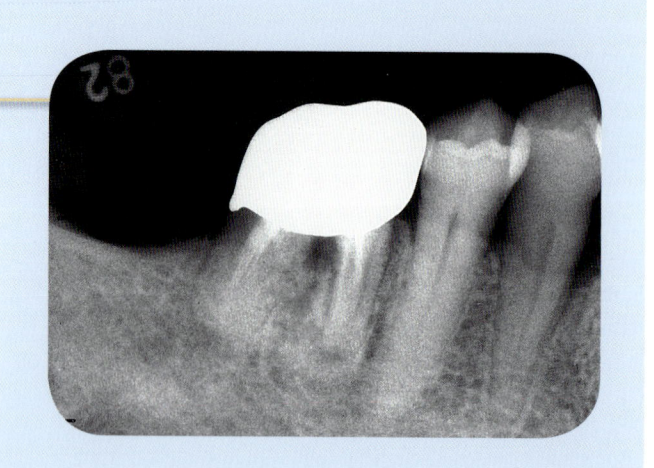

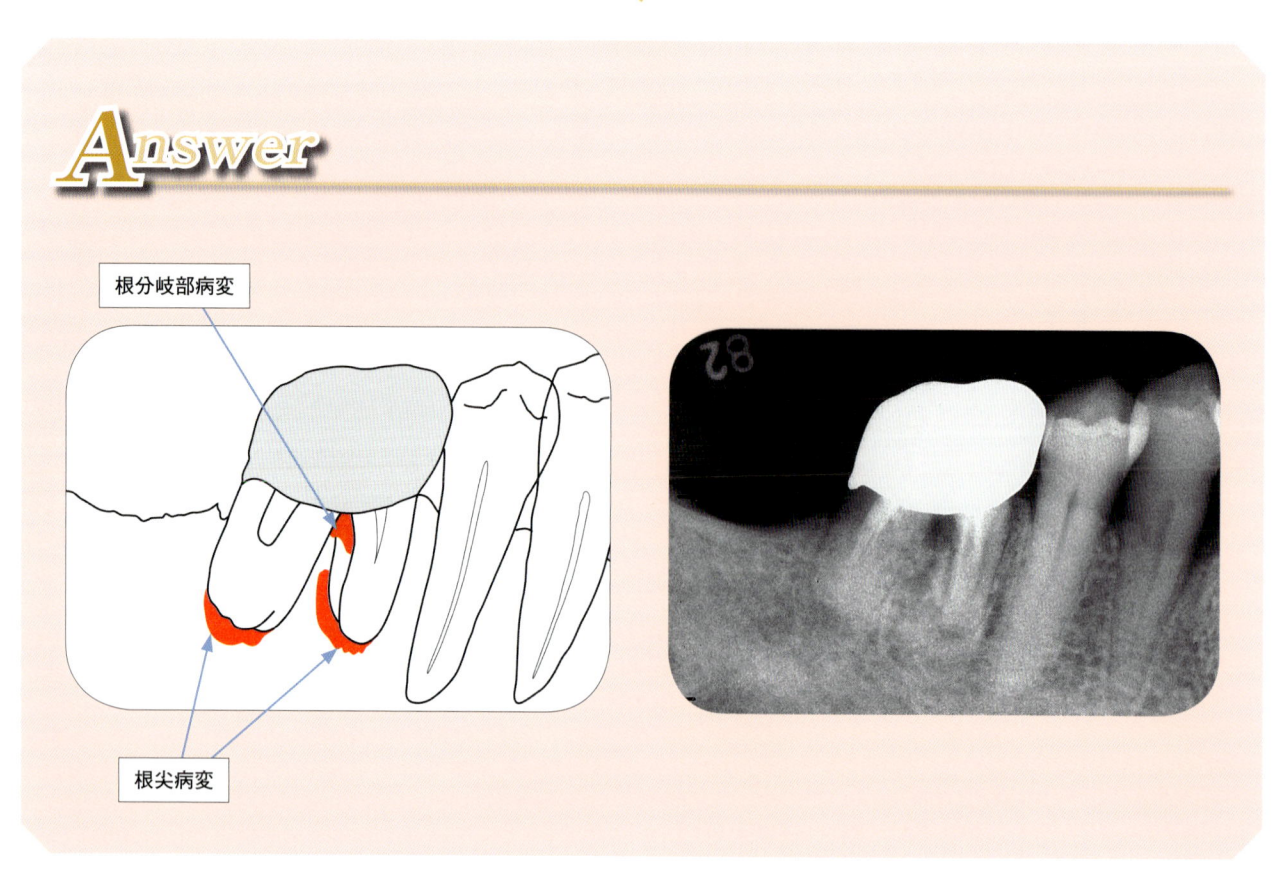

Answer

根分岐部病変

根尖病変

188

解説：
この病変の読み方と治療方針

7̄6̄には、エックス線写真上にて根分岐部病変像を認める。透過像の大きさはさほどでもないが、実際にはファーケーション・プローブにてthrough＆through＝頰舌方向に貫通した状態でリンデの分類におけるⅢ度の病変にまで進行していた。根分岐部病変の治療としては、切除療法、再生療法などの歯周外科処置、あるいは分岐部を残した状態で経過観察を行う方法が考えられる。しかしながら、through＆throughの状態では、再生療法の予知性は低い。本症例においては、歯周病の急性発作を何度か繰り返していたこと、また、最後臼歯でもあるためキー・トゥースと判断し、歯周基本治療後に切除療法による歯周外科を計画した。

根分岐部病変の進行は、通常の根尖方向に加え本症例のように頰舌方向にも進行するため、エックス線の透過像の大きさのみで歯周病の進行度を判断するのは危険である。また、逆に透過像が明らかに大きくなっている場合に切除療法を行うと最終的に歯槽骨の段差が生じたり、補綴物のマージン・ラインが複雑な形態となってしまう。これによりメインテナンスが行いにくい環境が生まれ、長期的には抜歯に至るケースが多いことも考慮に入れる必要がある。いずれにせよ、積極的な治療をどの段階で行うか見極める必要がある。

術中の考慮点

本症例は、ルート・トランクが短く根分岐部は高位に位置していた。そのため分割に先立ち挺出処置は行わず、そのまま歯周外科を行った。分割を行うときには、アンダー・カットを残さぬよう、探針等で確認しながら注意深く行う。また、周囲の歯槽骨も分岐部から移行的になるよう歯槽骨の形態修正も合わせて行う。その際には、分岐部の切除部分から一定の距離を持ってなだらかなスキャロップに仕上げなければならない。角化歯肉が少ない場合は、本症例のように切除した歯槽骨の下方に減張切開を加え、歯肉弁を根尖側に移動することも有効である。

治療結果から

図⑧-1 エックス線にて軽度と思われた根分岐部病変はすでにⅢ度に達していた。
図⑧-2 歯周外科時に歯根分割し、歯槽骨の整形も行った。
図⑧-3 MTMを行い、清掃性の改善を試みる。
図⑧-4 術後のエックス線写真。安定傾向がうかがえる。

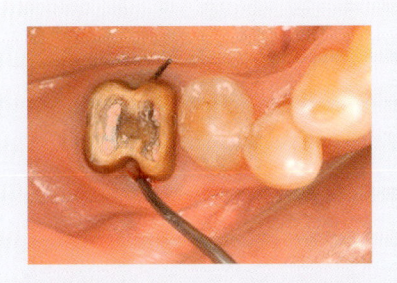

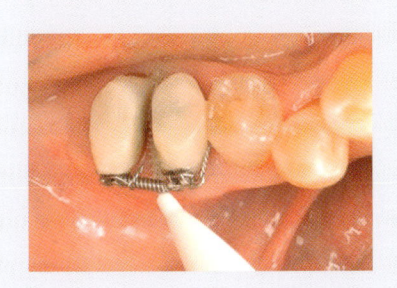

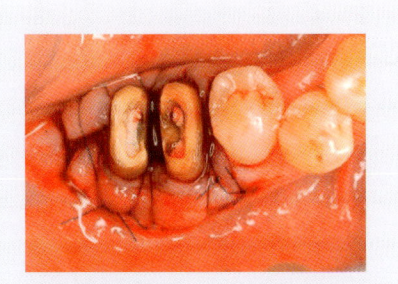

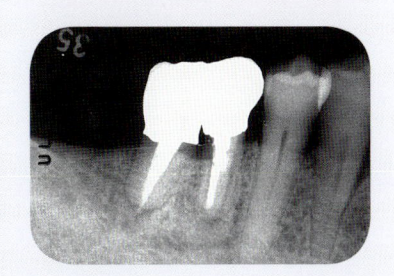

Challenge Case Answer

Challenge Case Answer

　冒頭のChallenge Caseで提示した症例1のエックス線写真からよみとるべき事項は右頁に示すように多岐にわたっている。しかし、臨床医の仕事は読影だけでは終われない。本症例から我々は、以下に示す様々な判断をしていかなければならない。エックス線写真をはじめさまざまな診査から得た情報を基に総合的な判断ができ、治療計画、予後の予測ができてこそ、エックス線を読みきったといえる。本書で提示した30＋αの症例が読者の方々の参考となれば幸いである。

＜痛みの原因歯はどれか？＞
　まず、どの歯が痛みの原因となっているのか。4̄であれば、歯髄は保存可能か、抜髄が必要か、失活して根尖性の歯周組織炎か、あるいは5̄の歯根破折か。6̄を含めて辺縁性・根尖性の歯周疾患に起因する疼痛であるのか。

＜保存可能か？＞
　6̄が原因として、6̄を保存すべきかどうか。保存するとして、穿孔部の処置はどうであろうか。薄い歯質を含めて、歯根破折等が生じていないか。

＜根尖病変への対応＞
　根管治療時、この細い根管において、破折ファイルを除去すべきであろうか。根尖病変の原因はどの根管にあるのか。根管や根尖の状態はどのような状態か。

＜骨縁下欠損、根分岐部病変への対応＞
　骨縁下欠損や根分岐部病変の治療をどのようにすべきか。歯根挺出か、自然挺出か、歯牙移動が必要か、歯周外科は再生療法か、切除療法か。

＜補綴設計＞
補綴設計はどのようにすべきか。修復材料には何を選択するべきであろうか。インプラントが必要であるか。

＜治療の予後＞
　治療後の歯はどのくらい持つのか等々、考慮すべき事項が一枚のエックス線写真の中に無数に隠されているわけである。

P2-3 Answer

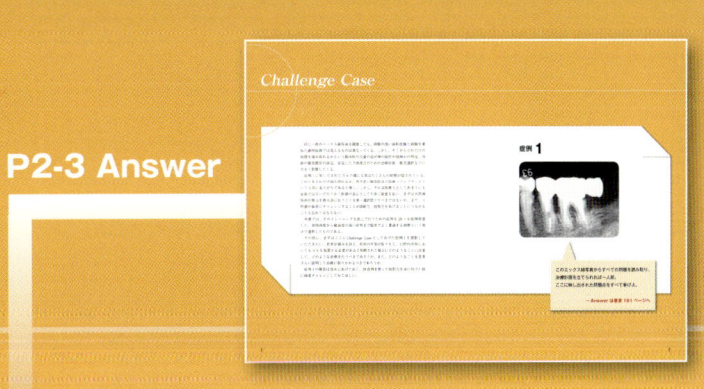

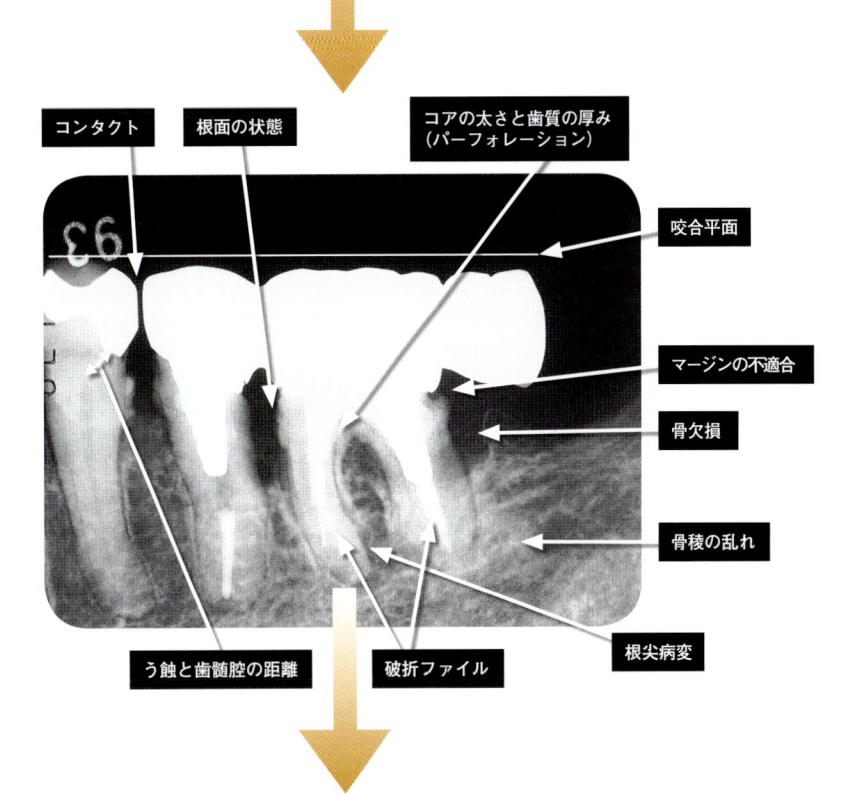

- コンタクト
- 根面の状態
- コアの太さと歯質の厚み（パーフォレーション）
- 咬合平面
- マージンの不適合
- 骨欠損
- 骨稜の乱れ
- 根尖病変
- 破折ファイル
- う蝕と歯髄腔の距離

術後 11 年経過時

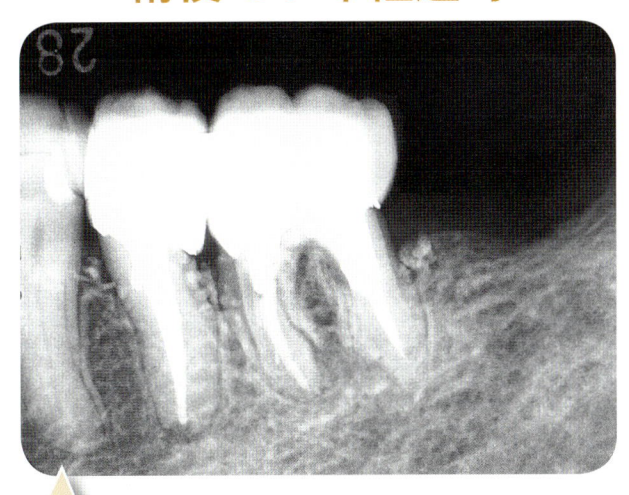

初診からメインテナンス時までの11年経過。根尖部に若干の骨透過像が見られるものの、垂直性骨欠損の改善が認められ歯槽骨頂の平坦化が図れている。症状もなく安定してはいるが、定期的にエックス線写真撮影を行い、患者への説明と経過を見ることが重要である。

監著略歴

上田秀朗（うえだ・ひであき）

1958年	福岡県北九州市生まれ
1983年	福岡歯科大学卒業
	福岡歯科大学口腔外科第二講座研究生
1987年	北九州市小倉南区にて開業
2007年	北九州市小倉北区にて移転開業、日本顎咬合学会・指導医・常任理事、アメリカ歯周病学会会員、日本口腔インプラント学会・評議員、他。JACD・会長、北九州歯学研究会、咬合療法研究会、経基臨塾、日本審美歯科協会、Osseointegration study club of Japan・会長、上田塾・主宰、U通・主宰、他。

甲斐康晴（かい・やすはる）

1966年	大阪府生まれ
1990年	九州歯科大学卒業
	北九州市小倉南区　中道歯科医院勤務
1994年	北九州市八幡西区開業
2004年	同移転開業　現在に至る
	日本審美歯科協会、北九州歯学研究会、日本顎咬合学会認定医、日本臨床歯周病学会、九州歯科大学38期臨床基礎研究会主宰

北九州歯学研究会若若手会

　若若手会は1996年に北九州歯学研究会の下部組織として上田、榊、立和名、木村により発足した。その後、大村、白石、酒井、甲斐、小松、重田、樋口（琢）、田中、中野（稔）、中野（宏）、桃園、中島、倉富、樋口（克）らが入会し現在19名で活動している。主な活動内容としては、研究会総会・月例会の準備進行、発表会の準備進行、各種学会・発表会等への参加、書籍や歯科雑誌への執筆、各種事務処理など多岐にわたっている。

30症例で学ぶ　エックス線診断を100％臨床で活用するには
―う蝕、根尖病変、歯周病の読み方と治療方針―

2009年9月10日　第1版第1刷発行
2016年12月1日　第1版第2刷発行

監　　著　　上田秀朗・甲斐康晴
著　　者　　北九州歯学研究会若若手会
発 行 人　　北峯康充
発 行 所　　クインテッセンス出版株式会社
　　　　　　東京都文京区本郷3丁目2番6号　〒113-0033
　　　　　　クイントハウスビル　電話(03)5842-2270(代表)
　　　　　　　　　　　　　　　　　　(03)5842-2272(営業部)
　　　　　　　　　　　　　　　　　　(03)5842-2279(編集部)
　　　　　　web page address　http://www.quint-j.co.jp/

印刷・製本　　サン美術印刷株式会社

©2009　クインテッセンス出版株式会社　　　　　禁無断転載・複写
Printed in Japan　　　　　　　　　　　　　　　　落丁本・乱丁本はお取り替えします
ISBN978-4-7812-0097-2　C3047　　　　　　　　　定価はカバーに表示してあります

必ず上達 ワイヤーベンディング

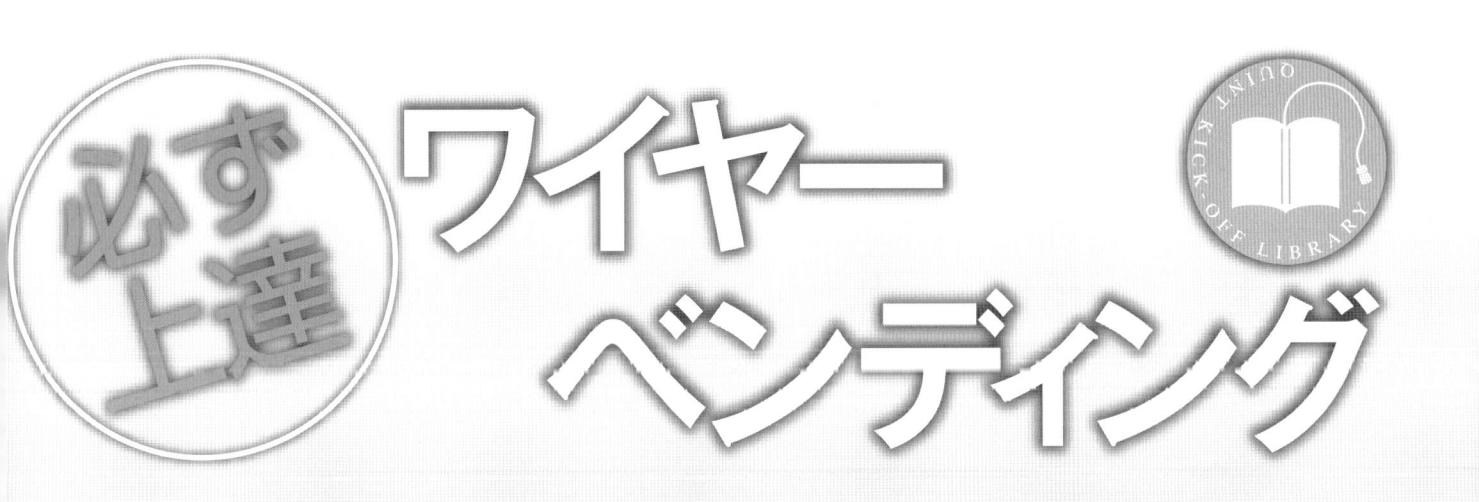

豊富な連続写真と簡潔な図説で
ワイヤーベンディング上達を目指す!

中島 榮一郎：著

**矯正歯科治療を行う際に
もっとも大切なことのひとつは
アーチワイヤーの作成**

矯正家は言うまでもなく、プライヤーを持つ姿勢や持ち方、使い方を各自が絶えず繰り返し修練して、上達することが大切。

ファースト、セカンド、サードオーダーベンドを入れたコンティニュアス アイデアアーチは、個々の歯がそれぞれどこに位置すべきかを理解するための基本中の基本である。

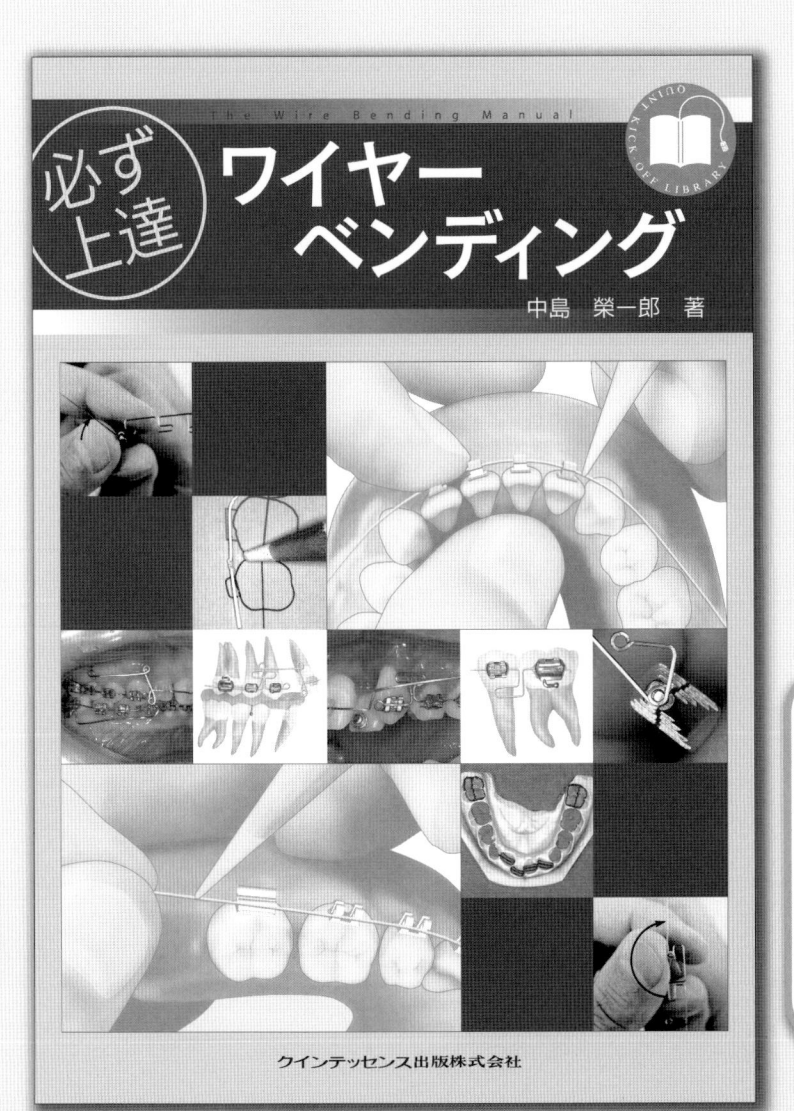

CONTENTS

第1章　「時間」と「重力」に対話する
　　　　ワイヤーベンディングとは?
第2章　カットモデルの役割
第3章　ベーシック ワイヤーベンディング
第4章　起こりやすいトラブルの調整法

●サイズ：A4判　●96ページ　●定価　本体4,800円（税別）

クインテッセンス出版株式会社
〒113-0033　東京都文京区本郷3丁目2番6号　クイントハウスビル
TEL 03-5842-2272（営業）　FAX 03-5800-7592　http://www.quint-j.co.jp/　e-mail mb@quint-j.co.jp

必ず上達 支台歯形成

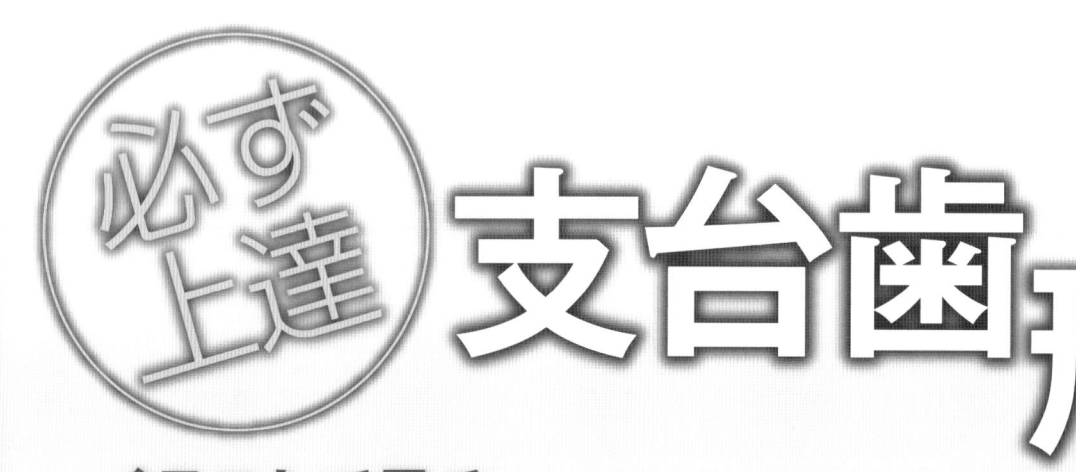

イラストで見る ビギナーのためのバー操作ステップバイステップ

岩田 健男・著

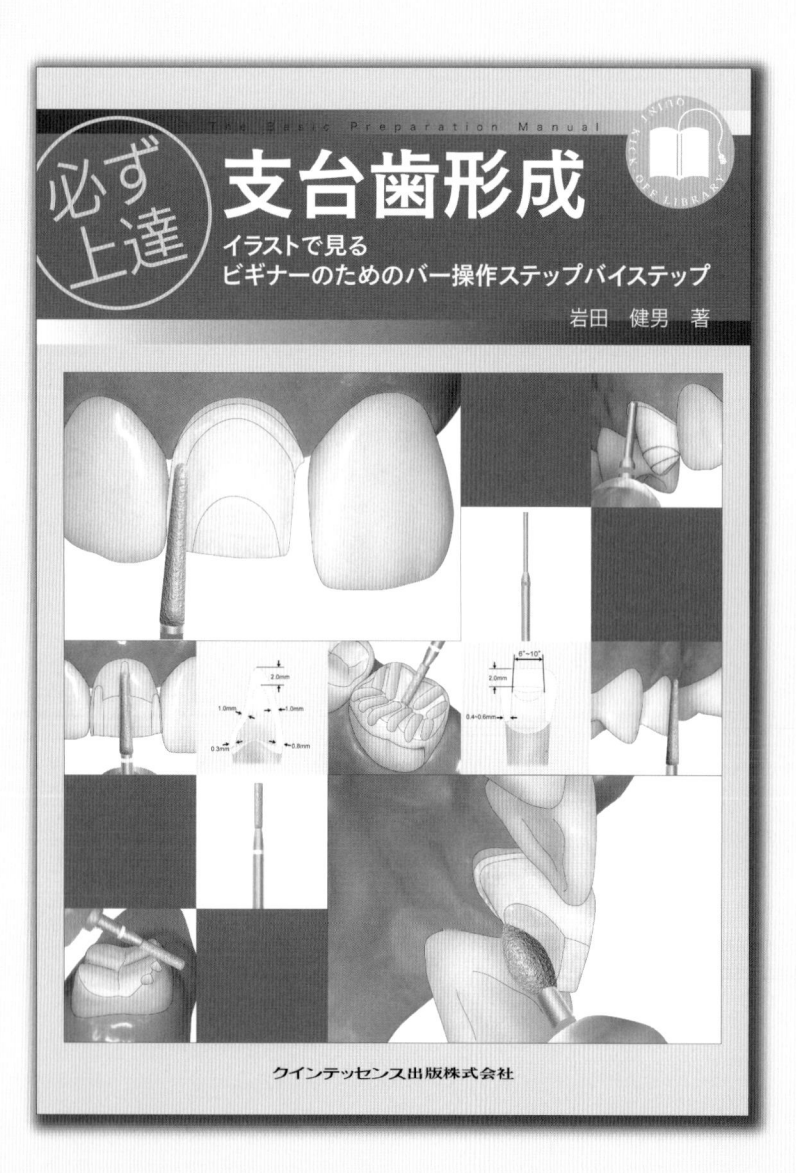

イラストで形成が見やすい!
バー選びにも迷わない
ビギナーのための決定版

　本書は、日常臨床において遭遇頻度の高い全部被覆冠の支台歯形成手順を、ビギナーのために、体得しやすいステップバイステップで示した解説書である。削除量のコントロールやフィニッシュラインの設定などについて、要点を押さえながら順を追って示す。わかりにくいところのないように、形成手順はすべて繊細なイラストで表され、バーの選択も迷わず読者が臨床で活用できる内容となっている。

●サイズ:A4判　●136ページ　●定価　本体11,000円(税別)

クインテッセンス出版株式会社
〒113-0033　東京都文京区本郷3丁目2番6号　クイントハウスビル
TEL. 03-5842-2272(営業)　FAX. 03-5800-7592　http://www.quint-j.co.jp/　e-mail mb@quint-j.co.jp